重症康复
——从管理到实践

主 编／屈 云 万春晓
副主编／李庆兵 马 睿 孟 琳
　　　　乐 趣 李 懿 朱守娟

编委（排名不分先后）

万春晓（天津医科大学总医院）
马锡超（四川大学华西医院）
马 睿（兰州大学第二医院）
王婷婷（四川大学华西医院）
尹苗苗（天津市环湖医院）
叶赛青（四川大学华西医院）
乐 趣（四川大学华西第二医院）
朱守娟（四川大学华西第二医院）
刘 珂（南京大学医学院附属鼓楼医院）
刘思佳（四川大学华西医院）
刘洪红（四川大学华西医院）
刘祚燕（四川大学华西医院）
刘培乐（福建医科大学附属协和医院）
李庆兵（四川大学华西医院）
李 萍（四川大学华西医院）
李 懿（四川大学华西医院）
杨春澜（湖北民族大学附属民大医院）
吴典点（四川大学华西医院）
余中华（四川大学华西医院）

张 玥（天津市环湖医院）
张 晗（南充市中心医院）
张 银（四川大学华西医院）
陈 银（四川大学华西医院）
屈 云（四川大学华西医院）
孟 琳（厦门弘爱康复医院）
赵科洪（四川大学华西医院）
赵紫岐（四川大学华西医院）
姜 花（四川大学华西医院）
凌彩霞（成都市郫都区人民医院）
高蓓瑶（中日友好医院）
郭 华（四川大学华西医院）
陶英霞（杭州医学院）
黄佳鹏（四川大学华西医院）
曾晓梅（四川大学华西医院）
谢 川（成都市龙泉驿区第一人民医院）
谢 薇（四川大学华西医院）
霍彩玲（四川大学华西医院）

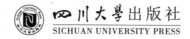

四川大学出版社
SICHUAN UNIVERSITY PRESS

项目策划：许　奕
责任编辑：张　澄
责任校对：龚娇梅
封面设计：墨创文化
责任印制：王　炜

图书在版编目（CIP）数据

重症康复：从管理到实践 / 屈云，万春晓主编．—
成都：四川大学出版社，2022.3
（康复医学"从"系列）
ISBN 978-7-5690-5390-6

Ⅰ．①重… Ⅱ．①屈… ②万… Ⅲ．①险症－康复医
学 Ⅳ．① R459.7 ② R49

中国版本图书馆 CIP 数据核字（2022）第 038007 号

书名　重症康复——从管理到实践
ZHONGZHENG KANGFU——CONG GUANLI DAO SHIJIAN

主　编	屈　云　万春晓
出　版	四川大学出版社
地　址	成都市一环路南一段 24 号（610065）
发　行	四川大学出版社
书　号	ISBN 978-7-5690-5390-6
印前制作	四川胜翔数码印务设计有限公司
印　刷	四川盛图彩色印刷有限公司
成品尺寸	170mm×240mm
印　张	20.75
字　数	420 千字
版　次	2022 年 5 月第 1 版
印　次	2022 年 5 月第 1 次印刷
定　价	89.00 元

◆ 读者邮购本书，请与本社发行科联系。
电话：(028)85408408/(028)85401670/
(028)86408023　邮政编码：610065
◆ 本社图书如有印装质量问题，请寄回出版社调换。
◆ 网址：http://press.scu.edu.cn

四川大学出版社
微信公众号

重症康复的发展水平是体现康复医学专业技术能力的重要指标。重症医学的兴起和发展，经历了临床的需求和管理部门的认可两个阶段。20 世纪 60 年代初期即开始临床尝试，而重症医学的正式命名和开展源于卫生部（现称：国家卫生健康委员会）2009 年印发的《关于在〈医疗机构诊疗科目名录〉中增加"重症医学科"诊疗科目的通知》（卫医政发〔2009〕9 号）。这个非常年轻的学科逐渐成长为综合医院不可或缺的关键科室之一。

四川大学华西医院呼吸与危重症医学科前身为创建于 1892 年的成都仁济医院内科和创立于 1937 年的成都肺病疗养院，二者于 1975 年在华西医院设立内科呼吸组，2012 年更名为呼吸与危重症医学科。

四川大学华西医院康复医学科成立于 1989年 11 月，在熊恩富教授、何成奇教授等领导的带领下建成。经过近年来的发展，四川大学华西医院康复医学科现已成为拥有 206 名员工、近两百张编制床位，拥有康复医学本科生、硕士生、博士生、博士后、医师、治疗师、护士规范化培训及进修生教育共 8 个层次的教学基地，集医疗、教学、科研于一体的专业康复医疗机构。

四川大学华西医院康复医学科重症康复实践源于科室建立之初，早期大量的重症病房的重症患者病情稳定后再转入康复医学科治疗，后来由康复医学科直接委派治疗师和医生进入重症监护室进行康复治疗。目前，已经形成超早期的术前和急诊康复干预、中期重症监护室床旁干预、后期康复医学科亚重症康复病房全面康复的复合型重症康复模式，保证了重症患者可以得到连续、多维多段立体的康复干预，真正促进了重症患者的全程康复。

以屈云教授和万春晓教授组织的全国多家医疗机构专家编撰的《重症康复——从管理到实践》一书把重症康复实践不仅仅作为一种技术进行描述，而是强调了管理者、医师、治疗师、护士、陪护多团队的协作，包括管理艺术、照护技术、医生操作技术及治疗师干预技术等。该书充分融合了重症康复团队中各种人才智慧，把重症康复的学术进展和临床更新的内容分享给大家。书中介绍了重症康复的主要热点问题、学术理论、新的监测和康复治疗方法、临床实践策划和管理等方面的内容，不仅包括对已有理论和实践方法的修订，还包括对临床实践的全面总结。本书内容新颖、可操作性强，是康复医学科、重症监护室、急诊及神经内外科医务人员及相关专业临床工作者的实用参考书。

中华物理医学与康复专委会主任委员

华西临床医学院华西康复医学院院长

四川大学－香港理工大学灾后重建与管理学院副院长

何成奇

2021 年 10 月 19 日

前言

医学发展一定要顺应人民群众需要和遵从国家顶层设计。我国的康复医学事业也是逐渐成长起来的，从2001年国家"十五"攻关课题研究开始，我国即提出将康复医学分为三级服务管理，建立健全了分级康复服务网络体系。随着社会老龄化加剧，我国康复、护理人才缺乏日益明显，且康复医疗资源总量不足、分布不均、地区间差距较大。同时，医疗投入与人民群众的需求差异日益显著。为解决上述问题，我国相继颁布实施了多个鼓励社会力量举办康复医疗机构、康复护理机构的相关制度。如国家卫生计生委（现称：国家卫生健康委员会）组织制定并颁布了《国家卫生计生委关于印发康复医疗中心、护理中心基本标准和管理规范（试行）的通知》，明确提出"鼓励社会力量举办康复医疗机构、护理机构，打通专业康复医疗服务、临床护理服务向社区和居家康复、护理延伸的'最后一公里'"。在此之前，各地相关部门已经出台本地区的相关政策文件鼓励社会资本投资和支持各级康复医疗行业发展。指向性明确的多种相关康复服务的政策制定，让更多的社区康复和护理机构承担了常见病、慢性病的康复服务工作。照此发展，三级康复医疗机构不会将常见病、慢性病作为诊治主力，而要关注重症、难症，将既往的各种"硬骨头"，如疑、危、难、重症患者的康复作为学科发展的突破口。

同时，我们也应该看到，随着医学技术发展和人民群众对医学救治期望值的提高，既往很多早期可能放弃治疗的重症患者，会大量进入康复医学服务领域。康复医学自身技术的不断迭代更新，也越来越契合重症患者救治的需要。特别是多学科综合治疗模式的应用，让康复医学既往的后期救治效应越来越模糊，目前的康复诊治已经参与早期重症患者的救治，甚至参与急诊救治患者的案例也越来越多，造成强大的社会影响力，明显提高重症患者的救治效果。

基于国家需求、群众需求和技术发展，重症康复在我国正蓬勃发展。部分三级康复医疗机构康复医学科甚至成立了亚重症康复病房，直接收治既往只能留存在重症监护室的患者。基于以上需求，重症康复的专业书籍是临床重症康复医务人员的急需，也是医院管理参考的重点，此本《重症康复——从管理到实践》应运而生。本书有别于其他相似书籍单纯以病症进行分类编写，而是根据重症康复临床实践特点，按照不同的医、治、护团队操作技能进行编排，包括重症康复管理、重症康复医生干预、重症康复治疗技术、重症康复护理技术四个方面，更符合重症康复团队操作特色，有利于康复医学科同仁参考和学习。当然，编撰本书期间，因为临床医务人员自身认识的局限性和医学技术发展的日新月异，错误难免存在，希望大家不吝指正，帮助我们在今后的编撰中查缺补漏、更新迭代。

《重症康复——从管理到实践》主编

屈 云

2021 年 10 月 19 日

目 录

第一篇　重症康复管理

第一章 基本概念

一、重症医学与重症监护病房

重症医学（Critical care medicine，CCM）并不仅仅是一种医疗技术或治疗方法，而是一种组织和管理模式，是通过合理集中利用资源，最大限度维持生命的学科。重症医学是现代医学发展过程中的一门新兴学科，关注危及生命的相关因素，合理集中利用资源，全方位地对危重患者进行定量监测和处置，可以大大提高危重患者的生存概率并有利于降低救治成本。重症医学在为危重患者提供全疗程、全方位、连续性重症救治监测的过程中，会为患者提供全方位细致的干预，包括集中而严密的监测、强化而系统的治疗、全面而细致的护理，倾尽全力地阻止危重病情的进一步恶化。重症医学是现代医学发展的一个重要标志，也是一个学科和医院水平的体现。目前，重症医学利用重症监护室（Intensive care unit，ICU）实施的先进监护和救治干预，不仅包括医生、护士对患者的干预，还包括康复医生和治疗师对患者的服务。

二、亚重症康复病房

重症康复包括两个方面的临床实践，一方面是重症监护室或神经加强监护病房的康复人员的专业干预；另一方面是针对亚重症康复病房（Sub rehabilitation intensive care unit，SRICU）康复人员的康复治疗。

在重症医学发展过程中，危重患者后续治疗的归属问题逐渐凸显出来。因为患者家属要求、病情需要、经费或者平均住院日等，许多危重患者虽然从重症监护室直接转到普通病房，但是对医疗和护理要求仍然很高，需要占用普通病房大量的医疗资源。这部分刚从重症监护室转出的患者生命体征不稳定，治疗强度大，不适合由家属单独陪护，必须要 24 小时的专业护理。如果患者病情允许，家属能守在患者的身边也会对治疗起到促进作用，这就要求家属和掌握专业技能的护理人员共同照护患者。而如果无法到达优良的照护条件，可能导致患者重返重症监护室。为此，亚重症康复病房应运而生。亚重症康复病房设备配备与重症监护室类似，监护仪器、抢救设备一应俱全，可随时进行急救，不同的是增加了"康复"的力度。"重症＋亚重症＋康复"治疗一体化的救治模式的构建，提高了患者的生活质量，帮助患者及家属学会自我锻炼和自我护理，为患者康复后融入社会做好充分的准备。

目前综合医院康复医学科的亚重症康复病房也需要利用重症医学的设备和知识，去了解重症疾病的规律，揭示疾病规律，并运用这种规律救治患者，让更多的患者延续生命，让更多的患者重新回归社会，不但让危重患者活下来，还要高质量地活下来。

三、重症康复

重症康复与重症医学各有特点。重症医学更多强调的是生命的维持，主要包括控症和治病两个方面。重症康复除了"控症"和"治病"，还要求"复能"，即要求"控症""治病""复能"三方面的精进。

"症"指症状，指患者因疾病而表现出来的不正常状态，在重症康复中主要指影响生命的急重病症，如休克、呼吸功能衰竭、严重心律失常、急性肾功能不全、严重肝功能障碍、胃肠功能障碍与消化道大出血、大咯血、肺泡出血、急性凝血功能障碍、高热、水电解质与酸碱平衡紊乱等。"控症"指采用医学的手段控制症状，维持生命。

疾病是在一定病因作用下自稳调节功能紊乱而发生的异常生命活动过程，并引发一系列代谢、功能、结构、空间、大小的变化，表现为症状、体征和行为的异常，往往是一系列临床症状的高度总结。"治病"指治病求本，治疗原发病才能更好地延长寿命。

"复能"指功能的修复。重症康复过程中更强调患者未来的生存质量和回归社会。对因治疗和对症治疗并非能完成所有疾病的修复过程。譬如说，脑血管疾病的治疗，早期需要施以各种各样的治疗措施，采用许多对症的药物，患者隔一段时间再复查一下磁共振成像（MRI）或者电子计算机断层扫描（CT），看到病灶没有扩大或吸收了许多，不仅医生高兴，患者家属也高兴。但是，很少有人会想到损伤的脑组织已经无法再生，该部分脑组织支配的功能已经丧失，如果不能达到早期康复，会导致终身残疾，影响患者未来生存质量和家庭幸福，对社会卫生经济也会造成巨大的损失。对这部分脑血管疾病的患者，康复的时间越早越好，最好在急诊接诊第一时间就介入康复干预。及时的、科学的、循序渐进的康复治疗是重症康复中"复能"的关键。

"控症""治病""复能"三方面的精进是医学进步的结果，也对患者大有益处：一方面，某些疾病一旦发生，其病理生理过程的控制可以挽救生命；另一方面，重症康复技术参与到早期重症疾病的治疗，可以大大加快疾病的康复过程和提高未来生存质量。

重症康复的精髓不仅仅是医生、护士、治疗师的技术，而且是相关的组织能力和管理能力。正如常见的脑血管疾病，每年全球新发病例上千万，我国新发脑血管疾病患者超过 240 万。在我国脑卒中的患者中，60%～80%的新发病例有功能残疾。这样大一个群体的治疗过程中，如果我们仅仅让患者能够活下来，成为植物状态，或者成为重度残疾，未来会给患者个人、家庭、社会带来巨大的心理压力、生理压力、经济压力。重症康复的任务就是要协同相关学科，包括神经外科、神经内科、营养科、耳鼻喉科、眼科、皮肤科、泌尿外科等，共同组成一个治疗团队，就是现在讲的多学科综合治疗（MDT）模式，让患者能够长期接受最恰当的康复治疗，对患者的生命维持、神经功能、肢体运动功能、语言功能、认知功能、感觉功能、日常生活活动能力（ADL）等进行全方位的预见性干预和前期救治。让更多的患者获得高质量的生命，让更多的生命能够重新回归社会，这是重症康复的任务和本质。

四、重症康复实施关键点

在临床实施过程中，重症康复强调基于全程照护、治疗技术和组织管理三个关键点的落实。

全程照护是重症康复实施的基础。24 小时的病情监测、评估和护理有益于病情变化的及时发现和应急处置。在人力配备上，应向护理人员和陪护人员倾斜，他们应该占整个病房专业人员的 70%以上。

治疗技术是重症康复实施的核心。能够熟练应用各种先进的救治设备和救治药品是康复医生的基本技能。对患者进行适宜的康复干预也是提高救治成功率的保障。

组织管理是重症康复实施的保证。一个好的团队必须有统一的目标和实现目标的规划，故重症康复实施中必须有"敲砖砸钟"的学科带头人统筹协调。

以上三个关键点相辅相成，缺一不可。没有好的全程照护则无法及时发现病情变化和全面照护患者，没有医生、治疗师的参与无法达到救治的要求，没有好的学科带头人也无法协调决策救治的轻重缓急。

本书编排过程中，参照《关于在〈医疗机构诊疗科目名录〉中增加"重症医学科"诊疗科目的通知》（卫医政发〔2009〕9 号）、《重症医学科建设与管理指南（2009 版）》《重症医学科建设与管理指南（2020 版）》《中国重症脑血管病管理共识 2015》，以及《中国重症患者转运指南（2010）（草案）》《神经重症康复中国专家共识》（2018 年发布）等文件，结合长期的临床实践，编撰了适合康复医学科的亚重症康复病房管理规范和重症监护室床旁康复方案，二者既有差异（病房管理），又有相同的部分（康复治疗）。本篇主要针对亚重症康复病房的管理进行总结。

（屈云）

第二章 亚重症康复病房管理制度

亚重症康复病房建立时，应当建立健全各项规章制度、岗位职责和相关技术规范及操作规程，并严格遵守执行，保证医疗服务质量。亚重症康复病房也要制订各类人员的工作职责，规范诊疗常规。除执行政府和医院临床医疗的各种制度外，应该制订符合亚重症康复病房相关工作特征的制度，以保证重症康复的工作质量。

一、基本的十八项医疗核心制度

（1）首诊医生负责制度。

（2）三级医生查房制度。

（3）疑难病例讨论制度。

（4）会诊制度。

（5）急危重症患者抢救制度。

（6）手术分级分类管理制度。

（7）术前讨论制度。

（8）死亡病例讨论制度。

（9）查对制度。

（10）病历书写与管理制度。

（11）值班与交接班制度。

（12）分级护理制度。

（13）新技术和新项目准入制度。

（14）危急值报告制度。

（15）抗菌药物分级管理制度。

（16）手术安全核查制度。

（17）临床用血审核制度。

（18）信息安全管理制度。

二、亚重症康复病房相关制度

(1) 医疗质量控制制度。

(2) 临床诊疗及医疗护理操作常规相关制度。

(3) 患者转入、转出亚重症康复病房制度。

(4) 抗生素使用制度。

(5) 血液与血液制品使用制度。

(6) 抢救设备操作、管理制度。

(7) 特殊药品管理制度。

(8) 院内感染控制制度。

(9) 不良医疗事件防范与报告制度。

(10) 疑难重症患者会诊制度。

(11) 医患沟通制度。

(12) 突发事件的应急预案、人员紧急召集制度。

三、亚重症康复病房治疗相关制度

(1) 物理因子治疗工作制度。

(2) 运动治疗工作制度。

(3) 作业治疗工作制度。

(4) 言语治疗工作制度。

(5) 吞咽治疗工作制度。

(6) 物理治疗工作制度。

(7) 康复评估管理制度。

(8) 康复治疗中感染控制制度。

(9) 康复治疗中不良医疗事件防范与报告制度。

(屈云)

第三章 亚重症康复病房建设规范

一、亚重症康复病房建设标准

参照中国医师协会重症医学医师分会《重症医学科建设与管理指南（2020 版）》，一般建议亚重症康复病房规模以 8~10 张/100 张床位为宜，单床使用面积不少于 15m²，床间距 1m 以上，可配置满足患者不同体位变化要求的专用床。病房内采光明亮柔和，室温 24℃左右，相对湿度 60％左右。有独立的隔离房间，可根据情况增加单间病房的比例，并设立单独的正、负压病房，配置必要的空气净化设备和层流装置。

（1）亚重症康复病房应设置于方便患者转运、检查和治疗的区域，并考虑以下因素：接近主要服务对象病区、护士站和治疗室等，在横向无法实现"接近"时，应该考虑楼上楼下的纵向"接近"。

（2）亚重症康复病房开放式病床每床的占地面积建议为 15~18m²，每个亚重症康复病房最少配备一个单间病房，面积为 18~25m²。鼓励在人力资源充足的条件下，多设单间或分隔式病房。

（3）亚重症康复病房的基本辅助用房包括医生办公室、医务人员休息室、中央工作站、治疗室、配药室、仪器室、更衣室、清洁室、污废物处理室、值班室、盥洗室等。有条件的亚重症康复病房可配置其他辅助用房，包括示教室、家属接待室、专用治疗室、营养准备室等。辅助用房面积与病房面积之比应达到1.5：1.0 及以上。

（4）亚重症康复病房的整体布局应该使放置病床的医疗区域、医疗辅助用房区域、污物处理区域和医务人员生活区域等有相对独立性，以减少彼此之间的干扰，并有利于感染的控制。

（5）亚重症康复病房应具备良好的通风、采光条件，有条件的亚重症康复病房最好装配气流方向从上到下的空气净化系统，能独立控制室内的温度和湿度。每个单间的空气调节系统应该独立控制。安装足够的感应式洗手设施和手部消毒装置，单间每床 1 套，开放式病床至少每 2 床 1 套。

（6）亚重症康复病房要有合理的包括人员流动和物品流动的流向设计，最好通过不同的进出通道流动，以最大限度减少干扰和交叉感染。

（7）亚重症康复病房建筑装饰必须遵循不产尘、不积尘、耐腐蚀、防潮防霉、防静电、容易清洁和符合防火要求的总原则。

（8）亚重症康复病房的设计要求提供便利的观察条件和在必要时尽快接触患者的通道。

（9）除了患者的呼叫信号、监护仪器的报警声，电话铃声、打印机等仪器发出的声音均属于亚重症康复病房的噪声。在不影响正常工作的情况下，这些声音应尽可能减少。根据相关建议，亚重症康复病房白天的噪声最好不要超过 45 分贝（A），傍晚 40 分贝（A），夜晚 20 分贝（A）。地面覆盖物、墙壁和天花板应该尽量采用高吸音的建筑材料。

（10）亚重症康复病房应建立完善的通信系统、网络与临床信息管理系统、广播系统。

二、亚重症康复病房必备设备

（1）每床配备完善的功能设备带或功能架，提供电、氧气、压缩空气和负压吸引等功能支持。每床装配电源插座 12 个以上，氧气接口 2 个以上，压缩空气接口 2 个以上和负压吸引接口 2 个以上。医疗用电和生活照明用电线路分开。每床的电源应该依托于独立的反馈电路供应系统。应有备用的不间断电力系统（UPS）和漏电保护装置，每个电路插座都应在主面板上有独立的电路短路器。

（2）应配备适合亚重症康复病房使用的病床，配备防压疮床垫。

（3）每床配备床旁监护系统，进行心电、血压、血氧饱和度、有创压力监测等基本生命体征监护。为便于安全转运患者，每个治疗单元至少配备 1 台便携式监护仪。

（4）原则上应该每床配备 1 台呼吸机或简易呼吸器（复苏呼吸气囊）。为便于安全转运患者，每个治疗单元至少配备 1 台便携式呼吸机。

（5）每床均应配备输液泵和微量注射泵，其中微量注射泵原则上每床 2 台以上。另需配备一定数量的肠内营养输注泵。

（6）其他必配设备：心电图机、血气分析仪、除颤仪、心肺复苏抢救装备车（车上备有喉镜、气管导管、各种管道接头、急救药品以及其他抢救用具等）、纤维支气管镜、电子升降温设备等。

（7）医院必须有足够的设备，可随时为亚重症康复病房的患者提供床旁 B超、X线、生化和细菌学等检查。

三、亚重症康复病房选配设备

根据各级医院的具体情况，建议参考如下方案：

（1）带有心电图、呼吸频率、血压、血氧饱和度监护模式的联网多功能监护仪。

（2）呼气末二氧化碳浓度和有创压力监测模块。

（3）闭路电视探视系统，每床一个成像探头。

（4）中心氧供给负压吸引系统。

（5）全身低温设备。

（6）输液加温设备。

（7）血气分析仪。

（8）颅内压监护仪。

（9）经颅多普勒超声设备。

（10）24 小时脑电监测仪器。

（11）脑电双频指数（BIS）监护仪。

（12）脑组织氧含量监测仪。

（13）脑组织微透析仪。

（14）纤维支气管镜。

（15）便携超声设备。

（16）移动 CT 设备。

（17）血液净化设备。

（18）简易生化仪和乳酸分析仪。

（19）胃黏膜二氧化碳张力测定仪。

（20）代谢相关监测设备。

（21）体外膜氧合（ECMO）设备。

（22）主动脉内球囊反搏（IABP）和左心辅助循环装置。

（23）防止下肢深静脉血栓形成（DVT）的反搏处理仪器。

（24）胸部震荡排痰装置。

（屈云）

第四章　亚重症康复病房
人员配备与专业技能要求

一、亚重症康复病房人员配备

亚重症康复病房医务人员应该接受过神经病学、重症医学和康复医学的三重培训，掌握神经解剖、神经病理生理、常见神经内外科疾病和并发症等知识，掌握重症医学基本理论、基础知识和基本技能，掌握康复医学基本理论和技术知识等。有条件的单位可配备专科床边呼吸治疗师、作业治疗师、物理治疗师、营养师等。

（1）亚重症康复病房的固定医生编制人数与床位数之比为（0.8~1.0）：1.0以上。亚重症康复病房日常工作中可有部分轮科、进修医生。亚重症康复病房医生应由高级、中级和初级医生组成，每个管理单元必须至少配备一名具有高级职称的医生全面负责诊疗工作。

（2）亚重症康复病房的固定护士编制人数与床位数之比为（2.5~3.0）：1.0以上。

（3）亚重症康复病房可以根据需要配备适当数量的医疗辅助人员，有条件的医院可配备相关的技术与维修人员。

二、亚重症康复病房人员专业技能要求

亚重症康复病房医生、护士和治疗师应经过严格的专业理论和技术培训，以对重症患者进行各项监测与治疗。参考中国医师协会重症医学医师分会《重症医学科建设与管理指南（2020版）》，制订以下推荐内容：

1. 医生专业技能要求

（1）经过严格的专业理论和技术培训并考核合格，取得相关资格证书。

（2）掌握重症患者重要器官、系统功能监测和支持的理论与技能，对器官功能及生命的异常信息具有快速反应能力，如休克、呼吸功能衰竭、心功能不全、

严重心律失常、急性肾功能不全、中枢神经系统功能障碍、严重肝功能障碍、胃肠功能障碍与消化道大出血、急性凝血功能障碍、严重内分泌与代谢紊乱、水电解质与酸碱平衡紊乱、肠内与肠外营养支持异常、严重感染、多器官功能障碍综合征、免疫功能紊乱等。掌握复苏和疾病危重程度评估的方法。掌握重要器官和系统的相关生理、病理知识，亚重症康复病房相关的临床药理学知识和伦理学概念。

（3）掌握重症康复基本理论和技术知识，包括物理治疗、作业治疗、语言治疗、心肺康复治疗、康复工程技术、康复心理治疗等专业技能和知识。

（4）除掌握临床科室常用诊疗技术外，应具备独立完成以下监测与支持技术的能力：心肺复苏术、颅内压监测技术、人工气道建立与管理技术、机械通气技术、深静脉及动脉置管技术、血流动力学监测技术等。

2. 护士专业技能要求

（1）经过严格的专业理论和技术培训并考核合格，取得相关资格证书。必须熟练掌握重症康复基本理论和技能，经过专科考核合格后，才能独立上岗。

（2）掌握重症康复的专业技术：输液泵的临床应用和护理，各类导管的护理，给氧治疗、气道管理和人工呼吸机监护技术，循环系统血流动力学监测技术，心电监测及除颤技术，水电解质及酸碱平衡监测技术，重症患者营养支持技术，急危重症患者抢救配合技术等。

（3）完成重症康复专科护士培训，掌握常见疾病康复护理技术。

（4）除掌握重症康复的专业技术外，应具备以下能力：各系统疾病重症患者的护理、重症医学科的医院感染预防与控制、重症患者的疼痛管理、重症患者的心理护理等。

3. 治疗师专业技能要求

（1）经过严格的专业理论和技术培训并考核合格，取得相关资格证书。

（2）掌握重症康复的专业康复技术：疾病危重程度的评估方法、物理因子治疗技术、运动治疗技术、作业治疗技术、言语治疗技术、吞咽治疗技术、康复评估技术等。

（3）除掌握基本的专业技术外，应具备以下能力：重症康复中感染控制技术、重症康复中不良医疗事件防范技术等。

（屈云）

第五章　亚重症康复病房医院感染管理

医院感染管理是亚重症康复病房的重中之重，参考中国医师协会重症医学医师分会《重症医学科建设与管理指南（2020版）》，制订以下要求。

一、亚重症康复病房医院感染的建筑设置要求

（1）亚重症康复病房的整体布局应该使放置病床的医疗区域、医疗辅助用房区域、污物处理区域和医务人员生活区域等有相对的独立性，以减少彼此之间的干扰和控制医院感染。

（2）亚重症康复病房应具备良好的通风、采光条件。医疗区域内的温度应维持在24℃左右。具备足够的非接触性洗手设施和手部消毒装置，单间每床1套，开放式病床至少每2床1套。

（3）对感染患者应当依据其传染途径实施相应的隔离措施，对经空气感染的患者应当安置于负压病房进行隔离治疗。

（4）亚重症康复病房要有合理的包括人员流动和物品流动的流向设计，有条件的医院可以设置不同的进出通道。

（5）亚重症康复病房的建筑应该提供便利的观察条件和在必要时尽快接触患者的通道。

（6）装饰必须遵循不产尘、不积尘、耐腐蚀、防潮防霉、防静电、容易清洁和符合防火要求的原则。

二、亚重症康复病房医院感染的管理规范要求

（1）亚重症康复病房要加强医院感染管理，严格执行手卫生规范及对特殊感染患者的隔离规范。

（2）严格执行预防、控制呼吸机相关性肺炎、血管内导管所致血液感染、留置导尿管所致感染的各项措施。

（3）加强耐药菌感染管理，对感染及其高危因素施行监控。

三、亚重症康复病房医院感染的人员管理要求

（1）亚重症康复病房应当严格限制非医务人员的探访。

（2）亚重症康复病房患者必须专人护理，陪伴人员进入病房前必须进行医院感染相关知识培训，并遵循医院感染预防、控制的有关规定。

（屈云）

第六章 亚重症康复病房转运患者规范

重症患者转运是进入和离开亚重症康复病房的关键，在转运过程中保障患者的安全是转运成功的关键。参考中华医学会重症医学分会编撰的《中国重症患者转运指南（2010）（草案）》，制订重症患者转运以下注意事项，可供参考。

一、转运的决策与知情同意

亚重症康复病房的转运主要指院内、科内转运，一般不涉及院际转运。院内转运指在同一医疗单位不同医疗区域的转运；科内转运指在同一医疗单元区域内不同病房的转运；院际转运指在不同医疗单位的转运。

转运目的是使患者获得更好的诊治措施，但转运存在风险，因此，转运前应该充分评估转运的获益及风险。如果不能达到上述目的，则应重新评估转运的必要性。通常，在现有条件下经积极处理后血流动力学仍不稳定，以及不能维持有效气道开放、通气及氧合的患者不宜转运。

院内或科内转运由主管医生决定，可以由主管医生和接收主管医生共同商议，并且最终由接收主管医生决定。转运前应将转运的必要性和潜在风险告知患者，获取患者的知情同意并签字。患者不具备完全民事行为能力时，应当由其法定代理人签字；患者因病无法签字时，应当由其授权的人员签字。紧急情况下，为抢救患者的生命，在法定代理人或被授权人无法及时签字的情况下（如挽救生命的紧急转运），可由医院负责人或者授权的负责人签字。

二、转运护送人员

重症患者转运应由接受过专业训练的医务人员实施，并根据转运的具体情况选择恰当的转运人员。至少1名具备资格的医生和多名护士组成转运团队，并可根据病情需要配备其他专业人员（如呼吸治疗师、陪护人员等）。转运人员应接受基本生命支持、高级生命支持、人工气道建立、机械通气、休克救治、心律失常识别与处理等专业培训，能熟练操作转运设备。

必须指定 1 名转运人员作为转运过程的负责人，一般由病区住院总医生担任，转运过程中的所有决策均应由该负责人做出。患者到达接收病房后，应与接收人员进行全面交接。如患者未移交，转运人员需要一直陪护患者直至返回病房。

三、转运设备

所有转运设备都必须能够通过转运途中的电梯、门廊等，转运人员须确保所有转运设备正常运转并满足转运要求，所有电子设备都应能电池驱动并保证充足的电量。

普通转运床因为不能安全固定必需的医疗设备，不能满足重症患者的转运需求。因此需要使用符合要求的重症转运床。

院内转运应配备基本的复苏用药，包括肾上腺素和抗心律失常药物，以备转运途中患者突发心搏骤停或心律失常。接收科室应配备更加全面的急救药物，根据转运患者的不同病情，还应配备相应的药物。院际转运的药物配备强调紧急抢救复苏时的用药以及维持生命体征的用药，病情特殊者还应注意携带相应的药物。

四、转运的准备和实施

转运决定一旦做出，转运人员应尽快熟悉该患者的诊治过程，评估目前的整体状况。积极进行转运前复苏、稳定患者病情是降低转运途中不良事件发生率最行之有效的措施。

转运前应评估患者的气道安全性，对于高风险的患者，为确保气道的通畅，应积极建立人工气道，转运途中不推荐使用喉罩。

机械通气的患者转运前应标定气管插管深度并妥善固定，给予适当镇痛、镇静。换用转运呼吸机并设置与之前相同的呼吸支持条件，观察患者能否耐受并维持稳定。

如果转运呼吸机不能达到转运前呼吸支持条件，应在转运前对患者试行替代参数通气，观察患者能否耐受转运呼吸机，如动脉血氧分压（PaO_2）$\geqslant$ 60mmHg（1mmHg$\approx$0.133kPa）、动脉血氧饱和度（SaO_2）$\geqslant$90％表明耐受。

转运前应保持两条通畅的静脉通路。低血容量患者难以耐受转运，转运前必须控制活动性出血等导致低血容量的病因，进行有效的液体复苏，必要时使用血管活性药物维持患者循环功能稳定。待血流动力学基本稳定后方可转运，如收缩压（SBP）$\geqslant$90mmHg、平均动脉压（MAP）$\geqslant$65mmHg。

转运前应尽可能维持患者呼吸、循环功能稳定，并有针对性地对原发疾病进行处理。转运前应与接收科室及相关人员进行沟通，做好充分准备，以保证转运安全。

转运期间应提供必要的监测及治疗措施，转运过程中应尽可能保持原有监测及治疗措施的连续性。转运过程中患者的异常情况及医疗行为须全程记录。当到达接收科室后，转运人员应与接收人员进行正式交接以落实治疗的连续性，交接的内容包括患者病史、重要体征、实验室检查、治疗经过，以及转运中有意义的临床事件，交接后应书面签字确认，以完成整个转运流程。

（屈云）

第七章 亚重症康复病房患者营养管理

亚重症康复病房患者营养管理水平决定了患者抵抗力的增强程度，早期关注患者的营养状况有利于减少亚重症康复病房患者的并发症和促进康复。美国肠外肠内营养学会（ASPEN）和重症医学会（SCCM）联合发布的2016年版《成人重症患者营养支持疗法提供与评定指南》，针对重症成人（18岁以上）提供了最佳营养疗法的建议，协助医疗团队提供适当的营养疗法，可以减少并发症、缩短住院时间、降低疾病严重程度、改善患者结局。相关推荐如下：

（1）建议对所有入住亚重症康复病房的患者进行营养风险评定。

（2）建议营养评估应包括共存疾病、胃肠功能和误吸风险的评估。

（3）建议使用间接能量测定法确定患者的能量需求，如果无法进行间接能量测定，建议使用各类预测公式或简化的基于体重的算法［25～30kcal/（kg·d）］计算能量需求。

（4）建议持续评估患者的蛋白补充是否充足。

（5）推荐不能进食的重症患者在48小时内开始早期肠内营养，并建议需要营养支持的重症患者首选肠内营养。

（6）对于高误吸风险的患者，或对胃内、肠内营养不耐受的患者应降低营养输注速度。

（7）建议高营养风险的患者或严重营养不良的患者应在48小时内尽快达到目标剂量。

（8）提供足量（高剂量）的蛋白，重症患者需要的蛋白为1.2～2.0g/kg（实际体重），烧伤或多发伤患者可能需要更多。

（9）禁食禁水应该仅限于限制肠梗阻的发展，并应注意防止营养输注不足。

（10）使用肠内营养的患者应评估误吸风险并采取相关措施。

（11）对高误吸风险的患者可以使用促胃肠动力药。

（12）所有插管的重症患者在使用肠内营养时应将床头抬高30°～45°，并考虑每天清洗口腔两次。

（13）选择合适的肠内营养制剂非常重要。

（14）不论营养风险高或低的患者，如果单独使用肠内营养7～10天仍不能达到能量或蛋白需求的60%，推荐使用补充性肠外营养。

（15）对高营养风险或严重营养不良的患者，在第一周需要肠外营养时，使用低热量 [≤30kcal/(kg·d) 或能量需求估计值的80%]、充足蛋白 [≥1.2g/(kg·d)] 的配方。

（16）一般患者可以将血糖控制于7.8（或8.3）~10.0mmol/L。特殊患者（心血管术后、脑外伤）的血糖控制可有所不同。

（17）对于急性呼吸衰竭的患者（尤其是容量过多的患者）使用减少液体用量的高能量密度肠内营养制剂。

（18）建议腹腔开放患者每流失1L引流液额外补充15~30g蛋白。能量需求的计算和其他重症患者相同。

（19）人工营养对于无效治疗和临终状态不是必需的。是否提供人工营养和水化应基于证据、最佳实践、临床经验和判断，以及应和患者、家属和（或）授权人进行有效沟通，尊重患者自主权和尊严。

（屈云）

第二篇　重症康复医生干预

第一章　临床评估技能

一、重症患者早期活动与康复的安全标准

（一）概述

过去，重症患者（尤其是机械通气的重症患者）通常被要求深度镇静和卧床休息。但越来越多的研究证明，重症患者减少深度镇静、增加早期活动，能获得更好的功能预后和减少住院时间，且早期活动带来的不良事件发生率也较低。为了在重症监护室（ICU）中安全地进行早期活动和康复，将不良事件的发生率降至最低，在康复前对患者进行全面细致的评估至关重要。同时，一个客观的标准有助于评估启动早期活动与康复是否合理或安全。2014 年，Hodgson 等人在 *Critical Care* 上发表了关于重症患者早期活动与康复安全标准的专家共识。此后，该共识被广泛接受并应用在重症患者的早期活动与康复的评估中。

（二）临床应用

上述共识建立了"红绿灯"系统，用来帮助医生进行安全评估：红色表明需要谨慎，早期活动和康复发生不良事件的风险高，除非有重症监护治疗专家的特别授权，否则不应进行主动活动；黄色表明早期活动和康复发生不良事件的风险高于绿色，但从中的获益大于潜在风险，在进行任何活动之前都应有明确的预防措施或禁忌证，并应该谨慎地逐步开始早期活动和康复；绿色则表明发生不良事件的风险低，患者可以按照需要进行相应的活动与康复。

患者早期活动与康复的安全评估分为四个部分进行：

（1）呼吸方面，包括患者的插管状态、通气参数、辅助治疗的需要等。

（2）心血管方面，包括心脏起搏器等设备参数、心律及血压情况。

（3）神经方面，包括意识状态、颅内压及是否谵妄等。

（4）其他方面，包括内外科医疗条件等。

1. 呼吸方面

在早期活动与康复治疗前，医务人员应检查所有的人工气道（即口气管、鼻气管或气管造口管），确定位置是否正确和牢固。此外，应确保足够的氧气储备，满足患者需要，包括可能超过活动与康复预期时间的氧气需要（因为可能发生意外的延迟或需求增加）。表2-1-1总结了呼吸相关风险。

表 2-1-1 呼吸相关风险

呼吸相关因素		床上活动与康复风险	下床活动与康复风险
插管	气管内插管	中	低
	气管切开套管	中	低
吸入气氧浓度	≤60%	低	低
	>60%	中	中
血氧饱和度	≥90%	低	低
	<90%	中	低
呼吸频率	≤30bpm	低	低
	>30bpm	中	中
通气模式	高频震荡模式	中	高
	呼气末正压（PEEP）≤10cmH$_2$O	低	低
	PEEP>10cmH$_2$O	中	中
	非同步型呼吸机	中	中
抢救治疗	一氧化氮吸入治疗	中	中
	使用前列环素	中	中
	俯卧位通气	高	高

2. 心血管方面

对使用血管活性药物的患者开展早期活动和康复时，医务人员应关注血管活性药物的剂量和组合，注意患者的灌注是否充足，并在活动中进行调整。心血管相关风险见表2-1-2。

表 2-1-2 心血管相关风险

心血管相关因素		床上活动与康复风险	下床活动与康复风险
血压	需经静脉降压治疗高血压急症	高	高
平均动脉压（MAP）	低于目标值并伴有临床症状	中	高
	尽管有药物或器械支持仍低于目标值	中	高
	没有或低水平支持下大于目标值	低	低
	中等支持下大于目标值	中	中
	高水平支持下大于目标值	中	高
	确诊或怀疑严重的肺动脉高压	中	中
心律失常/心动过缓	需要药物治疗或紧急安装起搏器	高	高
	不需要药物治疗或紧急安装起搏器	中	中
使用经静脉或心外膜起搏器	依赖性节律	中	高
	稳定节律	低	低
任何稳定的快速心律失常	心室率≥150bpm	中	中
	心室率 120～150bpm	低	中
	心室率<120bpm	低	低
相关设备使用	经股动脉植入主动脉内球囊反搏	低	高
体外膜氧合	股动脉或锁骨下动脉置管	低	高
	中心静脉置管	低	中
	心室辅助装置	低	低
	肺动脉导管或其他连续心排血量监测	低	中
其他心血管因素	休克或任何原因引起的乳酸增高（>4mmol/L）	中	中
	确诊或怀疑有急性下肢深静脉血栓形成/肺栓塞（DVT/PE）	中	中
	确诊或怀疑有严重的主动脉狭窄	低	中
	心肌缺血（持续性胸痛或动态心电图变化）	中	高

3. 神经和其他方面

神经方面常见因素包括患者的意识状态、是否谵妄以及一些常见的神经系统问题，详见表 2-1-3。其他方面主要指内外科的常见影响因素，见表 2-1-4。

表 2-1-3 神经相关风险

神经相关因素		床上活动与康复风险	下床活动与康复风险
意识水平	患者嗜睡、平静或不安焦虑（RASS：-1~+1）	低	中
	患者轻度镇静或躁动焦虑（RASS：-2或+2）	中	中
	患者昏迷或深度镇静（RASS<-2）	中	高
	患者躁动焦虑（RASS>+2）	高	高
谵妄	谵妄评估（CAM-ICU）阴性	低	低
	谵妄评估阳性但能配合单一指令	低	中
	谵妄评估阳性且不能配合指令	中	中
颅内压	经积极治疗，但颅内压仍未达到理想范围	高	高
	无需治疗仅需监测的颅内高压	低	中
其他因素	颅骨切除术	低	中
	开放式腰椎引流	低	高
	帽状腱膜下引流	低	中
	使用脊柱预防措施（预清理或固定）	高	高
	急性脊髓损伤	低	中
	未夹闭动脉瘤的蛛网膜下腔出血	低	中
	动脉瘤夹闭术后血管痉挛	低	高
	未控制的癫痫发作	高	高

表 2-1-4 其他相关风险

其他相关因素		床上活动与康复风险	下床活动与康复风险
外科手术	不稳定的重要部位骨折：骨盆、脊柱和下肢长骨骨折	中	高
	大的外科开放性伤口：胸、胸骨、腹部伤口	中	高
内科情况	已知的未控制的出血	高	高
	怀疑活动性出血或有出血风险	低	中
	物理降温后仍有高热	中	中
	主动性低体温管理	中	中

其他相关因素		床上活动与康复风险	下床活动与康复风险
其他	ICU获得性虚弱	低	低
	持续肾透析	低	低
	股静脉或动脉置管	低	低
	其他引流管：鼻胃管、中央静脉导管、胸腔引流管、导尿管	低	低

在不同的研究中，何时可以对重症患者进行早期活动和康复的标准各不相同。Stiller等人于2004年发表了成年重症患者早期活动标准，主要基于生理学原理和他们的临床经验。随后Gosselink等人发表的标准被欧洲重症监护医学协会认可。然而，支持这些建议的证据水平是有限的。每个ICU应该根据自己的人员配备水平和专业知识来考虑这些建议。

（三）注意事项

对重症患者应尽可能早地进行评估，对适宜患者进行早期活动和康复，包括床上活动，躯干控制，坐位、站位、移动活动，耐力训练等。除了上述评估，也应考虑患者的特殊情况，酌情调整具体方案。如果患者出现病情变化，尤其是可能危及生命的变化时，应暂停活动与康复治疗。病情稳定后，须再次评估后才可考虑开始活动与康复治疗。

（谢薇）

二、重症风险评估

（一）概述

疾病的量化评估将循证医学证据运用于患病个体，对患者的病情及预后判断、诊疗方案的制订和修改，以及医疗资源的合理分配都具有重要指导意义。重症患者常常存在病情隐匿，病情变化较大、较快的情况，早期进行重症风险评估，及时发现患者病情变化，给予适当和足够的处理，可改善患者预后。目前用于重症患者的重症风险评估方案不多，多借鉴其他学科。基于上述背景，本节将围绕重症患者危重病情的精准量化评估进行介绍，旨在最终应用于临床实践，优化治疗方案，提高疗效并改善患者的预后。

1. APACHE Ⅱ评分

急性生理学及慢性健康状况评估（Acute physiology and chronic health evaluation，APACHE）于1981年由Knaus等提出，被国内外广泛采纳，应用于各类危重病情和预后的评估。其主要指导思想在于：重症患者的预后取决于疾病本身以及患者所储备的抗病能力，后者与年龄、既往健康状况有关，而其严重性则由发病当时的生理紊乱程度决定。APACHEⅡ评分更新较早，相对成熟，设计较为合理简便，因此APACHEⅡ评分是目前国内外临床上应用最广、最具权威性的重症风险评估系统，为后续科学制订医疗计划、提高医疗质量及合理利用医疗资源提供了客观依据。

2. MEWS和NEWS

APACHE Ⅱ评分是目前临床上对重症患者进行风险评估最权威的一种工具，但其指标获取需要花费大量的时间，故不适用于急诊推广。Morgan等人通过对入院患者体温、心率、收缩压、呼吸频率、意识进行赋值，制订了早期预警评分（Early warning score，EWS），可以在患者床边快速完成，以便对患者病情和预后进行初步评估。随着EWS在临床的广泛应用，人们在临床实践中将其部分指标赋值重新修正，形成了MEWS（Modified early warning score），即改良早期预警评分。在国外MEWS得到了普遍应用，不仅可以对患者早期病情进行有效评估，发现重症患者，而且可以及早发现患者病情变化，成为急诊评估患者病情的常用工具。随着MEWS在临床的广泛应用，人们发现血氧饱和度的变化对重症患者病情的影响，2012年英国皇家医师学会在MEWS的基础上加入了血氧饱和度和是否吸氧2个指标，修正了一些指标的赋值，制订了国家早期预警评分（National early warning score，NEWS）。近年来，国内外研究已证实NEWS在急诊科、专科病房、综合病房等科室分流患者和评估病情、预后方面的有效性和实用性。

3. 营养风险评估

重症患者多数合并意识障碍、严重瘫痪、应激性消化道出血、全身炎症反应综合征或重症感染，因此发生营养不良的风险较普通患者显著增高。营养状况可能直接成为患者预后的决定性因素之一。已有研究证实，高营养风险将增加重症患者的不良预后，死亡率、感染率增高，住院日延长，机械通气时间延长，住院费用增加。因此，对重症患者营养风险的评估至关重要。营养风险的评估方法包括营养风险级别评定、物理测量和实验室指标检测等。物理测量主要针对身高、体重、身体质量指数（BMI）、肱三头肌皮褶厚度、上臂围及上臂肌围等。实验室指标包括白蛋白、前白蛋白、血清转铁蛋白、血红蛋白、总淋巴细胞计数等。目前临床上用于营养风险评估的常用营养评价工具有2002营养风险筛查

(Nutrition risk screening, NRS 2002)、主观全面评价（Subjective global assessment, SGA）、微型营养评价（Mini nutrition assessment, MNA）、营养风险指数（Nutritional risk index, NRI）评估、Charlson 合并症指数（Charlson comorbidity index, CCI）评估、危重症营养风险评分（Nutrition risk in critically ill score, NUTRIC score）及 m NUTRIC 评分等。对于住院患者，尤其是重症患者的营养风险评估，NRS 2002 和 NUTRIC 评分快速、容易应用，能够标准化衡量疾病急性状况和患者营养状态，同时关注了患者的营养状况和疾病的严重程度，是综合考虑营养状况和疾病的评估工具。

4. 静脉血栓栓塞评估

静脉血栓栓塞（Venous thromboembolism, VTE）是指深静脉血栓形成（Deep venous thrombosis, DVT）和（或）肺栓塞（Pulmonary embolism, PE）。VTE 严重危害人类生命健康，是住院期间患者常见的并发症，也是继缺血性心脏病和脑卒中后的第三大心血管疾病。VTE 不仅常见于外科手术后的卧床患者，在内科住院患者中亦十分常见。有研究指出，ICU 中的成人重症患者中，有临床表现的 VTE 发生率在 20‰以上。即使进行药物预防，其发生率仍有14.5‰。重症患者常因患神经系统、骨骼肌肉系统疾病需要长期卧床，多数伴有不同程度的瘫痪或意识障碍、长期静脉置管、机械通气等，具有 VTE 形成的多重危险因素，发生风险较高。2012 年美国胸科医师协会（ACCP）制订的《抗栓与血栓预防临床实践指南》提出应该对所有重症患者进行相关风险评估。

（二）临床应用

1. APACHE Ⅱ评分对重症患者病情严重程度的评估

（1）APACHE Ⅱ评分方法：APACHE Ⅱ评分由急性生理学评分（APS）、年龄评分、慢性健康状况评分（CPS）3 部分组成。其中 APS 包含肛温、平均动脉压、心率、呼吸频率、氧合作用、动脉血 pH 值、血清钠、血清钾、血清肌酐、血细胞压积、白细胞计数、格拉斯哥昏迷评分量表（GCS）评分和血 HCO_3^- 这 13 项生理指标，选取患者进入 ICU 最初 24 小时内各项指标的最差值进行评分，应当选择较高的分值。年龄评分是根据不同年龄阶段赋予不同分值，年龄越大，得分越高。符合慢性器官功能不全或免疫功能抑制诊断的患者才有CPS 得分，根据是否手术以及急诊或择期手术分值不同。如不符合慢性器官功能不全或免疫功能抑制诊断，无论入院情况如何，CPS 得分均为 0。最终APACHE Ⅱ评分为 3 部分得分之和，分值越高提示病情越重（表 2-1-5）。

表 2-1-5 APACHE Ⅱ 评分表

急性生理学评分							
指标	参考值					结果	得分
	0分	1分	2分	3分	4分		
肛温（℃）	36.0～38.4	34.0～35.9 38.5～38.9	32.0～33.9	30.0～31.9 39.0～40.9	≤29.9 ≥41.0		
平均动脉压 （mmHg）	70～109	—	50～69 110～129	130～159	≤49 ≥160		
心率（次/分钟）	70～109	—	55～69 110～139	40～54 140～179	≤39 ≥180		
呼吸频率（次/分钟）	12～24	10～11 25～34	6～9	35～49	≤5 ≥50		
氧合作用（mmHg）：吸入气氧浓度（FiO_2）<50%时，测PaO_2；FiO_2>50%时，测肺泡-动脉氧分压差（AaDO_2）	>70 （PaO_2）; <200 （AaDO_2）	61～70 （PaO_2）	200～349 （AaDO_2）	55～60 （PaO_2）; 350～499 （AaDO_2）	<55 （PaO_2）; ≥500 （AaDO_2）		
动脉血 pH 值	7.33～7.49	7.50～7.59	7.25～7.32	7.15～7.24 7.60～7.69	≤7.15 ≥7.70		
血清钠（mmol/L）	130～149	150～154	120～129 155～159	111～119 160～179	≤110 ≥180		
血清钾（mmol/L）	3.5～5.4	3.0～3.4 5.5～5.9	2.5～2.9	6.0～6.9	<2.5 ≥7.0		
血清肌酐（μmol/L）（急性肾衰加倍计分）	53.0～123.8	123.9～132.5	<53.0 132.6～176.7	176.8～308.3	≥308.4		
血细胞压积	0.300～0.459	0.460～0.490	0.200～0.290 0.500～0.590	—	<0.200 ≥0.600		
白细胞计数（×10³/mm³）	3.0～14.9	15.0～19.9	1.0～2.9 20.0～39.9	≥40	<1		
GCS评分（分）	15	14	13	12	11		
血 HCO_3^- （mmol/L）	22.0～31.9	32.0～40.9	18.0～21.9	15.0～17.9 41.0～51.9	<15.0 ≥52.0		

年龄评分							
指标	参考值					结果	得分
	0分	2分	3分	5分	6分		
年龄（岁）	≤44	45～54	55～64	65～74	≥75		

慢性健康状况评分					
指标	参考值			结果	得分
	0分	2分	5分		
慢性器官功能不全或免疫功能抑制	无左述情况	非手术或择期手术后	不能手术或急诊手术后		
总分					

（2）预期病死率计算：根据 APACHE Ⅱ 评分可计算预期病死率（R 值），采用 Critical Care Nutrition 官方网站提供的 APACHE Ⅱ 评分及 R 值计算系统，计算每名患者的 R 值和调整预期病死率 R（调整）。计算公式为：In（R/1−R）=−3.517+（APACHE Ⅱ 评分×0.146）；In［R（调整）/1−R（调整）］=−3.517+（APACHE Ⅱ 评分×0.146）+诊断分类权重。诊断分类权重根据每种疾病情况进行赋值。将每名患者的 R 值或 R（调整）值相加，再除以患者总数即获得群体的预期病死率。

（3）应用举例：有研究纳入了入住新生儿重症监护室（NICU）治疗的 242 例神经重症患者，研究结果显示，研究所纳入的全部患者入住 NICU 时的 APACHE Ⅱ 评分平均值为（14.7±6.6）分，群体的 R 值为 23.4%，R（调整）值为 23.5%，提示 NICU 收治患者普遍病情较重，死亡风险较高。经积极治疗后，存活组出 NICU 时 APACHE Ⅱ 评分平均值为（9.5±6.3）分，评分显著降低，提示患者入住 NICU 治疗可能有较大获益。住院期间死亡组 APACHE Ⅱ 评分、R 值和 R（调整）值均显著高于存活组，说明高 APACHE Ⅱ 评分预示其预后不佳。

2. NEWS 和 MEWS 对重症患者病情严重程度的评估

（1）NEWS：该评分包含脉搏速率、呼吸速率、收缩压、体温、神经功能状态评估（即 AVPU 评分系统，A 是清醒、V 是对声音有反应、P 是对疼痛有反应、U 是无反应）、血氧饱和度以及是否吸氧等指标。总分 20 分，其中，总分 0~4 分为低危，单项参数评分≥3 分、总分 5 分或 6 分为中危，总分≥7 分为高危。

（2）MEWS：该评分包括意识状态、体温、心率、呼吸和收缩压 5 个生理指标。总分 14 分，得分越高表示患者预后越差。

上述评分已被国内外学者广泛应用于急诊科老年急重症、慢性阻塞性肺疾病（COPD）急性加重期、普外科术后、急性冠脉综合征、颅脑损伤患者的病情评估，并取得较好效果。

3. 重症患者营养风险的评估

（1）NRS 2002 评分方法：欧洲肠外肠内营养学会（European Society for Parenteral and Enteral Nutrition，ESPEN）和中华医学会肠外肠内营养学分会（Chinese Society for Parenteral and Enteral Nutrition，CSPEN）推荐 NRS 2002 作为住院患者营养风险筛查的首选工具。NRS 2002 分为两步：初步营养筛查和最终营养筛查。

第一步：初步营养筛查，询问 4 个问题。

①BMI 是否小于 18.5kg/m² ？

②过去 3 个月内有体重下降吗？

③过去 1 周内有摄食减少吗?

④有严重疾病吗?

以上任一问题为肯定回答,则直接进入第二步筛查。

第二步:最终营养筛查,包括 3 个方面。

①疾病状态(0~3 分)。

②营养状况指标(0~3 分)。

③年龄:在以上评分基础上年龄≥70 岁者加 1 分。

总分为 0~7 分。NRS 2002 评分≥3 分提示存在营养风险,需制订营养支持及评价计划(表 2-1-6)。

表 2-1-6　NRS 2002 评分表与营养支持及评价计划

初步营养筛查(以下任一问题为肯定回答,则直接进入第二步筛查)		
筛查指标	1. BMI 是否小于 18.5kg/m² ?	
	2. 过去 3 个月内有体重下降吗?	
	3. 过去 1 周内有摄食减少吗?	
	4. 有严重疾病吗?	
最终营养筛查		
筛查指标	具体内容	分数
疾病状态	1. 骨盆骨折或者慢性病患者合并以下疾病:肝硬化、COPD、长期血液透析、糖尿病、肿瘤	□1
	2. 腹部重大手术、脑卒中、重症肺炎、血液系统肿瘤	□2
	3. 颅脑损伤、骨髓抑制、加护病患(APACHEⅡ评分>10 分)	□3
营养状况指标	4. 正常营养状态	□0
	5. 3 个月内体重减轻>5%,或最近 1 个星期进食量(与需要量相比)减少 20%~50%	□1
	6. 2 个月内体重减轻>5%,或 BMI 18.5~20.5kg/m²,或最近 1 个星期进食量(与需要量相比)减少 50%~75%	□2
	7. 1 个月内体重减轻>5%(或 3 个月内减轻>15%),或 BMI<18.5kg/m²(或血清白蛋白<30g/L),或最近 1 个星期进食量(与需要量相比)减少 70%~100%	□3
年龄	8. 年龄≥70 岁加 1 分	□1
总分	营养风险筛查总分( ),总分≥3 分者,给予营养支持,每周进行评价	

营养支持			
肠内营养支持	目标量	□重症急性应激期患者：20~25kcal/(kg·d)	
		□轻症非卧床患者：25~35kcal/(kg·d)	
	给予途径	□无吞咽困难：口服营养补充	
		□吞咽困难或昏迷管饲	□胃内喂养：□鼻胃管；□经皮内镜下胃造瘘
			□空肠喂养：□鼻肠管；□经皮内镜下空肠造瘘；□空肠造口管
	配方选择	□高单不饱和脂肪酸；□高膳食纤维；□高能量密度	
肠外营养支持	补充性肠外营养	肠内营养 3 天是否达到目标量的 60%	□是：无需使用
			□否：使用补充性肠外营养

营养评价		
体格检查	BMI（kg/m²）	
实验室检查	白蛋白（g/L）	
	前白蛋白（g/L）	
	淋巴细胞计数（×10⁹/L）	

（2）NUTRIC 和 mNUTRIC 评分方法：NUTRIC 评分系统是专门针对重症患者制订的营养评分系统，2011 年由加拿大学者首次提出，综合考虑了患者的营养不良状态、急性和慢性炎症，以及疾病的严重程度，有助于区分重症患者营养风险，通过营养干预可能逆转不良预后。该评分系统由 6 部分组成（表 2-1-7）：

①年龄。

②APACHE Ⅱ评分。

③序贯性器官功能衰竭评估（SOFA）评分。

④合并症个数。

⑤入住 ICU 前住院天数。

⑥IL-6 水平。

NUTRIC 评分≥6 分提示营养高风险。

由于 IL-6 检测并未在所有医院开展，相对较难获得，因此在 2014 年提出了改良版 NUTRIC 评分（Modified NUTRIC score，mNUTRIC score），将 IL-6 从评分系统中去除。mNUTRIC 评分≥5 分提示营养高风险。

表 2-1-7 NUTRIC 评分

变量	范围	得分（分）
年龄（岁）	<50	0
	50~75	1
	≥75	2
APACHE Ⅱ评分（分）	<15	0
	15~20	1
	20~28	2
	≥28	3
SOFA 评分（分）	<6	0
	6~10	1
	≥10	2
合并症（个）	0~1	0
	≥2	1
入住 ICU 前住院天数（天）	0~1	0
	≥1	1
IL-6 （ng/L）	<400	0
	≥400	1
总分（分）		

（3）应用举例：有研究纳入了入住 NICU 治疗的 140 例神经重症患者，根据 mNUTRIC 评分，营养低风险的患者占 71.4%，营养高风险的患者占 28.6%。与营养低风险组相比，营养高风险组出现肺部感染、院内感染、器官功能损害并发症的风险显著增高，血管活性药物及机械通气的使用比例显著增高，NICU 病死率以及 28 天病死率均显著增高。

4. 重症患者 VTE 的风险评估和诊断

（1）VTE 风险评估：

①Caprini 血栓风险评估量表是 1988 年由 Caprini 教授基于临床经验和研究结果提出的血栓风险评估量表，在 2005 年正式开展，该量表采用风险因素加权的赋值方法，包含年龄、BMI、手术、临床实验室检查等 39 个危险因素，并根据得分情况分成低危（0~1 分）、中危（2 分）、高危（3~4 分）、极高危（≥5 分）4 个风险分层，依据分层推荐预防措施。2012 年 ACCP 指南推荐对非整形外科手术患者进行 VTE 风险评估。

②Padua 量表是由 Barbar 等人于 2010 年在整合了 Kucher 模型的基础上形成的风险评估量表，包含 11 个危险因子，根据不同因素赋值，按总得分情况分为低风险（＜4 分）、高风险（≥4 分）。2012 年 ACCP 相关指南建议使用 Padua 量表对内科住院患者进行 VTE 风险评估。

③Wells 量表是由 Wells 等开发的风险评估预测量表，包括 Wells DVT 量表和 Wells PE 量表。Wells DVT 量表包含 10 个危险因素，按不同因素对风险的影响分别赋值，临床评分 0 分为低度，1~2 分为中度，≥3 分为高度风险。

（2）VTE 诊断：

①DVT 的诊断。

a. 临床症状：DVT 的常见临床表现为单侧肢体或双侧肢体不对称肿胀、疼痛，浅表静脉迂曲扩张，Homans 征阳性等。重症患者因常常伴有意识障碍或言语不能，难以主诉任何不适，故 DVT 症状发生率较一般患者低。因此仅根据临床症状诊断 DVT 的漏诊率极高，必须结合辅助检查。

b. 血管超声检查：临床首选的方法一般为四肢血管超声检查，其具有无创伤、可反复进行、准确率高、性价比高等优势。超声检查范围不应局限于双下肢，研究中发现上肢深静脉血栓亦有一定发生率，尤其是重症患者中心静脉置管较为普遍。并且随着重症患者住院时间的延长，DVT 发生率仍有进一步增高的可能，因此推荐住院期间每隔 1 至 2 周重复进行四肢血管多普勒超声检查。对于已发现 DVT 的患者，定期复查血管超声有助于监测血栓变化、评价抗凝治疗效果及制订下一步治疗方案。

c. 下肢静脉造影：CT 和 MRI 下肢静脉造影对 DVT 的敏感度和特异度均较高（灵敏度和特异度均＞90%），但由于费用较高、CT 辐射、需注射造影剂等缺点，现在较少使用。

②PE 的诊断：PE 是心血管急症，为住院患者猝死的常见原因之一。临床表现常为不明原因突发的呼吸困难、剧烈胸痛、咯血、晕厥、低血压，严重时可有致死性心律失常，低风险性 PE 症状较轻或无明显症状，或者仅为轻度呼吸困难、低氧血症，有时与严重肺部感染引起的类似症状难以区分。重症患者因无法主诉症状，出现明显 PE 症状时往往为严重致死性的。确诊 PE 的主要手段为肺动脉 CT 血管造影（CTA），表现为肺动脉主干和（或）各级分支不同部位、不同程度的充盈缺损，具有诊断准确率高、检查无创伤、成像速度较快等优势。

（三）注意事项

1. APACHE Ⅱ评分

该评分方法在重症医学科中应用较广，可为重症患者病情危重程度及预后的客观评估提供指导，通过计算预期病死率可获得死亡风险的量化预测，从而有助于制订合理的医疗方案，调整患者家属的心理预期。同时，该评分可作为重症收治与转出标准制订的参考依据，有助于医疗资源的合理利用和医疗效率的提高。

在未来的研究和应用中有以下注意事项：首先，需要开展多时间点、长时间的动态评分监测。患者刚进入 ICU 时立即进行 APACHE Ⅱ 评分，能够尽量排除各种治疗措施对预后评估的干扰，危重疾病的病情通常会动态变化，如进展性缺血性脑卒中等，对患者进行动态评分更能准确地评估其真实预后，还可评价各种治疗措施的效果并指导治疗方案的改进。其次，因 APACHE Ⅱ 评分制订时，其研究数据均来源于综合性 ICU，故而采纳 APACHE Ⅱ 评分作为常规评价系统的大多数为综合性 ICU。APACHE Ⅱ 评分在各个专科性 ICU 的应用多为探索性，是否适用目前并无定论。另外，关于其在特定神经、肌骨或心肺康复亚专业方向的重症患者中是否能够完全适用，是否能够通过改良提高其在 ICU 的适用性尚无定论，尚需要开展进一步的多中心、大样本量研究，以进行严谨、客观的评价。

2. NEWS 和 MEWS

NEWS 对患者预后的预测价值优于 MEWS。NEWS 各项指标容易获得，在英国应用广泛，但在国内的应用较局限，主要用于急诊老年患者病情评估、急诊分诊，对 NEWS 在 ICU 的应用价值可进行进一步研究。对于接诊的重症患者我们可以立即进行 NEWS，该评分增高者提示患者病情危重，我们必须警惕患者的病情变化及存在的风险，做到早筛检、早监测、早治疗，降低患者不良事件的发生率，从而避免不必要的医疗纠纷。

3. 营养风险的评估

NRS 2002 应用较广，被临床推荐为住院患者营养风险筛查的首选工具，评分≥3 分提示患者存在营养风险，有效的营养支持可能改善患者预后。该评分系统用于普通住院患者或术后患者的营养风险评估研究较多。还有研究表明 NICU 患者普遍存在营养风险，但仅根据 NRS 2002 无法进一步区分营养风险的高低，亦无法对营养支持治疗的强度给予参考意见。并且，对其是否适用于所有重症患者的营养状况及风险评估仍存在争议。

NUTRIC 评分是专门针对重症患者制订的营养风险评估系统，可区分重症患者营养风险的高低，得分≥6 分提示营养高风险，根据营养风险给予营养干预可能逆转患者的不良预后。有研究证实，与 NRS 2002 相比，NUTRIC 评分和 mNUTRIC 评分对 NICU 患者营养风险高低的区分度较好。但由于 NUTRIC 和 mNUTRIC 评分提出较晚，临床上使用不多，其在 ICU 中的研究未见报道，尚需要大样本量前瞻性研究进一步证实可行性和应用价值。

4．VTE风险的评估

Caprini血栓风险评估量表可以对重症患者进行VTE风险评估，但量表的最佳阈值还需要进一步探究。国内外应用Padua量表评估重症患者VTE风险的研究相对较少，在预测风险上有待进一步研究和证实。Wells量表对于无症状的VTE患者的漏诊率较高，需要进一步完善和验证。故重症患者VTE风险评估未来的研究方向为在全国范围的ICU中开展多中心研究，制订重症患者适用的VTE风险评估量表，规范重症患者VTE事件的预防和治疗方案。

肺动脉CTA存在一定的局限性，如肾功能不全或碘剂过敏的患者无法进行检查，生命体征不稳定、无法较长时间离开病房的患者亦无法完成。此外，肺动脉CTA并非目前临床中常规开展的筛查，一般仅在患者出现PE症状或临床高度怀疑PE诊断时才进行检查。尽管部分低风险性PE并无明显症状，但其具有发展成为大面积/次大面积PE的较高风险。因此，应常规进行四肢血管超声和肺动脉CTA，以期早发现、早治疗，降低重症患者的死亡风险。

（王婷婷）

三、康复评定

（一）概述及目标

1．概述

康复评定是收集患者的病史和相关资料，提出假设，实施检查和测量，对结果进行比较、综合、分析、解释，最后形成结论和障碍学诊断的过程。

评定者分别从不同层面对患者情况进行全面的评定，做出诊断。康复状况的标准化测量、评估与记录是重症患者早期康复评定的重要组成部分。康复评定有助于及时发现患者存在的残损功能及其康复需求，提示专业人员提供针对性的康复干预与治疗，对提高重症患者的生活质量及促进其回归家庭与社会具有重要意义。

2．目标

康复评定作为康复治疗的基础，贯穿于整个康复过程，通过康复评定，可实现以下目标：

（1）发现和确定障碍的部位、范围或种类、性质、特征、程度。

（2）寻找和确定障碍发生的原因。

（3）确定康复治疗项目。

（4）指导制订康复治疗计划。

（5）判定康复疗效。

（6）判断康复预后。

（7）预防障碍的发生和发展。

（8）评估投资－效益比。

（9）为残疾等级的划分提供依据。

（二）临床应用

1. 康复介入及暂停时机

（1）康复介入时机：

①血流动力学及呼吸功能稳定后，立即开始。

②入住 ICU 24～48 小时，符合以下标准：心率（HR）40～120 次/分钟；收缩压（SBP）90～180mmHg，和（或）舒张压（DBP）≤110mmHg，平均动脉压（MAP）65～110mmHg；呼吸频率≤35 次/分钟；血氧饱和度≥90%，机械通气 FiO_2≤60%，呼气末正压（PEEP）≤10cmH₂O；小剂量血管活性药物支持，多巴胺≤10mg/（kg·min）或去甲肾上腺素/肾上腺素≤0.1mg/（kg·min），即可实施康复介入。特殊体质患者，可根据患者的具体情况实施。

③带有引流管、生命体征稳定的患者，应做好严格防止引流管脱落的措施，根据情况选择适当的时间、强度做离床、坐位、站位、躯干控制、移动活动、耐力训练等适宜的物理治疗。

（2）康复暂停时机：生命体征明显波动，有可能进一步恶化并危及生命；存在其他预后危险的因素；有明显胸闷痛、气急、眩晕、显著乏力等不适症状；有未经处理的不稳定性骨折等。

2. 意识障碍的评定

（1）定义及分类：意识障碍（Disorder of consciousness，DOC）指患者对自身和周围环境刺激的觉醒感知能力不同程度的降低或丧失。意识障碍根据觉醒障碍程度分为昏迷（Coma）、昏睡（Stupor）、嗜睡（Somnolence）；根据意识障碍内容分为谵妄状态（Delirium）、植物状态/无反应觉醒综合征（Vegetative state/unresponsive wakefulness syndrome，VS/UWS）、微小意识状态（Minimally conscious state，MCS）等。

（2）评定方法：

①量表评定。

a. 格拉斯哥昏迷评分量表（Glasgow coma scale，GCS）：对预后评定有重要价值，简便易行，应用广泛，但对植物状态和死亡的预后评定缺乏特异性。

b. 全面无反应评分（Full outline of unresponsiveness，FOUR）量表：常

作为意识障碍急性期的候选量表，用于因气管切开或呼吸机辅助呼吸而无法进行言语能力评定的患者，可以弥补 GCS 的不足。

c. WHIM（The Wessex head injury matrix）量表和 SMART（Sensory modality assessment and rehabilitation technique）量表：除了可以用于评定患者是否处于植物状态、微小意识状态，还可以用于评定意识恢复过程中的一些细微变化，可针对意识障碍促醒治疗的疗效进行早期的评定。

d. 修订版昏迷恢复量表（Coma recovery scale revised，CRS-R）：是专门用于评定意识水平的分级量表，涵盖视觉、运动、言语、听觉、交流和觉醒 6 个分量表，满分 23 分，主要用于鉴别植物状态、微小意识状态及脱离微弱意识状态，支持对预后的评定，具有较高的信度和效度。

e. 格拉斯哥结局评分量表（Glasgow outcome scale，GOS）：多用于判断昏迷结局。

②神经电生理评定。

a. 脑电图（Electroencephalogram，EEG）：有研究者提出脑电图 4 级分级法，即正常、轻度、中度和重度异常脑电图，觉醒状态下背景节律常表现正常或仅轻度异常。其诊断微小意识状态的灵敏度为 67%、特异度为 75%；重度异常脑电图联合极低的 CRS-R 评分和脑代谢水平，提示存在高级认知障碍。但是其诊断和预后预测价值受低敏感性、低空间分辨力、易受干扰等缺点限制。

b. 诱发电位（Evoked potential，EP）：包括脑干听觉诱发电位、体感诱发电位和事件相关性诱发电位。

脑干听觉诱发电位（Brainstem auditory evoked potential，BAEP）：作为一种外源性刺激相关电位，反映的是听神经和脑干听觉传导通路功能而非皮质功能，病变较局限、未累及该传导通路时通常表现正常，无法预测意识恢复情况，故其临床应用较局限。

体感诱发电位（Somatosensory evoked potential，SEP）：目前主要应用于预测各种昏迷的不良预后，即意识无法恢复，并在这方面提供了最好的特异性；不适用于预测良好预后，即意识恢复程度。

BAEP 和 SEP 所反映的感觉通路是初级感觉通路，其神经生理机制中几乎无认知处理过程，故其临床意义更多在于阴性提示。研究结果表明，如果双侧 BAEP 或 SEP 均未引出，提示患者将来恢复意识的可能性极小。

事件相关性诱发电位（Event-related potential，ERP）：与识别、比较、判断、记忆与决策等认知过程有关的神经电生理改变，是观察大脑认知功能活动的窗口，其失匹配负波（Mismatch negativity，MMN）对意识障碍的评定十分重要。

③影像学评定。

a. MRI/CT：了解损伤大脑形态学结构、判断预后的重要手段。有临床研究表明，严重脑萎缩、脑积水及相关损伤区域异常信号的部位和范围等，与预后相关。

b. 正电子发射计算机断层显像（PET-CT）：可以通过观察静息状态时与意识相关的脑区（如额顶联合区皮层、扣带回、楔前叶和丘脑）葡萄糖代谢状态，来判定患者是否存在意识活动。

c. 功能性磁共振成像（fMRI）：让患者完成心理任务，观察脑内毛细血管内脱氧血红蛋白水平相较于静息状态时的变化，可用于皮质水平的认知及意识活动的观察。其他多模态脑成像技术，如弥散张量成像（DTI）等，单独或与fMRI配合有助于提高诊断准确率。

d. 磁共振波谱（MRS）：目前是能够无创检测活体组织器官能量代谢、生化改变和定量分析特定化合物的唯一方法。研究结果显示，联合运用 MRI 和MRS 评价植物状态预后，二者有很强的互补性。

3. 精神异常的评定

10%～27%脑损伤患者会出现精神异常，尤其是以额叶损伤为主的患者，常见的类型有谵妄、恐惧、抑郁、痴呆等。

（1）谵妄：常见于急性弥漫性脑损害和中毒性脑病变，谵妄持续时间越长，其远期认知与社会功能恢复等预后越差。

①谵妄分型。可分为躁动型和抑制型两种。躁动型表现为躁动不安、幻觉及精神行为异常，临床上比较容易识别；而抑制型则以精神状态差及注意力下降为主要表现，临床上易被忽略。

②量表评定。ICU 思维混乱评估法（Confusion assessment method for the ICU，CAM-ICU）是主要工具，对于难以配合的患者也适用。谵妄筛查量表（Intensive care delirium screening checklist，ICDSC）也是一种有效的床旁工具，可以帮助医生判断患者在过去的 24 小时内有无谵妄发生。

（2）抑郁：重症患者脑内 5-羟色胺（5-HT）、多巴胺（DA）神经介质减少或某些防治癫痫的用药，均可导致患者不同程度的抑郁，严重影响康复治疗的配合度和效果。推荐采用抑郁自评量表（SDS）、汉密尔顿抑郁量表（HAMD）评定抑郁严重程度。

4. 疼痛、躁动的评定

重症患者的疼痛、躁动可引起血压增高、心率增快、出血增加、颅内压增高、导管脱落和误伤等风险。

（1）疼痛及躁动的病因：自身疾病因素，如创伤、神经性疼痛等；操作性疼痛；各种有创诊治操作及生命支持治疗；环境及心理因素；患者对疾病的担忧、对死亡的恐惧。神志不清但存在躁动表现的患者，通常难以明确是否存在疼痛，应首先对病因进行鉴别和处理。

（2）疼痛强度评定：数字评分法（Numerical rating scale，NRS）适用于无意识障碍和无主观表达障碍的患者。面部表情评分法适用于有意识障碍和主观表达障碍的患者。非语言疼痛评分包括生命体征变化和疼痛行为学特征，如表情和姿势，以不同分值表示疼痛程度，适用于主观表达障碍的患者。

（3）镇静深度评定：目前仍以主观评分系统为主，其中应用最多、信度和效度最好的评分系统为 Richmond 躁动-镇静评分和 Ricker 镇静-躁动评分。

5. 继发性颅内病变的评定

继发性颅内病变是神经重症康复期间的常见问题，影响康复进程，常见的继发性颅内病变有颅内高压、颅内低压、脑积水、尿崩症、自主神经功能障碍、癫痫等。

（1）颅内高压：颅内压力持续在 2.0kPa 以上，是颅内疾病严重阶段的共有征象。

①临床评定。临床可以表现为急性、亚急性或慢性颅内高压症状，出现脑水肿加重、胃肠功能紊乱及消化道出血、神经源性肺水肿、库欣（Cushing）反应等。

重型颅脑损伤患者康复期颅内高压可见于脑积水、颅内感染和颅内迟发性血肿。腰大池穿刺测压可测定颅内压（Intracranial pressure，ICP），但对于颅内压明显增高者有造成脑疝的风险，为禁忌证。重型颅脑损伤患者可采用颅内有创测压方式了解颅内高压的程度。

②影像学评定。一旦考虑为颅内高压，应尽快进行头颅 CT/MRI 检查。

（2）颅内低压：可能是外伤后脑血管痉挛，使脉络丛分泌脑脊液的功能受到抑制；也可能继发于外伤后脑脊液漏、休克、脱水、低钠血症、过度换气、手术或腰椎穿刺后流失过多的脑脊液。

当颅内压显著降低，中枢神经系统结构受到牵拉或推压时，患者就会产生头痛、眩晕和呕吐，且随头位升高而加剧。严重者可出现硬膜下血肿或静脉窦血栓。部分患者在脑水肿或脑肿胀消退后，脑组织对硬脑膜的压迫解除，脑脊液通过已经破裂的硬膜漏出，形成迟发性脑脊液漏，导致低颅压。

①临床评定。有头颅外伤史，伤后出现头痛、眩晕、呕吐等症状，并且与脑损伤程度不符，随头位升高而症状加剧，腰椎穿刺测压低于 $70\mathrm{mmH_2O}$ 可以确诊。

②影像学评定。头颅 MRI 提示弥漫性硬脑膜增强等即可确诊。

（3）脑积水：患者并发脑积水的病因包括脑室系统机械性梗阻、脑脊液吸收障碍、动力学改变等，多见于颅脑创伤、蛛网膜下腔出血、脑出血、脑室内肿瘤术后、颅内感染。按病因分为交通性脑积水、梗阻性脑积水，按颅内压分为高颅压脑积水、正常颅压脑积水。

①临床评定。颅脑外伤急性症状消退，患者减压后骨窗逐渐膨隆，张力增高，意识恢复者主诉头晕头痛，后期可有尿失禁和木僵。正常颅压脑积水患者出现"三联征"，须与创伤后痴呆、抑郁症相鉴别。腰穿测定脑脊液压力有助于脑积水分型。

②影像学评定。颅脑 CT/MRI 显示侧脑室扩大是判断脑积水的重要客观依据。注意与全脑萎缩代偿性侧脑室扩大相鉴别。

（4）尿崩症：脑损伤后下丘脑－神经垂体通路受累，抗利尿激素合成和释放不足，引起尿液浓缩功能障碍。一般下丘脑－神经垂体通路信号异常，多为暂时性尿崩；下丘脑正中隆突严重受损或神经垂体损伤 80％以上，有可能会永久性尿崩，预后不良。

①临床评定。有颅脑损伤史；24 小时尿量>4000ml 或尿量>200ml/h，并排除肾脏原因导致的多尿。

②实验室评定。定时检查尿常规、血尿电解质。

③影像学评定。头颅 MRI 提示下丘脑－神经垂体通路信号异常。

④鉴别诊断。尿崩症与脑性盐耗综合征（Cerebral salt－wasting syndrome, CSWS）临床表现相似，但二者发病机制不同，处理方法亦不相同，应加以鉴别。CSWS 以顽固性低钠血症、低血容量（低血压）、高尿钠为主要临床特征。有研究证实：CSWS 患者补钠与尿量有直线回归关系，钠补得越多，排出的尿钠也越多，由此带出的液体越多，更易导致血容量不足。

（5）自主神经功能障碍（交感神经过度兴奋）：在创伤性脑损伤患者中其发生率为 10％～28％，而在植物状态患者中发生率更高，会加重病情，预后不良。

①临床评定。常见症状有躁动、多汗、高热、高血压、心动过速、呼吸急促、肌张力障碍或姿势异常，Baguley 等指出具有上述 7 项中的 5 项可作为判断依据。

②鉴别诊断。须与间脑癫痫、抗精神病药物（多巴胺受体阻滞剂或激动剂）引起的恶性综合征、脊髓损伤（$T_{6\sim8}$以上）后自主神经反射异常（尤其合并脑外伤时）、中枢性高热、麻醉药物戒断、药物撤离综合征（如巴氯芬减量过快或突然撤药）等相鉴别。而与上述疾病交织存在时诊断更加复杂，应首先排除上述疾病以免延误病情。

（6）癫痫：癫痫是由多种原因导致的脑部神经元高度同步化异常放电所致的临床综合征。临床根据原发病后癫痫出现的时间分为早期癫痫和晚期癫痫，一般以 7 天为界。在脑部原发患者中早期癫痫的发生意味着 30 天内和 1 年内的死亡率更高、住院时间更长、康复难度更大及出院后致残率更高。

①临床评定。主要依据病史，即原发病，如脑炎、脑出血、脑损伤等；临床表现；脑电图和抗癫痫药物的治疗效果等。

全面性发作：失神发作、肌阵挛发作、强直性发作、阵挛性发作、强直－阵挛性发作、失张力性发作。

部分性发作：单纯部分性发作（运动性发作、感觉性发作、自主神经性发作、精神症状性发作）、复杂部分性发作。

癫痫持续状态：各种类型的癫痫发作持续 30 分钟以上不能自行停止或连续多次发作，发作间歇期意识不恢复者即可确诊。在神经重症患者中，有脑部原发病且同时出现上述临床表现者应尽快进行脑电图检查。

电生理评定：癫痫发作时描记脑电图意义更加重大。为最大限度捕捉异常脑电图，可多次重复记录，并结合过度换气和闪光刺激。长程视频脑电图结合癫痫症状学、颅脑影像功能定位学进行综合分析，有助于区别发作类型和明确致痫灶部位。

②鉴别诊断。须与肌阵挛和锥体外系疾病相鉴别。有明确的致痫脑部原发病，对于重症常见的局部和全身痉挛发作，即使疑似癫痫，亦须与肌阵挛、锥体外系疾病相鉴别，长程视频脑电图是首选。建议对于高度怀疑症状性癫痫患者，及时请癫痫专科会诊。

6. 运动功能的评定

重症患者运动功能评定是判断患者适合开展哪种运动功能干预的前提。在进行运动功能评定前须进行 Richmond 躁动－镇静量表（Richmond agitation sedation scale，RASS）或标准化 5 问题问卷（Standardized five questions，S5Q）测评，了解患者的意识状态和配合程度。

（1）肌张力评定：推荐采用改良 Ashworth 量表（Modified Ashworth scale，MAS）。

（2）肌力评定：推荐徒手肌力测试（Manual muscle test，MMT）。

（3）关节活动度评定：推荐采用关节活动测量仪进行主动和（或）被动关节活动度评定。

（4）骨化性肌炎评定：骨化性肌炎状况、局部疼痛和骨化性肌炎对肢体活动影响的评定。骨化性肌炎评定应包括 X 线检查，以了解骨化性肌炎范围及成熟程度。

（5）活动能力评定：转移、行走和体力活动消耗水平的评定。转移和行走能力评定推荐采用 DE Morton 活动指数（DE Morton mobility index，DEMMI）评定。

（6）体力活动消耗水平评定：推荐采用自觉疲劳程度量表（Rating of perceived exertion，RPE）。

（7）运动功能恢复评定：对于脑损伤患者推荐采用 Brunnstrom 运动功能恢复六阶段分级评定，对于脊髓损伤患者推荐采用美国脊髓损伤学会（American Spinal Cord Injury Association，ASCIA）制订的标准评定。对于存在意识障碍、严重认知障碍、严重情感障碍或生命体征不稳定等情况的患者不适用。

以上评定中，肌张力和关节活动度无论患者清醒与否均可评定，其他评定则须在意识清醒条件下实施。

7. 获得性神经肌病的评定

获得性神经肌病，即危重病性多发性神经病（Critical illness polyneuropathy，CIP）、危重病性肌病（Critical illness myopathy，CIM），是多种原因损伤周围神经、神经肌肉接头或肌肉导致的一种病变，是 ICU 等病房重症患者较严重的并发症之一。

多项研究表明约 40% 的重症患者会发生此病。机械通气患者中发生率约 25%，激素应用患者中发生率约 30%，神经阻滞剂应用患者中发生率约 46%，脓毒血症患者中发生率为 50%~100%。

有研究表明获得性神经肌病的发生与周围神经及肌肉的微循环障碍密切相关。神经重症患者由于制动、机械通气、电解质紊乱、继发的脓毒血症、全身炎症反应、大量激素及神经肌肉阻滞剂的应用，引起微循环供血减少、神经肌肉组织缺血、机体缺氧或代谢异常、内皮细胞激活、炎性因子分泌及血管通透性增加、白细胞浸润等，可造成神经轴突、神经－肌肉接头及肌肉损伤。

（1）临床评定：存在上述危险因素的重症患者，如果临床表现为对称性四肢无力、脱机困难及腱反射减退或消失等，就应该考虑此病。

（2）实验室评定：血清肌酸激酶测定、肌肉活检（金标准）。

（3）电生理评定：CIP 的肌电图可见复合肌肉动作电位（Compound muscle action potential，CMAP）及感觉神经动作电位（Sensory nerve action potential，SNAP）波幅减低，静止时可见不同程度的自发电位。CIM 的肌电图可见运动单位波幅降低及时程缩短、CMAP 波幅减低、SNAP 波幅及神经传导速度正常。

（4）量表评定：有肌萎缩的患者可运用英国医学研究委员会（Medical Research Council，MRC）评分量表测量肌萎缩程度。

8. 日常生活活动能力的评定

日常生活活动（Activities of daily living，ADL）指一个人为了满足日常生活的需要每天所进行的必要活动，分为基础性日常生活活动（Basic activities of daily living，BADL）和工具性日常生活活动（Instrumental activities of daily living，IADL）。

（1）非特异性量表评定：

①Barthel 指数（Barthel index，BI）和改良 Barthel 指数（Modified Barthel index，MBI）量表。用于评定患者的功能状态、住院时间及预测治疗效果等。该量表涵盖进食、洗澡、修饰、穿衣、控制大便、控制小便、如厕、床椅转移、上下楼梯、平地行走 45m 等 10 项日常生活活动，根据患者的独立能力及需要帮助的程度分为自理、稍依赖、较大依赖、完全依赖 4 个等级，具有良好的效度、信度及较高的敏感度。

②Katz 日常生活活动（Katz activities of daily living，Katz－ADL）量表。涵盖了进食、大小便控制、如厕、床椅转移、穿衣和洗澡等 6 项条目，主要用于评定日常生活活动的独立性。

③功能独立性评定（Functional independence measurement，FIM）量表。对每项日常生活活动评价等级的量化更为细致，并且增加了对认知功能的评价，侧重于功能障碍的评定。

（2）特异性量表评定：重症患者康复功能状况特异性量表指仅用于评定重症患者康复状况的量表。

①ICU 活动量表（ICU mobility scale，IMS）。用于 ICU 成人患者的活动功能状态评定。IMS 能预测患者 90 天的生存率和出 ICU 时的去向（如直接出 ICU 回家），但不能预测患者 6 个月后的生存情况。IMS 能较敏感地反映重症患者活动功能的变化情况。

②ICU 功能状况评分（Functional status score for the ICU，FSS－ICU）量表。基于 FIM 量表发展而来，可以了解物理治疗和作业治疗对患者功能状况改善的影响，对患者出院时的去向具有一定的预测性。

9. 循环系统的评定

在对重症患者进行意识、配合度及肢体运动功能等评定的基础上，制订并实施相应的康复治疗方案，改善心脏和全身功能低下的状态，预防治疗过程中心血管事件的发生。

（1）心脏康复禁忌证：除上文提及的康复介入及暂时中止时机外，心脏康复治疗还应关注以下禁忌证。

①2 小时内体重变化在 1.8kg 以上。

②不稳定性心绞痛发作时。

③导致血流动力学不稳定的恶性心律失常。

④确诊或疑似动脉夹层手术前。

⑤重度主动脉瓣狭窄手术前。

⑥心力衰竭急性期。

（2）心脏运动康复程序：通过基本安全性评估，根据患者 S5Q 评分分级，确定不同的心脏康复内容。内容涉及体力耐力、行为能力及心脏负荷训练。

①0级。不能配合，S5Q=0。2小时翻身1次；良肢位置放；被动关节活动2~3次/天；神经肌肉电刺激。

②1级。少量配合，S5Q<3。2小时翻身1次；良肢位置放；支具运用；Fowler体位（即抬高床头30~50cm）；被动关节活动3次/天；床边被动单车训练；神经肌肉电刺激；气压治疗（排除深部静脉栓塞）。

③2~3级。中度配合，S5Q=3。2小时翻身1次；良肢位置放；支具运用；床上直立坐位20分钟/次，3次/天；被动床椅转移；被动/主动关节活动及肢体训练3次/天；被动/主动床边下肢单车训练；神经肌肉电刺激。

④4~5级。完全配合，S5Q=5。MRC评分=48+，BBS坐位=2~3，BBS坐到站=0+~2+，BBS站立=0+~2+；主动进行床椅转移；床边坐20分钟，3次/天；被动/主动关节活动3次/天；上下肢主动及抗阻训练；主动床边或坐位上下肢单车训练；1人辅助下站立→自主站立→步行（辅助）；日常生活活动训练；神经肌肉电刺激。

（3）心律失常和心功能不全：心律失常和心功能不全会不同程度地影响血流动力学，预防和处理是循环管理的重要内容，应予以高度重视。

10. 呼吸系统的评定

重症患者肺通气和（或）换气功能下降，动脉血氧分压低于正常范围，伴或不伴二氧化碳分压升高，提示存在呼吸功能障碍，是死亡率增高及住院时间延长的重要原因，必须及时介入呼吸管理。

呼吸康复是呼吸管理的重要环节。有意识障碍、呼吸困难、咳排痰能力下降、机械通气、ICU滞留预期较长、存在ICU获得性肌病的重症患者，均是呼吸障碍的高危人群，应列为重点关注对象，尽早评定，介入呼吸康复。呼吸康复技术应严格把握介入及暂时中止时机，还应排除伴急性肺栓塞、未经处理的气胸和咯血等。

（1）呼吸功能的评定：

①一般评定。呼吸频率及节律、呼吸运动模式、胸廓活动度及对称性、呼吸肌功能、咳嗽及咯痰能力的评定，肺部听诊。

②实验室评定。血液生化、血气分析、血氧饱和度监测。

③影像学及超声评定。胸部X线检查、CT、超声等。

④量表评定。潮气量、肺活量及气道阻力等评定，生活质量评定、吞咽能力评定等。

⑤心肺运动负荷试验是对意识逐渐改善、已下床活动的患者评定呼吸功能的重要手段。

⑥机械通气相关指标对于机械通气患者呼吸功能的评定至关重要。

（2）人工气道的评定：人工气道管理的目的是保持气道通畅，预防和纠正低氧血症，充分引流痰液及预防误吸。

①气道评定。人工气道建立并辅以呼吸支持后，应定期评定患者呼吸及氧合情况，判断缺氧是否得到缓解、气道是否通畅。若呼吸时听到哮鸣音，或呼吸困难，或吸痰时吸痰管进入不畅，均应进一步检查确定气道内状况。定期评定痰液黏稠度：过黏或有痰痂提示气道湿化不足；痰液清稀，量多，需不停吸引，提示湿化过度。

②气道分泌物管理。规范气道分泌物吸引操作，有利于提高气道廓清术的效果。

a. 吸痰指征和时机：如果肺感染，出现呼吸频率骤变、血氧饱和度下降、呼吸机显示锯齿状流速和（或）波形等，听诊可闻及较多湿啰音或局部痰音，甚至"寂寞肺"征，则需进行吸引，不宜定时吸痰，应按需吸痰。

b. 吸痰管和负压的选择：推荐采用有侧孔的吸痰管。当吸痰管的管径超过人工气道内径的 50% 时，将显著增加气道阻力和呼气末肺容积。文献报道，吸痰时成人负压应控制在 0.02~0.04MPa，痰液黏稠者可适当增加负压。

c. 吸痰前后患者给氧：在吸痰操作前后短时给患者吸入高浓度的氧，可避免吸痰过程中氧合指数降低以及低氧导致的相关并发症。联合肺开放可使低氧风险降低 55%，肺开放操作可通过简易呼吸器或呼吸机实现。

d. 封闭式吸痰及时间：封闭式吸痰可降低肺塌陷和低氧的程度，降低吸痰所致心律失常的发生率。封闭式吸痰可缩短机械通气时间，但对呼吸机相关性肺炎的发生率无影响。吸痰时间越长，吸痰导致的肺塌陷和低氧也越严重。吸痰时间宜限制在 15 秒以内。

e. 口、鼻腔吸引：持续口腔吸引可降低呼吸机相关性肺炎（Ventilator-associated pneumonia，VAP）的发生率、延迟 VAP 的发生时间。在翻身前给予口腔吸引，亦可减少 VAP 的发生率。经鼻吸引困难或出血风险较大的患者，可建立并通过口咽通气道进行气管内吸痰。

f. 声门下吸引：声门下吸引可有效地清除积聚在气囊上方的气道分泌物，降低 VAP 的发生率，缩短机械通气时间。

g. 气管镜吸痰：使用气管镜在可视的条件下吸痰，能较好地避免气道损伤，且能在气道检查的同时进行气道分泌物吸引，尤其是对常规吸痰不畅的患者临床效果更好。吸痰时应尽可能减少对气道的刺激，减轻对血压和颅内压的影响，操作过程中要监测生命体征的变化。

③气囊管理。应定期监测人工气道的气囊压力。过低会出现漏气和误吸；过高则可导致气管壁受压，严重时发生缺血、穿孔，也可诱发气道痉挛。一般气囊压力应控制在 25~30cmH$_2$O。

（3）呼吸机脱机和人工气道拔除的评定：延迟呼吸机脱机和人工气道拔除，或脱机失败后再插管会导致重症患者 ICU 住院及康复时间延长，增加死亡率。

①影响因素。原发病未得到有效治疗、肺实质功能下降、呼吸肌无力、长期机械通气致膈肌功能障碍以及脱机诱发的心功能不全都是脱机失败的重要原因。超声检查和 B 型利钠肽因可预测左心功能障碍而用于预测脱机。

②呼吸机脱机标准。呼吸衰竭基础疾病得到一定程度缓解；呼吸功能改善：$FiO_2 \leqslant 50\%$，$PEEP \leqslant 10cmH_2O$，$PaO_2/FiO_2 \geqslant 200mmHg$；心血管功能相对稳定：$HR \leqslant 140$ 次/分钟，血压稳定，没有或小量使用血管活性药；精神状态良好；代谢状态稳定；自主咳痰能力良好等。

很多机械通气参数可用来辅助决策脱机和拔管，包括分钟通气量、最大吸气压和浅快呼吸指数等。分钟通气量等于呼吸频率与潮气量的乘积，可用来衡量呼吸需求，呼吸需求越高，成功撤机的可能性越低；最大吸气压，代表呼吸肌的强度；浅快呼吸指数，即呼吸频率与潮气量的比值，是较准确的预测脱机失败的指标，准备脱机时应每日进行评定。

③拔管失败高危因素。拔管失败高危因素包括原发病导致的气道保护能力受损、不能维持正常的自主呼吸、高碳酸血症、充血性心力衰竭、其他严重并发症。

（4）重症肺炎的评定：肺炎是重症疾病常见的并发症之一，可恶化加重为重症肺炎（Severe pneumonia，SP）。该类患者病情变化快、死亡率高，应早期进行危险因素筛查，积极防治。

①重症肺炎危险因素。吞咽障碍、意识障碍、高龄（年龄>70 岁）、长期卧床、预防应激性溃疡药物使用。其他：鼻胃管喂养、气管插管和机械通气大剂量镇静药使用。

②重症肺炎评定。

a. 一般评定：生命体征、肺部听诊。

b. 实验室评定：感染指标、血气分析。

c. 影像学评定：胸部 CT 等。

d. 临床评定：推荐采用美国 IDSA/ATS 制订的重症肺炎判定标准，或采用《中国成人社区获得性肺炎诊断和治疗指南（2016 年版）》相关标准：需要气管插管行机械通气治疗；脓毒症休克，经积极体液复苏后仍需要血管活性药物治疗。次要标准：呼吸频率 $\geqslant 30$ 次/分钟，$PaO_2/FiO_2 \leqslant 250mmHg$，多肺叶浸润，意识障碍和（或）定向障碍，血尿素氮 $\geqslant 7.14mmol/L$，收缩压 $< 90mmHg$ 需要积极的液体复苏。

11. 吞咽功能的评定

重症患者吞咽障碍所致的误吸中 $10\% \sim 20\%$ 为隐性误吸（Silent aspiration）

或微量误吸（Microaspiration）。除食物外更为常见的是口咽部分泌物的误吸。

建议存在口咽部分泌物增多、持续留置鼻饲管、胃食管反流、不明原因发热、反复支气管炎或肺炎、嗓音改变等情况的患者均应进行进一步的吞咽功能评定。保持良好的口腔卫生、半卧位、人工气道导管气囊的有效管理等是预防隐性误吸的关键。

对于重症患者，如存在机械通气时间＞24小时、神经肌肉病变、气道或食管损伤等情况，无论有无意识障碍，都建议进行吞咽功能评定。

①临床评定。意识障碍患者，可以通过吞咽器官或咽反射等检查间接了解吞咽功能状态。对于清醒患者，还需要进一步评定进食与吞咽能力。

a. 洼田饮水试验：意识水平下降，不能听从指令的重症患者不适用。

b. 量表法：推荐采用改良曼恩吞咽能力评估量表（Modified Mann assessment of swallowing ability，MMASA）。

c. 染料测试：主要用于气管切开、意识障碍患者的误吸风险评定。

d. 摄食评定：经口喂半流质食物，观察评定口腔控制情况、进食前后咽部声音变化、吞咽动作的协调性等。

e. 其他临床检查：反复唾液吞咽试验、分级饮水试验等。

②仪器评定。吞咽X线造影录像、内镜、食管动力学检查等常被选择性采用。软管内镜吞咽功能检查（Flexible endoscopic evaluation of swallowing，FEES）是吞咽功能评定的首选仪器检查方法，有助于判断重症患者是否可以拔除气管套管。

FEES可以直接观察吞咽动作及有无误吸和残留，了解咽喉部感觉功能和结构有无异常，可明确异常的吞咽模式，评定吞咽动作的有效性和安全性。国外也推荐采用标准化FEES，有助于判断重症患者是否可以拔除气管套管。

12. 营养状态的筛查与评定

返流误吸高风险患者常出现反复肺部感染及全身性炎症反应，营养过度消耗与营养缺乏更为突出。病程长者除大营养素缺乏外，常伴有微营养素的缺乏，这些都会直接影响机体功能的修复，降低生存质量。由此可见，营养不良是重症康复中的基础问题。

重症患者虽是营养不良高风险群体，但在许多情况下并未得到足够重视和恰当的营养支持，从而延长了病程。因此，对于重症患者，诊疗初始阶段即应进行营养状态的筛查与评定。常用筛查工具有营养风险筛查2002量表（Nutrition risk score 2002，NRS 2002）、营养不良通用筛查工具（Malnutrition universal screening tool，MUST）、主观全面评估（Subjective global assessment，SGA）等。

13. 胃肠功能的评定

重症患者并发腹胀、便秘、腹泻等胃肠道问题并不少见，是急性胃肠损伤

（Acute gastrointestinal injury，AGI）常见的临床表现，其中严重腹胀尤应引起重视。胃肠道缺血、缺氧是其核心机制。

（1）AGI：

①病因分类。AGI 主要病因可分为 3 类：疾病相关性（下丘脑功能障碍、低钾血症等）、肠内营养喂养相关性和药物相关性。

胃肠道屏障完整性或功能受损，出现胃肠动力不足、肠内营养摄入障碍、肠道菌群失调及易位、肠道毒素大量入血，可导致严重内环境紊乱、低血容量性或脓毒症休克、多器官功能障碍/衰竭，甚至危及生命。

②程度分级。AGI 严重程度分为 4 级：Ⅰ级，存在胃肠道功能障碍和衰竭的风险；Ⅱ级，胃肠功能障碍；Ⅲ级，胃肠功能衰竭；Ⅳ级，胃肠功能衰竭伴远隔器官功能障碍。

建议依据 AGI 危险因素进行高危人群筛查，危险因素包括：严重颅脑或脊髓损伤，GCS 评分<8 分，手术时间>4 小时，严重颅内压增高，颅内感染，休克，机械通气>48 小时，抗凝剂、大剂量糖皮质激素应用，消化道出血史等。

（2）严重腹胀：指肠道潴留过量气体超过每日生理量 150ml，造成腹部严重胀气。多因重症患者肠道屏障完整性受损，气体从血管弥散至肠腔，或食糜被肠菌酵解产生大量气体，胃肠因动力不足，不能及时排放。显著胀气，膈肌抬高，还会影响呼吸及回心血量。

14. 深静脉血栓形成的评定

深静脉血栓形成（Deep venous thrombosis，DVT）指由各种因素引发的静脉血管壁受损、血流减慢和血液成分改变，导致血液高凝状态，在深静脉管腔内形成血凝块，进而发展为血栓，可波及整个肢体的深静脉主干，严重者甚至发生肺栓塞（Pulmonary embolism，PE）而猝死。

DVT 和 PE 是静脉血栓栓塞（Venous thromboembolism，VTE）的常见类型。多器官功能障碍和各种感染、休克、创伤、免疫紊乱等不同疾病的病理生理过程导致的凝血功能障碍是神经重症患者 DVT 的重要机制。

促凝因素包括：跌倒、麻痹、瘫痪和昏迷所致静脉血流瘀滞，内皮细胞和促凝因子的激活，ICU 期间长时间的机械通气，年龄>75 岁，卧床超过 3 天，肥胖，急性病住院，手术及外伤后体位固定，抗凝治疗不充分等。这些因素需要早期个性化识别，以利于制订 DVT 的防控措施。

（1）DVT 评定：

①临床表现。DVT 的临床症状和体征并没有特异性，不明原因的发热是全身症状的表现之一，患处及周围部位可有发绀、疼痛、肿胀和静脉血管增多等。

②实验室评定。血浆 D-二聚体测定。

③彩色多普勒超声评定。针对近端和远端不同部位的静脉特点采用不同的超

声检查，以明确 DVT 所处的阶段以及不同阶段的变化特征，需要注意的是，当床旁超声检查发现颈内静脉、锁骨下静脉存在 DVT，需要拔除或更换导管时需要充分评估风险。

（2）临床预测评分：当患者疑诊下肢 DVT，需要应用临床预测评分（改良 Wells 评分）进行分层评定。

15. 膀胱的评定

重症患者的膀胱问题大部分都是由神经源性膀胱引起的尿潴留和（或）尿失禁。神经源性膀胱是神经系统病变导致膀胱和（或）尿道功能［潴尿和（或）排尿功能］障碍，进而产生一系列下尿路症状及并发症的总称，不同病因导致的神经源性膀胱发病率从 4% 到 84% 不等，若不及时处理，特别是尿潴留患者，将会发生膀胱过度膨胀伴充溢性尿失禁、尿路感染，严重的可威胁上尿路安全，导致肾功能障碍。

（1）神经源性膀胱的评定：

①临床评定。了解病史，进行针对性的感觉、运动及球海绵体反射检查，可以进行排尿日记记录并分析。

②实验评定。氯贝胆碱超敏实验、冰水实验等。

③辅助检查评定。膀胱尿道造影、尿路超声、MRI 等。尿动力学检查：影像尿动力学检查是诊断神经源性膀胱的金标准。

（2）神经源性膀胱的分类：建议按 Madersbacher 分类法，将神经源性膀胱分为如下几类。

①逼尿肌过度活跃伴括约肌过度活跃。

②逼尿肌过度活跃伴括约肌活动不足。

③逼尿肌活动不足伴括约肌活动不足。

④逼尿肌活动不足伴括约肌过度活跃。

16. 皮肤状态的评定

营养不良、被动或被迫卧位、特别消瘦或肥胖的患者，常会发生骨突处皮肤深层组织损伤、水疱或溃疡、会阴部潮湿、严重低蛋白水肿、大便失禁和腹泻等情况，这些都需要加强皮肤护理。应落实 ABCDE 五大护理重点：Air（保持皮肤通风）、Barriers（使用保护隔离产品防止皮肤受损）、Cleaning（规范化皮肤清洁）、Diaper（适时更换污染的尿布，使用防回渗的尿布）、Education（患者及照顾者教育），预防医源性损伤。

（三）注意事项

康复评定在重症患者的康复治疗过程中扮演了重要的角色，主要涉及的评定内容包括意识障碍、临床问题、其他功能障碍的评定。意识障碍的评定主要是通过多种方法评估、预测患者意识水平及恢复情况；临床问题的评定主要是患者康复期间各种医学并发症的评定，其中，呼吸系统和骨骼肌、皮肤系统并发症较为常见，其次是内分泌代谢异常。除了上述并发症，还有脑积水、泌尿系统感染、自主神经功能不稳定、DVT 等。其他功能障碍的评定则主要是针对重症患者存在的心肺功能障碍、运动障碍、日常生活活动能力及吞咽功能障碍等进行评定。这些并发症及功能障碍都在一定程度上阻碍着重症患者的康复进程，增加患者医疗费用。

目前，关于重症患者并发症和基础疾病的管理通常按照各系统常规治疗原则进行干预。促醒治疗尚无统一的临床指南，采用的治疗方法多是基于一些小样本量临床研究结果或个案经验，疗效缺乏循证学依据。而为重症患者制订系统的康复方案需要依靠有效的评定结果，尤其是意识障碍的患者，由于其不能配合，评定量表的应用受到极大限制。故意识障碍的重症患者将成为康复领域重要的研究内容和难题。设计适合这类人群的量表，并结合实验室及影像学检查进行综合评定，是重症患者康复评定发展的重要方向。

我国重症患者早期康复的研究尚处于起步阶段，针对康复评定工具的严格随机对照临床研究证据尚少，尚未见原创性量表的研制以及国际认可度高的量表的引进与应用研究。因此，在开展重症患者早期康复研究时，应重视康复评定工具的选择，加强引进量表翻译及本土化的验证与调试，开发适合我国 ICU 环境及患者的康复评定工具，从而为重症患者早期康复的实践提供评价标准和参考准则，进一步提高我国重症患者的康复评定水平，为临床康复治疗提供帮助。

（孟琳）

四、心脑功能评估

基于重症康复治疗安全和疗效的需要，在康复治疗及监护过程中，可以采用无创心排血量监测仪、脑电图、经颅多普勒超声、近红外线分析技术等特色检查和评估手段进行心脑功能评估。

（一）无创心排血量监测仪

1. 概述

无创心排血量监测仪（简称动态心排）应用新型心室血流阻抗波形分析技术，描记心动周期中血容量体积变化的阻抗图，利用阻抗微分图及计算公式，得到每搏输出量（SV）、心排血量（CO）、心肌收缩力（CTI）、前后负荷等，从而对心脏血流动力学进行全面评估。

2. 临床应用

在重症康复中对所有成人及儿童心血管疾病患者均可进行评估，包括对静息心功能的判定，体液管理，辅助鉴别休克及心力衰竭类型，诊断心肌病、心律失常、先天性心脏病等。无创心排血量监测仪兼具动静态评估两种功能，其中静态评估为主要临床价值。

（二）脑电图

1. 概述

脑电图（Electroencephalogram，EEG）是通过记录脑细胞放电情况而得到的图像。

2. 临床应用

重症脑血管疾病患者的脑损伤常常是全脑性损伤，存在严重的意识障碍，生命体征不平稳，患者行 CT 或 MRI 检查不仅受限制，而且存在非常大的风险。EEG 作为一种临床常用的检查手段，不仅反映了脑功能变化的敏感指标，而且具有在床旁进行、操作简便的优势，因此 EEG 适用于重症脑血管疾病患者。EEG 通过脑电波直接反映脑代谢，EEG 频率和波幅的变化与脑组织损害程度有直接的相关性，脑功能损伤越严重，EEG 表现越差，预后越差。

（三）经颅多普勒超声

1. 概述

经颅多普勒超声（Transcranial doppler，TCD）指利用低频超声波穿透入颅并测量脑血流动力学变化的多普勒信号。

2. 临床应用

TCD 是一种安全无创、能实时监测脑血流动力学改变并获得其血流频谱参数的检查方法，在神经性疾病诊断及治疗随访中发挥着重要作用。TCD 应用于临床，其无创、价廉、可靠并可床旁操作的特点使之迅速获得国内外医学界的肯定和重视。TCD 通过监测脑血流动力学相关参数的改变可有效评估脑损伤程度并判断其预后。

（四）近红外线分析技术

1. 概述

近红外线（Near-infrared，NIR）是波长范围为 780～2526nm 的电磁波。近红外光谱（Near-infrared spectroscopy，NIRS）信息源于分子振动合频与倍

频吸收。

2. 临床应用

NIRS 分析技术可成为连续无创监测脑血流（CBF）和脑血容量（CBV）的一种方法。NIRS 分析技术具有快速、无损、可在线分析等优点，近年来应用于医疗中，成为当前国际上热门的研究课题。

（姜花）

五、常用监测设备

（一）概述

目前已有专家共识认为重症患者的早期康复治疗是安全的，但连续的监测评估必不可少。密切监控下的康复治疗才能够规避额外风险，动态调整治疗及康复方案，制订出最佳的个体化方案，充分保障康复治疗的安全性和有效性。常用的监测设备包括呼吸机、可弯曲支气管镜、心电监护等。

（二）临床应用

1. 呼吸机

呼吸机因具有不同呼吸模式而使通气有众多的选择，不同的疾病又对机械通气提出了特异性要求，因此对呼吸机的临床应用需要有明确的针对性和规范性。医生应及时监测各种指标，评估者呼吸机使用的有效性和安全性。

（1）应用指征：在出现较为严重的呼吸功能障碍时，应使用机械通气。如果延迟实施机械通气，患者因严重低氧和 CO_2 潴留而出现多器官功能受损，机械通气的疗效会显著降低。因此，机械通气宜尽早实施。符合下述条件时应实施机械通气：病情继续恶化；意识障碍；呼吸形式严重异常，如呼吸频率>35 次/分钟或<8 次/分钟，呼吸节律异常，自主呼吸微弱或消失；血气分析提示严重通气和（或）氧合障碍：$PaO_2 < 50mmHg$，尤其是充分氧疗后仍<50mmHg，$PaCO_2$ 进行性升高，pH 值动态下降。

（2）无创机械通气可作为急性加重期 COPD、急性心源性肺水肿以及免疫抑制的呼吸衰竭患者的一线治疗手段。有创机械通气常用模式为辅助控制通气，可分为压力辅助控制通气和容量辅助控制通气。

（3）呼吸机基本参数监控：

①潮气量，通常依据理想体重选择 5～12ml/kg，避免气道平台压超过 $35cmH_2O$、气道峰压超过 $40cmH_2O$。

②呼吸频率，成人通常设定为 12～20 次/分钟。

③流速调节，成人常用的流速设置在 40～60L/min。

④吸气时间与吸呼时间比设置，机械通气患者通常设置吸气时间为 0.8～1.2 秒，吸呼时间比为 1.0：（1.5～2.0）。

⑤触发灵敏度调节，一般情况下，压力触发值为 -0.5～-1.5cmH$_2$O，流速触发值为 2～5L/min。

⑥FiO$_2$ 设置，机械通气初始阶段可给予高 FiO$_2$（100％）以迅速纠正严重缺氧，以后依据目标 PaO$_2$、PEEP、平均气道压水平和血流动力学状态，酌情降低 FiO$_2$ 至 50％以下，并设法维持 SaO$_2$>90％。

⑦PEEP 设置，PEEP 设置的上限没有共识，但下限通常在 P-V 曲线的低拐点（LIP）或 LIP 之上 2cmH$_2$O。外源性 PEEP 通常为内源性 PEEP 的 80％。

⑧呼气压力，

a. 定压型：一般设为可达到目标通气量的最低通气压力。

b. 定容型：取决于潮气量和流速，注意设置高压报警。

⑨吸气平台时间，指吸气结束至呼气开始这段时间，一般主张不超过呼吸周期的 20％。

⑩湿化器，无论何种湿化，都要求近端气道内的气体温度达 37℃，相对湿度 100％。

（4）不同呼吸疾病患者的呼吸机使用：

①重症哮喘患者应用何种机械通气模式，尚无统一意见。

②急性加重期 COPD 机械通气相关参数见《慢性阻塞性肺疾病急性加重患者的机械通气指南（2007）》。

③急性呼吸窘迫综合征（ARDS）相关参数，

a. 推荐采用保护性通气策略（限制潮气量≤7ml/kg 和平台压≤30cmH$_2$O）。

b. 维持脉搏血氧饱和度（SpO$_2$）88％～95％和 PaO$_2$55～80mmHg。

c. 中重度患者实施肺复张手法。

d. 重度患者采用俯卧位通气。

e. 无禁忌证的轻度患者建议采用无创机械通气。

f. 体外膜氧合是重症患者在传统治疗措施失败后的最终补救措施。

g. 重症患者目前不宜常规应用体外 CO$_2$ 清除技术。

h. 重症成人患者不建议常规应用高频震荡通气。

2. 可弯曲支气管镜

可弯曲支气管镜（包括纤维支气管镜、电子支气管镜，以下简称支气管镜）检查是呼吸系统疾病重要的监测和治疗手段，在呼吸重症康复中必不可少。

（1）适应证：

①疑诊气管、支气管、肺脏肿瘤或肿瘤性病变需要确定病理分型或确定浸润范围及分期时。

②不能明确诊断、进展迅速、抗菌药物效果欠佳、病变持续存在或吸收缓慢、临床诊断为下呼吸道感染或伴有免疫功能受损的患者。

③器官或骨髓移植后新发肺部病变，或者疑诊移植物抗宿主病、移植肺免疫排斥。

④原因不明的突发喘鸣、喘息，尤其固定部位闻及鼾音或哮鸣音，须排除大气道狭窄或梗阻。

⑤原因不明的弥漫性肺实质疾病。

⑥可疑气道狭窄。

⑦任何原因引起的单侧肺、肺叶或肺段不张。

⑧外伤后可疑气道损伤。

⑨临床症状及影像学表现怀疑各种气管、支气管瘘，如气管食管瘘、支气管胸膜瘘等。

⑩临床怀疑气道异物。

⑪原因不明的纵隔淋巴结肿大、纵隔肿物等。

（2）术中监护：

①推荐术中常规监测患者的 SpO_2。

②术中宜监测患者的心率、心律、呼吸频率及血压。

③有条件时推荐持续监测呼气末二氧化碳分压，其对于呼吸抑制的发现早于 SpO_2。

④检查室建议配备气管插管及心肺复苏的药品、器械及设备。

⑤低氧为常见并发症，但多数呈一过性，通过吸氧易于纠正。推荐术中通过鼻、口或人工气道吸氧。

⑥术中应监测镜下出血情况，给予相应处理。

（3）常见并发症的处理：

①术后气胸的总体发生率约为 0.1%。若患者出现相关症状，临床怀疑气胸时应尽快摄胸片以确定或排除诊断。

②支气管镜检查所致菌血症的发生率约为 6%。术后部分患者可因肺泡巨噬细胞释放的某些炎性介质出现一过性发热，其发生率为 5%~10%，通常不需要进行特殊处理，但应与术后感染相鉴别。

3. 心电监护仪

心电监护仪是一种测量患者生理参数，并可与已知设定值进行比较，如果出现超标可发出警报的装置或系统。其目的是监测心率、心律变化，动态评价病情变化，为临床治疗和康复治疗提供依据。值得注意的是，远程心电监护具有广阔的应用前景。常用指标的监测如下：

①心率。

a. 方法：对心电图与脉搏进行监测，出现异常能发出声光报警。

b. 正常值：60～100次/分钟。

c. 临床意义：及时发现异常心率。

d. 判断心排血量：进行性心率减慢是心脏停搏的前奏。

②心律。出现室性心动过速、房性心动过速、心房扑动、心房颤动、RonT型室性早搏、心动过速、心动过缓及心脏停搏等情况时，捕捉并自动预警。

③ST-T段改变。ST段压低/抬高是运动康复评估终止指标之一，此外还可以作为缺血阈值评价指标。

④无创动脉压。

a. 临床意义：收缩压，保证供血；舒张压，维持冠状动脉灌注压；平均动脉压，与心排血量和体循环血管阻力有关，反映器官组织灌注良好的指标之一。

b. 优点：实时、安全、客观。

c. 缺点：易受环境及客观因素的影响。

⑤呼吸监测。

a. 呼吸频率：成人10～18次/分钟，小儿25次/分钟，新生儿40次/分钟。增快或减慢均提示可能发生呼吸功能障碍。

b. 呼吸监护不适用于活动幅度很大或呼吸运动不明显的患者，因为可能导致错误警报。

c. 使用时应避免使肝区与心区处于呼吸电极的连线上，以避免心脏覆盖或脉动血流产生的伪差。

⑥SpO_2监测。

a. 临床意义：根据血红蛋白氧合曲线，通过SpO_2了解患者PaO_2，以便了解组织的供氧情况。

b. 正常值：90%～100%。

除上述监测装置外，心脏超声、心电图、动态心电图、心脏导管检查、肺容量测定、肺通气功能测试、气体代谢测试等装置在重症康复中亦具有重要的作用。

（三）注意事项

1. 呼吸机

（1）呼吸机脱机标准：呼吸衰竭基础疾病得到一定程度缓解；供氧改善：

$FiO_2 \leqslant 50\%$，$PEEP \leqslant 10cmH_2O$，$PaO_2/FiO_2 \geqslant 200mmHg$；心血管功能相对稳定：$HR \leqslant 140$ 次/分钟，血压稳定，没有或小量使用血管活性药；精神状态良好；代谢状态稳定；自主咳痰能力良好等。

（2）出现以下情况，应暂停康复治疗：$FiO_2 > 60\%$，$PEEP > 10cmH_2O$，呼吸频率 <5 次/分钟或 >40 次/分钟，人机不同步，机械通气改变为辅助或压力支持模式，人工气道难以固定维持时，宜暂停康复治疗。

2. 可弯曲支气管镜

（1）禁忌证：目前无绝对禁忌证，其相对禁忌证范围亦日趋缩小。但在下列情况行支气管镜检查时发生并发症的风险显著高于一般人群，检查前应慎重权衡利弊。

①急性心肌梗死后 4 周内；4~6 周内若需检查，建议请心内科医生会诊。

②活动性大咯血时检查风险较高，若必须检查，应做好建立人工气道及急救的准备。

③血小板计数 $<20 \times 10^9/L$ 时不推荐使用。血小板计数 $<60 \times 10^9/L$ 时不推荐行支气管镜下黏膜活检或经支气管肺活检。

④妊娠期间不推荐。

⑤恶性心律失常、不稳定心绞痛、严重心肺功能不全、高血压危象、严重肺动脉高压、颅内高压、急性脑血管事件、主动脉夹层、主动脉瘤、严重精神疾病及全身极度衰竭等，并发症风险通常较高，若必须检查需权衡利弊，应做好抢救准备。

（2）重症康复过程中实施支气管镜检查的注意事项：

①重症患者行支气管镜检查的并发症的发生率高于一般患者。

②支气管镜检查过程中及检查后，应对患者进行连续的多导生命体征监测。

③对于需呼吸机（包括无创呼吸机及有创呼吸机）辅助通气的患者应采取积极措施，如提高吸入氧浓度，将支气管镜通过三通接口插入气管导管，保证支气管镜检查过程中维持足够的通气和氧合。

④有以下情况的患者进行操作的风险较高，检查前需谨慎权衡利弊：

a. 机械通气时 $PEEP > 14cmH_2O$、不能耐受分钟通气量减少或检查前依赖高浓度氧疗。

b. 颅内高压。

c. 气管插管的内径与支气管镜外径差值 <2mm。

d. 对于肺叶切除术后的机械通气患者，强烈不推荐常规进行支气管镜检查及支气管肺泡灌洗来预防肺不张。

e. 疑诊呼吸机相关性肺炎的患者，强烈建议优先使用非侵入性检查手段以获得病原学证据，仅上述方法无效时，才考虑行支气管镜检查。

3. 心电监护仪

出现以下情况，应暂停康复治疗。

（1）心率：

①不低于年龄对应的最高心率预计值的70％。

②<40次/分钟或>130次/分钟。

③新发恶性心律失常。

④新启动了抗心律失常的药物治疗。

⑤合并心电图或心肌酶谱证实的新发心肌梗死。

（2）血压：

①SBP>180mmHg或DBP>110mmHg。

②MAP<65mmHg。

③新启动的血管活性药物治疗或者增加血管活性药物的剂量。

（3）呼吸：

①呼吸频率<5次/分钟或>40次/分钟。

②不能耐受的呼吸困难。

③SpO_2<88％。

（黄佳鹏）

第二章　医生临床技能

一、基本技能要求

医生在患者病情需要或者病情变化时，需要做相应的临床操作，以治疗疾病或帮助诊断疾病。医生处理重症患者前须掌握以下基本技能：

（一）皮下注射

1. 概念

皮下注射指将药液注入皮下组织。常用注射部位为上臂及股外侧。如口服胰岛素在胃肠道内易被消化酶破坏，失去作用，而皮下注射则可迅速被吸收。

2. 临床应用

（1）适应证：胰岛素注射等。

（2）操作方法：

①选择注射部位，取上臂三角肌下缘。

②常规皮肤消毒，待干。左手绷紧皮肤，右手持注射器。针头斜面向上，和皮肤成30°~40°角（过瘦者可捏起注射部位皮肤，同时角度可减小），迅速刺入针梗的2/3，放开左手，右手固定针栓，抽吸无回血后缓慢推注药液。

③注射完毕，以无菌干棉签轻压针刺处，快速拔针。

3. 注意事项

（1）用右手固定针栓时不可触及针体，以免污染。

（2）针头宜稍偏向外侧，避免药液对三角肌的刺激，影响手臂的抬举活动。

（二）肌肉注射

1. 概念

肌肉注射是一种常用的药物注射治疗方法，指将药液通过注射器注入肌肉组织，达到治病的目的。

2. 临床应用

（1）适应证：不宜或不能做静脉注射，要求比皮下注射更迅速产生疗效，或注射刺激性较强或药量较大的药物时。

（2）准备工作：

①向患者解释，取得合作。

②准备用品：注射器、药品、无菌干棉球等。

（3）操作方法：

①戴口罩及帽子，核对注射卡，检查药液。

②用砂轮划开，打开针剂。

③以正确方法取出注射器，并安装针头。抽取药液，排掉气体。告知患者，取得合作。

④注射臀部外 1/4 处，进针深度为针梗的 3/4，固定针头，回抽无血后缓慢注射。

⑤注射完毕，以无菌干棉球按压针眼，快速拔除针头。

⑥清理用品。

3. 注意事项

（1）严格无菌操作，三查七对。

（2）注射部位在臀部外 1/4 处，进针深度为针梗的 3/4。

（3）过敏反应及时处理。

（三）静脉注射

1. 概念

静脉注射指把血液、药液、营养液等液体物质直接注射到静脉中。静脉注射可分为短暂性静脉注射与连续性静脉注射。短暂性静脉注射多以针筒直接注入静脉，即一般常见的"打针"；连续性静脉注射则以静脉滴注实施，俗称"点滴"。

2. 临床应用

（1）适应证：需静脉注射者。

（2）准备工作：

①向患者解释，取得合作。

②准备用品：注射器、药品、无菌干棉签等。

（3）操作方法：

①戴口罩及帽子，核对注射卡，检查药液。

②用砂轮划开，打开针剂。

③以正确方法取出注射器，并安装针头。抽取药液，排掉气体。告知患者，

取得合作。

④穿刺部位上方6cm处扎止血带，常规消毒，沿静脉注射。

⑤注射完毕，以无菌干棉签压迫止血。

3. 注意事项

(1) 严格无菌操作，三查七对。

(2) 过敏反应应及时处理。

(四) 胸膜腔穿刺

1. 概念

胸膜腔穿刺简称胸穿，指对有胸膜腔积液（或气胸）的患者，为了诊断和治疗疾病的需要通过胸腔穿刺抽取积液或气体的一种技术。

2. 临床应用

(1) 适应证：

①诊断性穿刺以确定胸膜腔积液的性质。

②穿刺抽液以减轻积液对肺脏的压迫。

③抽吸脓液治疗脓胸。

④胸腔内注射药物。

(2) 准备工作：

①取得患者的同意，应让患者了解胸膜腔穿刺的目的和必要性，了解穿刺过程，消除其顾虑。征得患者及其家属的同意和配合，并在知情同意书上签字。

②术者备白衣、帽子及口罩。

③准备用品：无菌手套、无菌洞巾、2％利多卡因溶液、一次性无菌胸膜腔穿刺包、无菌止血钳（无夹管器时用其夹闭胶皮管）、无菌纱布和胶布等。

(3) 操作方法：

①嘱患者取坐位面向椅背，两前臂置于椅背上，前额伏于前臂上。不能起床者，可取半卧位，前臂上举抱于枕部。

②应根据胸部叩诊结果选择实音最明显部位进行穿刺，胸膜腔积液多时一般选肩胛线或腋后线第7~8肋间，必要时也可选腋中线第6~7肋间或腋前线第5肋间。穿刺前应结合X线或超声波检查定位，穿刺点可用蘸甲紫（龙胆紫）的棉签在皮肤上做标记。

③常规消毒穿刺点皮肤，戴无菌手套，覆盖无菌洞巾。

④用2％利多卡因溶液在下一肋骨上缘的穿刺点自皮至胸膜壁层进行局部浸润麻醉，一般先在穿刺点处注射一皮丘，然后垂直进针，边进针边回吸，确认针尖不在血管内时推入，直至胸膜壁层。

⑤术者以左手食指与中指固定穿刺部位的皮肤，右手将穿刺针后的胶皮管用血管钳夹住（或使用胶皮管自带的夹管器），然后进行穿刺，再将穿刺针在麻醉处缓缓刺入，当针锋抵抗感突然消失时，再接上注射器，将液体注入弯盘中，以便计量或送检。助手用止血钳协助固定穿刺针，以防刺入过深损伤肺组织。也可用带三通的穿刺针进行穿刺。注射器抽满后，排出液体。根据需要抽液完毕后可注入药物。

⑥抽液完毕后，拔出穿刺针，覆盖无菌纱布，以手指压迫数分钟，再用胶布固定。

3. 注意事项

（1）操作前应向患者说明穿刺目的，消除顾虑。对精神紧张者，可于术前半小时给安定 10mg 或可待因 30mg 以镇静止痛。

（2）操作过程中应密切观察患者的反应，如出现头晕、面色苍白、出汗、心悸、胸部压迫感或剧痛、晕厥等胸膜反应，或连续出现咳嗽、气短、咳泡沫痰等现象，立即停止抽液，并皮下注射 0.1％肾上腺素溶液 0.3～0.5ml 或进行其他对症处理。

（3）一次抽液不可过快、过多，诊断性抽液 50～100ml 即可。减压抽液，首次不超过 600ml，以后每次不超过 1000ml。如为脓胸，每次尽量抽尽。疑为化脓性感染时，助手用无菌试管留取标本，行涂片革兰染色镜检、细菌培养及药敏试验。做细胞学检查至少需 100ml，并应立即送检，以免细胞自溶。

（4）严格无菌操作，操作中要防止气体进入胸腔，始终保持胸腔负压。最好在固定消毒的检查室内进行。有时因病情所限，胸膜腔穿刺亦可在病房的床旁进行，此时应严格注意无菌操作，限制室内人员数量，尽量减少室内人员走动。

（5）应避免在第 9 肋间以下穿刺，以免穿透膈肌损伤腹腔器官。

（6）禁忌证：

①出血素质，应用抗凝剂，出血时间延长，凝血机制障碍者。

②血小板计数<50×10⁹/L 者，应在操作前输血小板。

③体质衰弱，病情危重，难以耐受操作者。

④皮肤感染（如脓皮病或带状疱疹）患者，控制感染后再实施操作。

（五）腹膜腔穿刺

1. 概念

因腹水、积血等原因，需行腹膜腔穿刺检查或治疗。

2. 临床应用

（1）适应证：

①抽取腹水进行实验室检查和病理检查，以协助诊断。

②大量腹水引起严重胸闷、气短者，适量放液以缓解症状。

③腹腔内注射药物。

④进行诊断性穿刺，以明确腹腔内有无积液。

（2）准备工作：

①操作者熟悉患者病情，并与患者谈话，告知患者操作的必要性和操作方法，争取患者配合。签署知情同意书。

②术前须排尿以防穿刺损伤膀胱。嘱患者坐在靠背椅上，衰弱者可取其他适当体位，如半坐位、平卧位或侧卧位。

③选择适宜的穿刺点：

a. 腹脐与髂前上棘连线中、外 1/3 交点，此处不易损伤腹壁动脉。

b. 脐与耻骨联合连线中点上方 1.0cm、偏左或偏右 1.5cm 处，此处无重要器官且易愈合。

c. 侧卧位时，选择脐水平线与腋前线或腋中线之延长线的相交处，此处常用于诊断性穿刺。

d. 少量积液，尤其有包裹性分割时，须在 B 超引导下定位、穿刺。

④准备用品：无菌手套、无菌洞巾、一次性腹膜腔穿刺包、2％利多卡因溶液、无菌纱布及胶布等。

⑤术者戴口罩、帽子，穿整洁的工作服，术前戴无菌手套。

（3）操作方法：

①常规消毒，戴无菌手套，盖无菌洞巾，自皮肤至腹膜壁层以 2％利多卡因溶液做局部麻醉。

②术者左手固定穿刺部位的皮肤，右手持针经麻醉处垂直刺入腹壁，待针锋抵抗感突然消失，提示针尖已穿过腹膜壁层，即可抽取腹水，并留样送检。诊断性穿刺，可直接用 20ml 或 50ml 注射器及适当针头进行。大量放液时，可用 8 号或 9 号针头，并在针座接一胶皮管，助手用消毒血管固定针头，并夹持胶皮管，以输液夹子调整速度，将腹水引入容器中计量并送检。

③放液后拔除穿刺针，覆盖无菌纱布，以手指压迫数分钟，再用胶布固定。大量放液后，须束以多头腹带，以防腹压骤降、内脏血管扩张引起血压下降或休克。

3. 注意事项

（1）有严重肠胀气，妊娠，因既往手术或炎症腹腔内有广泛粘连，不能合作或出现肝昏迷先兆者为腹膜腔穿刺的禁忌证。

（2）术中应密切观察患者，如有头晕、心悸、恶心、气短、脉搏增快及面色苍白等现象，应立即停止操作，并做适当处理。放液前、后均应测量腹围、脉搏、血压，检查腹部体征，以观察病情变化。

（3）放液不宜过快、过多，肝硬化患者一次放液一般不超过 3000ml，过多放液可诱发肝性脑病和电解质紊乱。但在大量静脉输入血清蛋白的基础上，也可大量放液，可于 2 小时内排出 4000～6000ml，甚至放尽。如为血性腹水，仅留取标本送检，不宜放液。

（4）放腹水时若流出不畅，可将穿刺针稍微移动或稍微变换体位。必要时在 B 超引导下穿刺。

（5）术后嘱患者平卧，并使穿刺针孔位于上方以免腹水漏出。对腹水较多者，为防止漏出，在穿刺时即应注意勿使自皮到腹膜壁层的针眼位于一条直线上，方法是当针尖通过皮肤到达皮下后，稍向周围移动一下穿刺针头，而后再向腹腔刺入。如仍有漏出，可用蝶形胶布或火棉胶粘贴。

（六）骨髓穿刺

1. 概念

骨髓穿刺是采集骨髓液的一种常用诊断技术，其检查内容包括细胞学、原虫和细菌学等几个方面。

2. 临床应用

（1）适应证：

①造血系统疾病的诊断与鉴别诊断，以及治疗效果的观察，如各型白血病、多发性骨髓瘤、巨幼细胞性贫血等。

②某些代谢性疾病的诊断，如戈谢病、尼曼－匹克病。

③骨髓转移癌、疟疾及黑热病的诊断。

④采集骨髓液做细菌培养，如伤寒、败血症。

⑤骨髓造血干细胞的分离、培养和骨髓移植。

（2）准备用品：

①2％利多卡因溶液 20ml 一支。

②无菌手套、无菌洞巾、消毒棉棒、安尔碘、无菌纱布及胶布。

③一次性血液学诊断骨髓穿刺包。

④如做骨髓细胞的免疫分型、融合基因及染色体检测等项目，需备抗凝紫管。

（3）操作方法：

①选择穿刺点，可选用的穿刺点有髂后上棘穿刺点、髂前上棘穿刺点、胸骨穿刺点、腰椎棘突穿刺点。

②体位，胸骨或髂前上棘穿刺时患者取仰卧位，髂后上棘穿刺时患者取侧卧或俯卧位，腰椎棘突穿刺时患者取坐位或侧卧位。

③常规消毒局部皮肤，戴无菌手套，铺无菌洞巾。用2%利多卡因溶液局麻皮肤、皮下及骨膜。

④左手的拇指和食指固定穿刺点皮肤，右手持针由骨面垂直刺入（胸骨穿刺时，针体与骨面约成45°角，针尖斜面朝向胸骨骨髓腔），当针尖接触骨质后则旋转进针，感到阻力消失，且穿刺针已固定在骨内，表示进入骨髓腔。

⑤拔出针芯，接上干燥的20ml注射器，适当用力抽吸，吸取量以0.1～0.2ml为宜。

⑥将抽取的骨髓液滴于载玻片上，快速涂片数张。

⑦抽吸完毕，将针芯重新插入，将穿刺针连同针芯一起拔出，覆盖无菌纱布，以手指压迫数分钟，再用胶布固定。

3. 注意事项

（1）术前应进行凝血检查，有出血倾向的患者操作时应特别注意，血友病患者禁止做骨髓穿刺。

（2）注射器与穿刺针必须干燥，以免发生溶血。

（3）穿刺针进入骨质后避免摆动过大，以免折断；胸骨穿刺不可用力过猛，以防穿透内侧骨板。

（4）用作细胞形态学检查的骨髓液不宜过多，以免影响有核细胞增生度的判定。

（5）有"干抽"现象时，可多部位穿刺。疑为多发性骨髓瘤，而常规部位穿刺阴性，可选择"骨痛点"穿刺。

（七）心电图

1. 概念

心电图是利用心电图机在体表记录心脏在一定时间内每一心动周期所产生的电活动变化图形。

2. 临床应用

（1）适应证：用于诊断各种心律失常、心肌缺血/梗死，辅助诊断其他心血管系统疾病，以及作为临床各科的常规检查，借以了解患者的心脏情况，指导心血管系统某些疾病的治疗。

（2）准备工作：心电图机、心电图纸、导电糊（生理盐水）、棉签、检查床。

（3）方法：

①检查心电图机。检查供电电源电压与机器规定电压是否相符，接通电源；连接导联线、地线，将心电图机的各种参数归零并设置在备用状态；检查心电图机及导线、附件是否齐全、完整。

②给患者讲解心电图检查的意义，告知检查无疼痛、无损害，打消顾虑，消除紧张情绪，使其肌肉放松。嘱其仰卧在检查床上，暴露胸部与手腕、脚腕，在胸部与手腕、脚腕规定的部位涂抹导电糊（生理盐水）后，按要求连接导联线并检查连接是否正确。

a. 将电极板按照右上肢→红线、左上肢→黄线、左下肢→绿线、右下肢→黑线（此线与地线相通）、胸前→白线的要求固定好。

b. 电极位置：V_1，胸骨右缘第 4 肋间；V_2，胸骨左缘第 4 肋间；V_3，V_2 与 V_4 两点连线中点；V_4，左锁骨中线与第 5 肋间相交处；V_5，左腋前线 V_4 水平；V_6，左腋中线 V_4 水平；V_7，左腋后线 V_4 水平；V_8，左肩胛线 V_4 水平；V_9，左脊旁线 V_4 水平；$V_{3R} \sim V_{6R}$，右胸部与 $V_3 \sim V_6$ 对称处。

c. 根据医生要求记录心电图：一般应先描记常规 12 导联心电图，然后再描记特殊导联。

d. 记录完毕后再次核查心电图的记录是否正确、合格，并在心电图纸上标好导联名称、患者姓名及检查时间。

e. 术毕，取下导联线，擦去患者身上的导电糊（生理盐水），患者即可离去。

3. 注意事项

（1）注意排除各种干扰，如紧张、电磁波、交流电、噪声等的影响，提高心电图记录的质量。

（2）分析心律失常时应记录足够时长的心电图，怀疑急性心肌梗死时应及时复查心电图。

（3）每个导联前应有定标电压。

（4）本项检查无禁忌证。

（八）心肺复苏

1. 概念

心肺复苏简称 CPR，是为了恢复患者自主呼吸和自主循环，针对骤停的心脏和呼吸采取的救命技术。

2. 临床应用

（1）适应证：各种原因造成的循环骤停（包括心搏骤停、心室颤动、心搏微弱）或呼吸骤停（常由脑疝、脑干损伤引起）。

（2）做好准备工作。

（3）操作方法：

①捶击复律。从20～25cm高度向胸骨中下1/3段交界处捶击1～2次，部分患者可瞬间复律。如患者清醒，嘱用力咳嗽，通过提高胸腔内压终止室性心动过速，称为咳嗽复律。

②人工呼吸。胸廓无起伏，又无气流呼出，表示无呼吸，应口对口呼吸或口对鼻呼吸。术者以置于患者前额的拇指与食指捏紧患者鼻孔，深吸一口气，将自己的嘴唇贴紧患者嘴唇做深而快的用力吹气，直至患者胸部上抬，自然呼气。两人每5秒扩张一次，单人每15秒扩张两次。亦可面罩吸氧。

③胸按压。将食指、中指横放在剑突上方，手指上方的胸正中部位为按压区。术者将一手掌根部放在按压区，与患者胸骨长轴平行，另一手叠放在前一手的手背上，两手相互扣锁或伸展，肘应伸直，垂直向下按压胸骨3～5cm，速度80～100次/分钟。

3. 注意事项

（1）清理呼吸道，将患者头后仰，提高颏部，清除口腔异物（包括假牙），保持气道通畅。

（2）胸按压应平稳、均匀、有规律，按压和放松时间相等。避免胸按压的并发症（主要为胸骨或肋骨骨折、心包积血、肺挫伤等）。

（3）口对口人工呼吸只是临时紧急措施，应尽早进行气管内插管或呼吸机辅助呼吸。

（4）捶击复律应在心电监护下进行，以防室性心动过速转为心室颤动。意识未完全丧失者，不应捶击复律。

（5）同时加强生命支持措施。

（6）在复苏过程中，不要为了观察而频繁中断抢救。

（7）胸壁开放性损伤、肋骨骨折、胸廓畸形或心脏压塞，以及凡已明确心、肺、脑等重要器官功能衰竭无法逆转者，可不必心肺复苏。

（九）腰椎穿刺

1. 概念

腰椎穿刺是临床常用的一种诊疗操作，可用于诊断中枢神经系统各种炎症性疾病、血管性疾病、脊髓病变、颅内占位病变等，亦用于放液（减压）和注入药物操作，以治疗中枢神经系统疾病。

2. 临床应用

（1）适应证：

①感染，如脑炎、脑膜炎、脊髓炎等。

②脑出血，尤其怀疑蛛网膜下腔出血而 CT 未能证实时。

③白血病浸润中枢神经系统以及颅内占位病变，如颅内肿瘤、脊髓压迫症。

④脑囊虫病。

⑤特殊检查，如脊髓造影、气脑造影。

⑥特殊的治疗手段，如脑脊液置换、鞘内给药。

（2）准备用品：

①2％利多卡因溶液 20ml 一支。

②无菌手套、无菌洞巾、消毒棉棒、安尔碘、无菌纱布及胶布。

③一次性无菌脑脊液穿刺包。

④如做鞘内给药，备好所需的药物。

（3）操作步骤：

①嘱患者侧卧于硬板床上，背部与床面垂直，头向前胸屈曲，两手抱膝紧贴腹壁，使躯干呈弓形，使脊柱尽量后凸以增宽椎间隙，便于进针。

②确定穿刺点，以髂嵴连线与后正中线的相交处为穿刺点，此处相当于第 3～4 腰椎棘突间隙。

③常规消毒局部皮肤，戴无菌手套，铺无菌洞巾，用 2％利多卡因溶液自皮肤至椎间韧带做局部麻醉。

④左手固定穿刺点皮肤，右手持穿刺针以垂直背部的方向缓慢刺入，针尖稍斜向头部，成人进针深度为 4～6cm，儿童 2～4cm。当针头穿过韧带与硬脑膜时，有阻力突然消失的落空感。此时可将针芯慢慢抽出，有脑脊液流出。

⑤放液前先接上测压管测量压力。

⑥撤去测压管，收集脑脊液 2～5ml，送检。

⑦术毕，将针芯插入后一起拔出穿刺针。覆盖无菌纱布，用胶布固定。

⑧去枕仰卧 4～6 小时，以免引起术后低颅压头痛。

3. 注意事项

（1）严格掌握禁忌证，凡疑有颅内压升高者，必须先做眼底检查，如有明显的视乳头水肿或脑疝先兆，禁忌穿刺。凡处于休克、衰竭或濒危状态，以及局部有炎症、颅后窝有占位性病变者均列为禁忌。

（2）穿刺时患者如出现呼吸、脉搏、面色异常等症状时，应立即停止操作，并做出相应处理。

（3）鞘内给药时，应先放出等量脑脊液，然后再注入等量置换性药液。

（十）鼻饲法

1. 概念

鼻饲法指将导管经鼻腔插入胃内，从管内灌注流质食物、水分和药物的方法。鼻饲法适用于不能由口进食的患者，在针灸科主要针对脑血管病急性期患者，常用于昏迷、假性球麻痹导致的吞咽困难患者和食管癌后期等不能自行进食的患者，他们可通过从胃管注入的营养丰富的流食来摄取足够的蛋白质、水、药物与热量。

2. 临床应用

（1）适应证：

①胃扩张、幽门狭窄及食物中毒者。

②钡剂检查或手术治疗前的准备。

③昏迷、极度厌食者插管行营养治疗。

④口腔及喉手术须保持手术部位清洁者。

⑤胃液检查。

（2）准备工作：

①准备用品：无菌手套、胃管、石蜡油、弯盘、镊子、夹子、注射器等。

②术者熟悉患者病情，并与患者谈话，告知患者操作的必要性和操作方法，争取患者配合。

③签署知情同意书。

④术者戴口罩、帽子，穿整洁的工作服，术前戴无菌手套。

（3）操作方法：

①患者取坐位或半卧位。

②用石蜡油润滑胃管前段，左手持纱布拖住胃管，右手持镊子夹住胃管前段，沿一侧鼻孔缓慢插入到咽喉部（14~16cm），嘱患者做吞咽动作，同时将胃管送下，插入深度为45~55cm（相当于患者发际到剑突的长度），然后用胶布固定胃管于鼻翼处。对带气囊的胃管，可注入生理盐水或空气，以防脱出。

③检查胃管是否在胃内。

a. 抽：胃管末端接注射器抽吸，如有胃液抽出，表示已插入胃内。

b. 听：用注射器向胃管内注入少量空气，同时置听诊器于胃部听诊，如有气过水声，表示胃管已插入胃内。

c. 看：将胃管末端置于盛水碗内应无气体逸出，若有气泡连续逸出且与呼吸一致，表示误入气管。

④证实胃管在胃内后，将胃管末端折叠用纱布包好，用夹子夹住，置患者枕

旁备用。

3. 注意事项

（1）掌握禁忌证，如严重的食道静脉曲张、腐蚀性胃炎、鼻腔阻塞、食管或贲门狭窄或梗阻、严重呼吸困难等。

（2）患者一侧鼻腔有病变时，可选择另一侧鼻腔插管。插入时动作轻柔，与患者吞咽配合，并注意插入深度。

（3）插入成功后注意固定，对留置胃管者应注意检查，防止脱出。

（十一）关节穿刺

1. 概念

关节穿刺是用穿刺针刺入关节腔，抽取液体做化验或在抽液后注入药物的方法。

2. 临床应用

（1）适应证：用于诊断和治疗关节腔积液，依据临床诊断、治疗、特殊检查等需要，采取关节穿刺和造影技术。

（2）准备工作：严格无菌技术，标出穿刺点，消毒皮肤。

（3）操作方法：

①选择距离关节腔最近的皮肤表面穿刺，可先注入 2% 利多卡因溶液。

②穿刺针垂直缓慢穿入，进入关节腔时有阻力消失的感觉。

③根据目的和需要妥善处理穿刺标本（涂片或固定等），送交实验室进行检查。

④对渗出性积液或关节内出血，术后应加压包扎。

3. 注意事项

（1）严格无菌操作，以免引起关节腔感染。

（2）任何能进入关节腔的部位即为穿刺进针部位，应避免神经、血管及重要结构损伤。

（3）进针时应避开明显的皮肤感染和皮肤病损区域，以减少发生关节腔感染的危险。

（4）当抽取液体后，再稍稍将穿刺针进入少许，尽量抽尽关节腔内的积液。但穿刺不宜过深，以免损伤软骨及关节内其他结构。慎勿试图将关节腔积液抽尽。

（5）推药前应确保针尖在关节腔的空腔内，推注时无阻力，不可把药注入软组织内。

（6）注射后要轻轻活动关节使药液分布均匀，建议患者 24 小时内避免剧烈活动。

（十二）导尿

1. 概念

导尿指经由尿道插入导尿管到膀胱，引流出尿液。导尿分为导管留置性导尿及间歇性导尿两种。前者导尿管一直留置在患者体内，在病情许可的情况下应尽早拔掉导尿管，须定期更换；后者则每隔 4~6 小时导尿一次，在膀胱排空后立即将导尿管拔出。

2. 临床应用

（1）适应证：用于癃闭、尿潴留等小便排除障碍的情况。

（2）准备用品：导尿盘、一次性无菌导尿包、一次性引流袋、消毒液等。

（3）操作方法：将导尿管插入适当深度（女性 4~6cm，男性 20~22cm），见尿液后，再插入 1~2cm。然后固定导尿管，接上一次性引流袋。或者在操作中变更操作步骤（先连接一次性引流袋），具体步骤如下：

①在铺导尿盘时，将一次性引流袋及导尿管一起放入导尿盘内。

②在行导尿操作时，先将一次性引流袋与导尿管连接，再将导尿管插入尿道，见尿液后，再插入 1~2cm。

③妥善固定。这样做的优点是：

a. 可以避免因为患者不配合而致尿液溢出污染床单。

b. 能在最短的时间内固定导尿管，防止滑出。

c. 有利于尿液的综合处理，如肝炎、肿瘤患者的尿液直接导入一次性引流袋内，便于集中处理，防止医源性交叉感染的发生。

3. 注意事项

（1）应严格无菌操作，预防尿路感染。

（2）插入导尿管动作要轻柔，以免损伤尿道黏膜，若插入时有阻挡感可更换方向再插，见有尿液流出时再插入 1~2cm，勿过深或过浅，尤忌反复抽动导尿管。

（3）导尿管的粗细要适宜，对小儿或疑有尿道狭窄者，导尿管宜细。

（4）对膀胱过度充盈者，排尿宜缓慢，以免骤然减压引起出血或晕厥。

（5）测定残余尿时，嘱患者先自行排尿，然后导尿。残余尿量一般为 5~10ml，如超过 100ml，则应留置导尿管。

（6）留置导尿管时，应经常检查导尿管情况，是否脱出，必要时以无菌药液每日冲洗膀胱一次，每隔 5~7 日更换导尿管一次，再次插入前应让尿道松弛数小时。

（十三）换药

1. 概念

已经外敷的药品，在达到规定的使用时间后，将旧的药物撤下，将新的药物敷上，以保证药物的有效性。一般旧的药物和新的药物是同种药物。或因医学上的需要（如已经达到疗效或发现有更好的治疗方案），更换为其他一种或几种药物。

2. 临床应用

（1）适应证：用于伤口、创面等。

（2）准备工作：

①环境清洁、无菌。

②操作者必须修剪指甲、洗手，戴帽子时把头发全部遮盖，口罩要遮住口鼻。换药时不能对着伤口咳嗽、讲话。

③换药所用的金属、搪瓷器具及引流管等完全浸泡在水中，把水煮沸到100℃，保持5～10分钟，达到消毒灭菌的目的。如在水中加入1～2％碳酸钠溶液，沸点可达105℃，不仅能增强杀菌作用，还有去污和防锈的作用。换药用的纱布可采用蒸汽消毒，如果是使用蒸笼，从蒸笼冒气算起30分钟方能达到灭菌目的。

④经过消毒灭菌的器具在无菌容器内不得超过1周。无菌包内的消毒敷料，只要不被污染，可保持1～2周。换药过程中，如器具、敷料有污染则不可使用，应更新或重新消毒。

⑤打开无菌容器或抗生素溶液的瓶盖时，瓶盖的内面应朝上，并放在稳妥处，手不可触及内面，用毕立即盖上，避免在空气中暴露过久。

⑥准备消毒的无齿镊、血管钳各一把，换药碗或盘1～2只，消毒纱布若干块，无菌棉签，酒精棉球，生理盐水棉球。感染伤口的引流操作则还需要准备经抗生素溶液浸泡的纱布条，如紫草油纱布条、0.02％呋喃西林溶液纱布条。患者应选择适当的体位，既要使患者舒服，又要让操作者便于换药。

（3）操作方法：

①揭敷料。动作要轻巧，外层敷料可用手去除，内层敷料应用无齿镊移除。若敷料已干涸且紧贴创面，应用生理盐水湿润后再揭。

②消毒伤口周围的皮肤。缝合的伤口应用酒精棉球由中央向外擦洗伤口周围的皮肤。引流后的感染伤口则应用酒精棉球由外向中央擦洗伤口周围的皮肤，一般擦2～3次。注意酒精棉球不可擦洗伤口内创面。

③清洁伤口。用管钳钳住生理盐水棉球轻轻蘸伤口内渗出物，使用几只棉球

即可蘸净。但注意勿将棉球遗留在伤口内。对继发感染的伤口尤其要注意伤口内有无线头等异物，一经发现应及时除去。

④放置引流物。如果伤口需要引流，应根据体位将纱布条、乳胶管等引流物置于伤口的最低位，松紧适宜，并要将引流物的末端暴露于伤口外。

⑤固定。覆盖消毒纱布，连同引流管用胶布加以妥善固定。

3. 注意事项

（1）换药前可请医务人员来家里指导、示范。在此基础上应对伤口的类型、大小、深浅，创面有无引流物等情况有充分的了解。

（2）换药时应观察伤口炎症消退情况，有脓液时用无齿镊夹住无菌棉签浸蘸脓液，然后置入消毒的试管内，及时送医院细菌室做细菌培养和药敏试验，以利于指导抗生素的应用。

（3）伤口较深、污染严重者应尽早去医院就诊，切勿自行处理。

（4）换药时间间隔应根据伤口具体情况而定，有引流物者应及时更换敷料，无引流物者可 3~5 天更换 1 次敷料。

（刘思佳）

二、高级技能要求

（一）中心静脉置管

1. 概念

中心静脉置管是一种经锁骨下静脉、颈内外静脉、股静脉或外周的肘部静脉插入并开口于上腔静脉、下腔静脉或右心房的置管方法。20 世纪 90 年代发展起来的经外周静脉穿刺的中心静脉置管简化了中心静脉穿刺过程，降低了中心静脉的穿刺风险和感染率，延长了导管的留置时间，是抢救患者、胃肠外营养、输注药物等的一项重要的置管技术，目前该技术应用范围已扩大到基层医院。

2. 临床应用

（1）静脉输液、给药、输血、快速扩容。

（2）监测中心静脉压及中心静脉血氧饱和度。

（3）静脉营养。

（4）放血、血浆置换、血液透析及血液滤过。

（5）插入肺动脉漂浮导管，放置起搏导管。

3. 注意事项

（1）遵循知情同意原则，操作前由医生、患者共同签署知情同意书。

（2）穿刺前应当了解患者的静脉情况，避免在瘢痕及静脉瓣处穿刺。

（3）测量长度要准确，导管进入右心房易引起心律失常。颈内静脉及锁骨下静脉置入静脉导管后，需摄 X 线片确认导管位置。理想位置应在上腔静脉右心房入口上 2cm 处，在 X 线片上一般认为应当位于第四胸椎水平或第三、四前肋间水平。

（4）穿刺时，穿刺针尖的落点不一定在血管的中央。若能抽到回血，但导丝或外套管推进有困难，切忌暴力强行推进，以免破坏导丝和导管的完整性。经几次进退仍无法顺利插入，则需重新穿刺。

（5）穿刺时应注意判断穿刺针进入的是动脉还是静脉，可通过观察血液的颜色、接换能器观察压力和波形等方法来判断。

（二）肺动脉漂浮导管监测

1. 概念

肺动脉漂浮导管监测是研究血液在心血管系统中流动情况的方法，即监测流量、阻力、压力之间的关系。肺动脉漂浮导管监测是创伤性血流动力学监测的主要手段，也是中心静脉压监测的有效补充。根据肺动脉漂浮导管所测指标，可以对患者心脏的前负荷、后负荷，心肌的收缩、舒张功能做出客观的评价，还可结合血气分析，对全身氧代谢进行监测。

2. 临床应用

肺动脉漂浮导管被用于对血流动力学指标和机体氧代谢情况的监测。所以任何原因引起的血流动力学不稳定及氧代谢改变，或者存在可能引起这些改变的危险因素时，均可用肺动脉漂浮导管监测。

3. 注意事项

（1）置入导管前对气囊充气，检查气囊是否完整，并确认整个管路和压力传感器内已排尽气体。

（2）应注意校正压力监测系统的零点水平，对整个管路进行常规冲洗，保证通路通畅。

（3）导管顶端在右心室的这段时间是插管过程中最容易引起致命并发症的阶段，应确保气囊已充气，操作要轻柔迅速，尽可能减少导管顶端在右心室内停留的时间。

（4）不要使导管持续维持在嵌顿状态，不能在气囊充盈状态时退出导管。

（5）因存在感染及血栓形成的风险，应根据患者症状尽量缩短导管的留置时间。

（三）有创动脉血压监测

1. 概念

有创动脉血压监测是将动脉导管置入动脉，直接测量动脉内血压的方法〔正常情况下有创动脉血压比无创动脉血压高 2～8cmHg，重症患者可高 10～30cmHg〕。动脉穿刺途径常用桡动脉，也可以选用肱动脉、足背动脉、股动脉及腋动脉。动脉内插管成功后将导管连接弹簧血压计进行直接测压，或通过换能器使机械能变换为电信号，经放大后显示和记录。

2. 临床应用

（1）需反复取动脉血样的患者。

（2）需低温或控制性降压的患者。

（3）呼吸、心跳停止后复苏的患者。

（4）血流动力学不稳定或有潜在危险因素的患者。

（5）需用血管活性药进行调控的患者。

（6）重症患者复杂大手术后需术后监护。

3. 注意事项

（1）肝素稀释液冲洗测压管道，防止凝血的发生。

（2）校对零点，换能器的高度应与心脏在同一水平。

（3）采用换能器测压，应定期校验。

（4）不同部位有动脉压差，仰卧时，从主动脉到远心端的周围动脉，收缩压逐渐升高，而舒张压逐渐降低。

（5）注意压力及各波形变化，密切观察心率及心律变化，注意心律失常的出现，及时准确地记录生命体征。

（四）人工气道建立

1. 概念

人工气道是将导管直接插入气管或经上呼吸道插入气管所建立的气体通道，为气道的通畅、有效引流及机械通气提供条件。目前常用的建立人工气道的方法是气管插管和气管切开。

2. 临床应用

（1）上呼吸道梗阻、损伤等影响正常通气，心肺脑复苏，昏迷。

（2）气道保护性机制受损。

（3）气道分泌物潴留。

（4）严重低氧血症和（或）高碳酸血症或其他原因需要较长期机械通气，或者患者自主呼吸突然停止需紧急建立人工气道行机械通气。

（5）因诊断和治疗需要，在短时间内要反复插入支气管镜，为减少患者的痛苦和操作方便，也可事先进行气管插管。

3. 注意事项

（1）术前应检查患者有无义齿或已松动的牙齿，防止操作过程中脱落引起窒息。

（2）待声门开启时再插入导管，避免导管与声门相顶，以保护声门、喉部黏膜，减少喉头水肿的发生。

（3）气管插管时，尤其在挑起会厌时，由于迷走神经的反射，有可能造成患者的呼吸、心跳反射性骤停。此外，气管插管还可造成呼吸道的正常防御机制被破坏，抑制正常咳嗽反应，影响患者的语言交流。因此插管前应向患者及家属交代清楚，取得理解和配合。插管时应充分吸氧并进行监测，备好急救药品和器械。

（4）气囊压力过高可引起气管黏膜损伤，气囊压力过低会造成气囊与气管之间出现间隙。因此，一般将气囊压力维持在 $20\sim35\mathrm{cmH_2O}$。

（五）机械通气

1. 概念

机械通气是借助呼吸机产生呼吸或辅助肺进行呼吸，用于治疗呼吸功能不全、呼吸功能衰竭的一种有效方法。呼吸机把带有一定氧浓度的气体送入肺泡以增加通气量，改善通气功能，提高吸入氧浓度，提高呼气末肺泡压力，减轻肺泡水肿和渗出，扩大气体交换面积，延长气体交换时间，改善换气功能和纠正缺氧。它是生命支持的重要内容，也是重症医学相关医务人员必须掌握的知识和技能。

机械通气与正常的自主呼吸有着显著的差别。正常自主呼吸时，胸廓扩张，膈肌下降使胸腔内产生负压，从而使气管到肺之间形成一个压力梯度，产生吸气气流。而机械通气时呼吸机产生正压，在吸气过程中胸腔的压力从 $-0.49\mathrm{kPa}$ 增至 $0.294\mathrm{kPa}$，这种胸腔内压力和肺内压力的增加是呼吸机对人体正常生理过程产生影响的根本原因。

2. 临床应用

（1）神经肌肉疾病所致的呼吸衰竭。

（2）上呼吸道阻塞所致的呼吸衰竭。

（3）ARDS 或其他原因所致的呼吸衰竭。

（4）心肌梗死或充血性心力衰竭合并呼吸衰竭。

（5）COPD 患者呼吸衰竭急性恶化。

（6）意外事故、心搏骤停及各种疾病的末期。

3. 注意事项

（1）轻症患者可用面罩加压辅助通气。重症及自主呼吸完全停止者，应及早进行气管插管、套囊充气（4 小时放 1 次）。

（2）气管插管三天以上，呼吸仍未恢复或判断病程可能迁延较久者，应考虑进行气管切开。

（3）随时清理气道分泌物，对无自主呼吸者，无论有无痰鸣音，每 2～3 小时吸痰 1 次，注意无菌操作。

（4）用呼吸机治疗者一般应停用呼吸兴奋剂。

（5）防止血栓形成肺部淤血和压疮等，常给患者翻身、擦背，并帮其活动四肢。

（6）减轻患者紧张情绪，可给予必要的镇静。

（六）心脏电转复

1. 概念

心脏电转复主要包括心脏电除颤，是用高能电脉冲直接或经胸壁作用于心脏，使之转复为窦性心律的方法。可采用同步直流电复律和非同步直流电复律两种治疗模式。

心搏骤停是临床急救医学中最紧急、最严重的心脏急症。从心搏骤停时的心电图表现形式来看，90％以上为心室颤动。心脏电转复是抢救心室颤动所致心搏骤停最有效的方法。

2. 临床应用

（1）心室颤动与心室扑动，为非同步直流电复律的绝对适应证。常用能量为成人患者首次 300J，若不成功可重复电击。小儿患者以 10～100J 为宜。

（2）室性心动过速，采用同步直流电复律，所需能量为 100～200J。

（3）阵发性室上性心动过速，经药物治疗无效，且伴有心功能和血流动力学障碍者，可考虑同步直流电复律，所需能量为 100～200J。

（4）心房扑动，药物治疗无效或伴有心室率快、血流动力学状态恶化的患者，宜采用同步直流电复律，所需能量为 50～100J。

（5）心房颤动，当患者存在以下情况，可考虑采用同步直流电复律。

①心室率快，药物治疗无效。

②心房颤动持续时间不超过一年。

③适当的洋地黄治疗后仍有严重心力衰竭存在。

④预激综合征合并快室率心房颤动。

3. 注意事项

（1）除颤前确定患者除颤部位无潮湿、无敷料，如患者带有植入性起搏器，应注意避开起搏器部位至少 3cm。

（2）除颤前确定周围人员没有直接或间接与患者接触，操作者身体不能与患者接触，也不能与金属类物品接触。

（3）动作迅速准确。

（4）保持除颤器完好备用，建立仪器使用和维修记录本，并由专人管理，每日交接班。

（七）主动脉球囊反搏

1. 概念

主动脉球囊反搏是一种机械循环辅助方法，指通过动脉系统置入一根带气囊的导管到左锁骨下动脉开口远端和肾动脉开口上方的降主动脉内，在心脏舒张期气囊充气，在心脏收缩期气囊放气，起到辅助心脏搏动的作用。

2. 临床应用

（1）心脏手术后脱离体外循环困难者。

（2）心脏手术后心力衰竭、低心排血量综合征及心搏骤停者。

（3）缺血性心脏病患者急性心梗并发心源性休克，冠脉造影、冠脉溶栓时的辅助。

（4）不稳定性心绞痛者，包括内科治疗无效的不稳定性心绞痛、变异性心绞痛持续 24 小时、心肌缺血致顽固性快速室性心律失常等。

（5）室间隔穿孔、二尖瓣反流、顽固性严重心律失常者。

3. 注意事项

（1）应注意确保所有的连接点紧密无泄露。所有导管的延长管无菌并且只能使用一次。确保导管延长管的型号与球囊导管相符。

（2）连接球囊导管的近端于延长管上，再连接延长管的近端于反搏泵的安全盘上。

（3）回抽时如果从体外管内抽到血液，应马上取出球囊导管，因为可能球囊已经在穿刺过程中损坏。

（4）确保球囊未受任何充气和放气限制。

（5）若穿刺部位异常，应立即拔出导管，重新放置。若局部出现血肿，首先压迫止血，仍不能控制的情况下，拔出导管，在对侧股动脉重新置入。

（6）密切关注管侧下肢远端动脉搏动情况，并注意肢体保温，抬高下肢，适当使用扩张血管、改善循环的药物。

（八）体外膜氧合

1. 概述

体外膜氧合（Extracorporeal membrane oxygenation，ECMO）是一种不需要开胸手术的循环呼吸辅助系统。该系统通过体外循环协助肺使血液氧合并排出二氧化碳，即用膜式氧合器和血泵将血液从体内引到体外，氧合后再用血泵将血灌注入体内，对一些呼吸或循环衰竭患者进行有效支持，使心肺得到充分休息，为肺功能和心功能的恢复创造条件。

2. 临床应用

（1）急性呼吸衰竭，如急性肺动脉高压或肺动脉高压危象、哮喘持续状态、重度 ARDS、弥漫性肺泡内出血、其他原因导致的严重急性呼吸衰竭。

（2）急性心功能衰竭。各种可逆性原因导致的心源性休克，如肺栓塞、急性心肌梗死、急性心肌炎、危及生命的恶性心律失常等。

（3）有效心肺复苏后，灌注和代谢指标良好。

（4）一些难度特别大的手术，如咽喉部或气管肿瘤等。

3. 注意事项

（1）ECMO 的成功取决于合适的患者选择、早期及时的应用和密切的监测。

（2）ECMO 只是为心肺功能的恢复争取时间，最终预后取决于患者器官功能的恢复。

（3）ECMO 治疗的患者病情危重，支持时间长，机器辅助生命支持过程中并发症难以完全避免。因此早期的预防和处理尤为重要。

（九）血液净化

1. 概念

临床上将利用净化装置，通过体外循环方式清除体内代谢产物、异常血浆成分以及蓄积在体内的药物或毒物，以纠正机体内环境紊乱的一组治疗技术，统称为血液净化。血液净化源于血液透析，伴随机械和电子技术的发展，血液净化方式也逐渐拓展，应用范围不断扩大。通常血液净化包括血液透析、血液滤过、免疫吸附、腹膜透析等。

2. 临床应用

血液净化不仅广泛应用于肾衰竭和（或）心血管功能不全、脑水肿、严重的全身水肿等情况，而且还广泛用于治疗全身性感染、ARDS、急性重症胰腺炎、多器官功能衰竭等非肾脏疾病。

3. 注意事项

（1）保持体外循环管路密闭通畅，避免受压、扭曲、管路内凝血。

（2）保持穿刺部位清洁、干燥，定期换药，减少感染机会，妥善固定体外循环管路，避免管路松动、脱落。

（3）监测穿刺肢体周径的变化，避免血栓形成。

（4）监测体外循环管路的压力变化，如果发现管路或滤器凝血，及时更换。

（5）治疗过程中密切监测患者生命体征的变化。

（李懿）

第三章　生命维持技能

一、平衡维持

（一）概念

1. 酸碱平衡

人体的内环境稳定是保证各器官功能正常的基本条件，而酸碱平衡是其中一项主要影响因素，机体的组织细胞只有在适宜酸碱度的体液环境中才能进行正常的生命活动。重症患者常由于各种严重的急慢性病理生理变化出现酸碱负荷过量或调节机制障碍，导致酸碱平衡紊乱，并发多器官功能损害，特别是肺和肾功能损害。

有研究发现诱发重症患者呼吸性碱中毒的原因为：患者病情发生改变，引起颅内高压、脑水肿，导致颅内动脉血氧分压（PaO_2）较低或颅内动脉血二氧化碳分压（$PaCO_2$）较高，从而对呼吸中枢造成刺激，进而使换气次数增加；患者出现疼痛、情绪紧张、感染等情况，使呼吸中枢兴奋；低氧血症亦是诱发呼吸性碱中毒的主要原因。

代谢性酸中毒产生的原因主要为：感染、缺氧等致乳酸血症形成；糖尿病；肾脏问题；高钾以及高氯造成代谢性酸中毒。

患者血气的改变与病情存在密切的联系，随着患者病情的加重，代谢性酸中毒、呼吸性碱中毒及低氧血症发生风险增加，患者的 pH 值也会不断升高，从而影响治疗效果，不利于预后。因此，及时准确地判断酸碱失衡类型并给予正确的临床干预，可以进一步提高重症患者的抢救和治疗成功率。

动脉血气分析能客观反映呼吸衰竭的性质和程度，是判断有无缺氧和二氧化碳潴留的最可靠方法，是指导改善呼吸功能的直接依据，已越来越广泛地应用于临床各科疾病的监测。动脉血气分析监测的主要指标有乳酸、pH 值、剩余碱（BE）、PaO_2、$PaCO_2$ 等。目前根据原发病因结合动脉血气分析的结果可将酸碱失衡分为三种类型。

（1）单纯型酸碱失衡（Simple acid-base disorders，SABD）：呼吸性酸中毒、呼吸性碱中毒、代谢性酸中毒、代谢性碱中毒。

（2）双重混合型酸碱失衡（Double acid-base disorders，DABD）：

①酸碱一致型，代谢性酸中毒＋呼吸性酸中毒、代谢性碱中毒＋呼吸性碱中毒。

②酸碱混合型，代谢性酸中毒＋呼吸性碱中毒、代谢性碱中毒＋呼吸性酸中毒、代谢性酸中毒＋代谢性碱中毒。

③双重代谢性酸中毒型，阴离子隙（Anion gap，AG）正常型代谢性酸中毒＋AG增高型代谢性酸中毒（AG↑型代谢性酸中毒）。

（3）三重混合型酸碱失衡（Triple acid-base disorders，TABD）：呼吸性酸中毒＋代谢性碱中毒＋AG↑型代谢性酸中毒（呼吸性酸中毒型）、呼吸性碱中毒＋代谢性碱中毒＋AG↑型代谢性酸中毒（呼吸性碱中毒型）。

2. 水和电解质平衡

水和电解质平衡是细胞正常代谢所必需的条件，是维持人体生命、维持各脏器官生理功能所必需的条件。重症患者常见的并发症是水和电解质紊乱，如不及时纠正，对患者的意识状态及肢体肌力、内脏功能均有很大影响，影响原发疾病的治愈。

电解质正常参考值：血清钾3.5～5.5mmol/L，血清钠135～145mmol/L，血清氯96.0～106.0mmol/L，血清钙2.1～2.6mmol/L，血清镁0.8～1.2mmol/L，血清磷0.87～1.45mmol/L。如果检查测得数值不在这些范围则被视为水和电解质紊乱。

3. 氮平衡

氮平衡（Nitrogen balance）指氮的摄入量与排出量之间的平衡状态，是反映体内蛋白质代谢概况的一种指标，也是了解营养支持方法是否满足分解代谢需要和能否促进合成代谢的指标。

食物中的含氮物质绝大部分是蛋白质，非蛋白质的含氮物质含量很低，可以忽略不计。因此，测定食物的蛋白质含量，可以估算出摄入氮的量。据测定，每100g蛋白质中有16g氮。蛋白质在体内分解代谢所产生的含氮物质，主要由尿、粪排出。通过测定每日食物中的含氮量（摄入氮），以及尿和粪便中的含氮量（排出氮）就可以了解氮平衡的状态，从而估计蛋白质在体内的代谢量和人体的生长、营养等情况。

氮平衡有以下三种情况。

（1）零氮平衡（Zero nitrogen balance）：摄入氮等于排出氮叫作零氮平衡。这表明体内蛋白质的合成量和分解量处于动态平衡。一般营养正常的健康成年人就属于这种情况。

（2）正氮平衡（Positive nitrogen balance）：摄入氮大于排出氮叫作正氮平衡。这表明体内蛋白质的合成量大于分解量。生长期的儿童及青少年、孕妇、恢复期的患者等就属于这种情况。所以，在这些人的饮食中，应该尽量多给些含蛋白质丰富的食物。

（3）负氮平衡（Negative nitrogen balance）：摄入氮小于排出氮叫作负氮平衡，这表明体内蛋白质的合成量小于分解量。慢性消耗性疾病、饥饿等就属于这种情况。蛋白质摄入不足，就会导致身体消瘦、对疾病的抵抗力降低、患者的伤口难以愈合等。当碳水化合物供给不足，或处于病态、紧张状态时，机体的氮平衡会受到影响。长期处于负氮平衡将引起蛋白质缺乏、体重减轻、机体抵抗力下降。

（二）临床应用

1. 酸碱平衡

（1）代谢性酸中毒：

①治疗原发病，避免诱发因素，纠正水和电解质紊乱，恢复有效的循环血容量，改善组织血液灌流状况，改善肾功能等。

②补充碱性药物纠正代谢性酸中毒，一般用碳酸氢钠补充 HCO_3^-，缓冲 H^+。也可以应用乳酸钠，但在肝功能损害或乳酸性酸中毒时不宜应用。1g 碳酸氢钠含有 11.9mmol 的 HCO_3^-。纠正代谢性酸中毒时补充的碱量可用下式计算：补充碱量（mmol）＝［正常二氧化碳结合力值（mmol/L）－测定的二氧化碳结合力值(mmol/L)］×体重(kg)×0.3，或补充碱量＝［正常标准碳酸氢盐（mmol/L）－测定标准碳酸氢盐（mmol/L）］×体重（kg）×0.3。在纠正代谢性酸中毒时，大量的钾离子转移至细胞内，引起低血钾，以及游离钙减少，需要随时予以补充。

（2）代谢性碱中毒：

①一般治疗，明确诊断并治疗引起代谢性碱中毒的病因。

②与失氯有关的病因常需用 0.9％氯化钠溶液补充血容量。

③纠正低氯血症，用 2％氯化铵溶液 2ml/kg 能降低血浆二氧化碳结合力（CO_2CP）1mmol/L，计算出总量，先给半量，加入 5％葡萄糖溶液中静脉滴注。严重低氯血症者可使用 0.1mmol/L 盐酸溶液。

④用碳酸酚酶抑制剂（乙酰唑胺）250～375mg，1～2 次/天，可减少 HCO_3^- 的排泄。

⑤治疗低钾血症。

⑥间歇给予外源性碳酸氢盐。

⑦合作的患者可嘱其向纸袋呼吸，以短暂提高吸入的 CO_2 浓度。

⑧手足搐搦者可静脉滴注 5％氯化钙溶液或静脉注射 10％葡萄糖酸钙溶液 5~10ml。

（3）呼吸性酸中毒：

①保持呼吸道通畅、改善通气、增加通气量才能有效排出 CO_2，纠正呼吸性酸中毒。

②去除诱发因素（如呼吸道感染），给予机械通气治疗是纠正呼吸性酸中毒的主要治疗措施。通常首选经面罩机械通气，严重者可给予人工气道机械通气。

③呼吸兴奋剂（如尼可刹米）能刺激呼吸中枢，增加通气量，但其作用时间短暂，可增加氧耗量，对其治疗作用存在争论。

④还可给予持续低流量吸氧以改善低氧血症。

⑤一般不需要使用碱性药物纠正。

（4）呼吸性碱中毒：不需特殊处理，纠正缺氧、避免过度通气是主要治疗措施。

2. 水和电解质平衡

（1）高钾血症的治疗：应根据血钾浓度和患者的临床表现制订治疗方案。停止补充外源性钾，评估可引起血钾升高的药物（如保钾利尿剂、血管紧张素转换酶抑制剂等）。

①轻度升高（5~6mmol/L）。

a. 利尿剂：呋塞米 40~80mg 静推。

b. 树脂：聚苯乙烯磺酸钠 15~30g 溶于 50~100ml 20％山梨醇溶液中口服或保留灌肠。

②中度升高（6~7mmol/L）。

a. 葡萄糖加胰岛素：50％葡萄糖溶液 50ml 加 10U 普通胰岛素静推 15~30 分钟。

b. 碳酸氢钠注射液 50mmol 静推 5 分钟。

c. 舒喘灵喷雾剂 10~20mg 雾化 15 分钟以上。

③严重升高（>7mmol/L 伴中毒样心电图改变）。

a. 促进血钾转移到细胞内：10％氯化钙溶液 5~10ml 静推，2~5 分钟；碳酸氢钠注射液 50mmol 静推 5 分钟；50％葡萄糖溶液 50ml 加 10U 普通胰岛素静推 15~30 分钟；舒喘灵喷雾剂 10~20mg 雾化 15 分钟以上。

b. 促进钾排出：呋塞米 40~80mg 静推，聚苯乙烯磺酸钠 15~30g 溶于50~100ml 20％山梨醇溶液口服或灌肠、透析。

（2）低钾血症的治疗：减少钾离子的进一步丧失，并给予补钾。

①当发生心律失常或严重低钾血症（血清钾＜2.5mmol/L）时应静脉补钾。在急诊情况下可以根据经验紧急补钾，最大静脉补钾量可达 10～20mmol/h，同时予以连续的心电图监测。

②如因低钾血症发生心源性猝死，应该迅速补钾，先按 2mmol/min 输注，随后按 10mmol/L 静脉滴注 5～10 分钟以上。

③一旦患者病情稳定，逐渐降低静脉补钾的速度和剂量。除非患者临床状况不稳定，否则我们推荐逐步纠正低钾血症而不是快速补充。

（3）高钠血症的治疗：阻止水分的丢失和纠正水分不足。

①低血容量患者用 0.9％氯化钠溶液或 5％右旋糖酐溶液加 0.45％氯化钠溶液使细胞外液容量恢复正常，同时预防血钠浓度快速下降。

②钠离子降低的速率应为 0.5～1.0mmol/h，第一个 24 小时内钠离子降低的量不多于 12mmol/L，应在 48～72 小时完全纠正高钠。

③应随时注意患者的血钠水平和神经功能以防止纠正过快。

（4）低钠血症的治疗：补充钠及排出血管内游离水。

①如果存在抗利尿激素分泌不当综合征，治疗中要严格限制液体摄入量。

②对无症状低钠血症患者的纠正要缓慢进行：每小时钠离子增加 0.5mmol/L，第一个 24 小时钠离子增加不超过 12mmol/L。快速纠正低钠能引起昏迷。

③如果确定患者有神经系统功能障碍，立即给予 3％氯化钠溶液静脉滴注，速度为每小时 1mmol/L，纠正低钠血症直至控制神经系统的症状。当癫痫发作时，一些专家推荐更快的纠正速度（每小时 2～4mmol/L）。控制了神经系统症状后，再以每小时 0.5mmol/L 的速度静脉滴注。

④为了确定纠正钠缺失所需的总量，可计算体内总的钠缺失量。使用以下公式计算：钠缺失量＝（钠离子期望值－目前钠离子测量值）×0.6*×体重（kg）（*表示男性使用系数 0.6，女性使用系数 0.5）。

（5）高钙血症的治疗：一般对有症状的高钙血症患者进行治疗（通常血清钙浓度在 3.00mmol/L 左右），如果血清钙＞3.75mmol/L，无论有无症状均应治疗。即刻治疗的目的是恢复血管内容量、促进尿钙的排泄。

①对于心肾功能良好的患者，静脉滴注 0.9％氯化钠溶液 300～500ml/h，直至补足缺失的液体，出现利尿作用（尿量 200～300ml/h）。一旦脱水已纠正，静脉滴注速度减至 100～200ml/h。

②治疗过程中，密切监测血清钾、血清镁浓度，因为利尿会进一步降低血清钾、血清镁浓度。

③在心力衰竭和肾衰竭患者中，血液透析可迅速降低血清钙浓度。

④特殊情况下使用螯合剂（50mmol 磷酸盐 8～12 小时或 EDTA 10～

50mg/kg，4 小时）。

⑤使用呋塞米（1mg/kg 静推）治疗高钙血症是有争议的。出现心力衰竭时，需给予呋塞米，但它可能会加速骨骼钙的释放，加重高钙血症。

（6）低钙血症的治疗：需要通过补钙治疗低钙血症。

①使用 10％葡萄糖酸钙溶液 10～20ml 静推 10 分钟治疗急性有症状的低钙血症。然后用 500～1000ml 的 5％葡萄糖溶液以每小时 0.5～2.0mg/kg 的速度静脉滴注 540～720mg 成分钙。

②给予 10％氯化钙溶液 5ml（136.5mg 成分钙）静推 10 分钟，接着6～12 小时给予 36.6ml（1g）静脉滴注。每 4～6 小时测定血清钙浓度。目标是维持总血清钙浓度在 1.75～2.25mmol/L。

③纠正镁和 pH 值的异常。注意：未治疗的低镁血症常使低钙血症难以控制。

3. 氮平衡

氮平衡是研究蛋白质代谢的一个重要指标，它可以反映机体摄入氮和排出氮之间的关系，可用下面数学式表达：氮平衡（g/d）＝蛋白质摄入量（g/d）/6.25－尿素氮（mmol/24 小时尿）＋3.0。

摄入氮可根据食品蛋白质摄入量计算，排出氮即未被吸收的氮，包括粪氮、尿氮以及皮肤氮等。粪氮中除了未被消化的食物氮，还包括肠道死亡微生物、消化液及肠黏膜脱落细胞氮，这部分氮称为粪代谢氮；尿氮除了机体利用过的氮，还包括尿道黏膜脱落细胞氮，这部分氮称为尿内源氮（Um）。机体每天由皮肤、毛发、分泌物等排出的氮，以及粪代谢氮、尿内源氮总共约为 3.5g，这是机体不可避免的氮消耗，称为必要氮损失（Obligatory nitrogen loss，ONL）。

（1）氮摄入量（g/d）＝［肠外营养蛋白质摄入量（g/d）＋肠内营养蛋白质摄入量（g/d）］/6.25＋肠外营养氨基酸摄入量（g/d）/7.5。

（2）肠外营养中氨基酸含氮量按其说明书中含氮量计算，如无说明以 7.5g 含 1g 氮计算。

（3）消化道、皮肤及呼吸道排出的氮量根据文献报道约为 2g/d，尿液中非尿素氮如氨、尿酸等约为 2g/d。

（4）每日尿液尿素氮量（g/d）＝0.028×尿液尿素氮浓度（mmol/L）×24 小时尿量（L/d）。

（5）每日尿蛋白含氮量（g/d）＝尿液蛋白质浓度（g/L）×24 小时尿量(L/d)/6.25。

（6）静息能量消耗（男）（kcal/d）＝66.473＋5.003×身高（cm）＋13.752×体重（kg）－6.755×年龄（岁）。

（7）静息能量消耗（女）（kcal/d）＝655.096＋1.850×身高（cm）＋9.563

×体重（kg）−4.676×年龄（岁）。

（三）注意事项

1. 酸碱平衡

TABD 是新近提出的一种混合型酸碱失衡，国内报道成人重症患者的 TABD 发病率高达 38.1%。TABD 主要见于多因素作用、多器官损害的重症患者，常见的原发病因为肺源性心脏病、重症肺炎、严重创伤、脓毒性休克、心功能不全、脑血管意外等。TABD 本身并不直接导致死亡，但有文献报道合并 TABD 患者的病死率高达 50%。故而对于重症患者而言，及早发现并纠正 TABD，可以显著降低患者的 APACHE II 评分，降低多器官功能障碍综合征的发病率，从而增加其存活率。

（1）急性呼吸性酸中毒（呼酸）型 TABD：当 pH 值明显降低时，在密切观察下使用碱性药物。常用的公式如下：HCO_3^-（mmol/L）=［正常 HCO_3^-（mmol/L）−实测 HCO_3^-（mmol/L）］×体重（kg）×0.2，将计算出的应补 HCO_3^- 的半量做缓慢静脉滴注，密切观察血气变化。如 pH 值升高接近正常值，应立即停止静脉滴注，不能使 pH 值＞7.40。

（2）慢性呼酸型 TABD：因 HCO_3^- 呈代偿性升高，补碱公式已不适用。当 pH 值＜7.20 时才能应用 5%NaHCO₃ 30~40ml 静脉滴注使 pH 值恢复到 7.20 以上，并积极进行综合治疗。

（3）呼吸性碱中毒（呼碱）型 TABD：由于机体对碱中毒的缓冲能力较弱，故预后差，病死率高。当 pH 值明显升高时，应补充精氨酸和钾盐，但应注意精氨酸切忌剂量过大，使用钾盐的注意事项为见尿补钾。

2. 水和电解质平衡

有研究纳入脑梗死患者 274 例，对其水和电解质紊乱情况进行回顾性分析，发现与发生水和电解质紊乱相关的临床症状以呕吐、腹泻及纳差所占比例大。脑梗死患者水和电解质紊乱主要的表现为血清钾降低、合并高血压病及长期口服利尿剂和含利尿排钾的复方降压制剂降压。故对于新入院患者，应注意询问其服药情况，及时补钾。对于有体液丢失及入量不足的患者，应注意及时补充多种电解质。

老年人存在≥2 种电解质紊乱的比例较高。尤其是 80 岁以上高龄患者，由于年龄较高，胃肠道吸收功能下降，加之常有多种疾病，容易发生多种电解质紊乱，临床上应注意各种电解质的充分补充并重视同时治疗多种并发疾病。故对于此类患者，应加强住院期间电解质的持续监测，如进食困难，应尽早给予鼻饲及肠外全营养疗法，增加营养，增强抵抗力，从而使患者早日康复。

因为重症患者合并水和电解质紊乱的病情程度不同，每个患者临床表现也有所不同，所以临床要对这些患者进行详细分析，并给予全面的检查，根据检查结果制订最适合、最全面的临床治疗方案，使患者在治疗时得到最好的治疗效果。所以临床上实行个体化治疗方案，可以有效地针对不同临床表现的患者进行治疗，从而高效率地达到治疗目的。

3. 氮平衡

有研究表明，脑卒中患者由于并发吞咽障碍，常常处于负氮平衡状态。脑卒中后给予流质食物，会导致患者对蛋白质、脂质等的摄入随意性增大，且该方式还易导致胃潴留、反流误吸等情况，影响机体营养摄入。因此，在重症患者的治疗过程中，应重视并采取相应的措施，改善患者的营养状况以保护脑功能，改善神经功能，缩短平均住院时间，最终有可能降低患者死亡率和致残率。肠内营养支持的主要目的是在早期为患者补充机体所需的营养素，纠正负氮平衡，恢复机体的正常代谢，从而增强机体免疫功能，帮助机体维持正常生理状态，同时减少并发症的发生，对改善患者预后具有积极的应用价值。有研究证实对于颅脑损伤患者，增加蛋白质的肠外营养途径有效减少了蛋白质的丢失，改善了患者的高代谢状态，有效应对了机体的应激反应，改善了氮平衡，是一种值得推广的营养支持方法。然而目前的研究也同时存在一定的局限性，如纳入患者例数较少，导致统计学效能不高；随访时间较短，其远期疗效有待进一步评估。

（王婷婷）

二、器官衰竭干预

（一）急性心力衰竭

1. 概念

急性心力衰竭（Acute heart failure，AHF）指心脏结构或功能异常导致心力衰竭的症状或体征骤然发生或者短期内迅速加重，特征是呼吸困难，常伴有心脏充盈压急剧上升导致的肺间质和肺泡腔内液体积聚（心源性肺水肿）。患者也可表现为左心室充盈压上升和呼吸困难但不伴肺水肿，这是一个常见且可能致死的原因。AHF 的病因包括急性冠状动脉综合征（Acute coronary syndrome，ACS）、瓣膜性心脏病、心肌病及高血压急症等，心房颤动及其他严重心律失常急性发作、感染是 AHF 的重要诱因。AHF 亦可在心脏手术或非心脏手术的围手术期发生。

2. 临床干预

AHF 危及生命，对疑诊 AHF 的患者，应尽量缩短确立诊断及开始治疗的时间，在完善检查的同时即应开始药物和非药物治疗。在 AHF 的早期阶段，如果患者存在心源性休克或呼吸衰竭，须尽早提供循环支持和（或）通气支持。应迅速识别威胁生命的临床情况（ACS、高血压急症、心律失常、急性机械并发症、急性肺栓塞），并给予相关指南推荐的针对性治疗。在 AHF 的早期阶段，应根据临床评估（如是否存在淤血和低灌注），选择最优化的治疗策略。AHF 早期治疗流程见图 2-3-1。

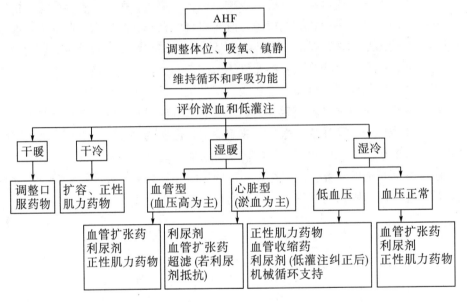

图 2-3-1　AHF 早期治疗流程图

3. 治疗目标

通过降低充盈压、改善心排血量来改善患者的血流动力学状态，从而稳定器官功能和缓解症状；确定和治疗任何可能导致急性失代偿的原因，并避免将来发生失代偿；保证给予具有循证医学证据的治疗措施；对患者及其家属进行充分的健康教育。

（二）急性肺损伤/急性呼吸窘迫综合征

1. 概念

急性肺损伤（Acute lung injury，ALI）/急性呼吸窘迫综合征（Acute respiratory distress syndrome，ARDS）是各种肺内、肺外致病因素导致的急性

弥漫性炎症性肺损伤，进而引起急性呼吸衰竭，以肺血管通透性增高、肺泡腔渗出富含蛋白质的液体、肺水肿及透明膜形成为主要病理特征。临床上表现为顽固性低氧血症和呼吸窘迫，影像学上表现为双肺渗出性病变。ALI/ARDS 是连续的病理生理过程，ARDS 是其最严重的阶段。脓毒症是 ALI/ARDS 最常见的病因，通常是肺源性的。其他有关的病因包括误吸、吸入性损伤（包括与电子烟或电子烟产品相关的肺损伤）、急性胰腺炎、创伤、烧伤、肺挫伤、输血相关性肺损伤、体外循环、脂肪栓塞、弥散性血管内凝血和药物过量。

2. 临床干预

治疗的首要任务是识别并治疗病因。例如，对患有脓毒症的患者，进行早期复苏、适当抗生素治疗以及感染源控制可以获得良好结局。临床上常采用支持疗法和药物治疗等策略，以下将进行详述。

（1）支持疗法：支持疗法侧重于控制进一步肺损伤，重点在于通过肺保护性通气预防通气相关性肺损伤，以及通过保守液体疗法预防肺水肿形成并促进肺水肿吸收。肺保护性通气的最佳方法尚不明确，目前临床证据较支持以下方案：在潮气量和气道压力降低后进行有创机械通气。如果气道平台压力超过 30cmH$_2$O，则潮气量应从 6ml/kg 降至最低 4ml/kg。另外，可提高通气机上设置的呼吸频率，以保持可接受的每分通气量（每分钟呼出的气体体积）以及二氧化碳去除量。对于中重度 ALI/ARDS 患者（PaO$_2$/FiO$_2$<120mmHg）目前推荐俯卧位通气方法，可以降低死亡率。若患者病情较轻，则高流量鼻导管给氧及面罩无创通气可作为气管插管及机械通气的有效替代方案。另外，液体管理策略可以缩短辅助通气的持续时间，利尿剂和白蛋白可以帮助氧合作用得到改善，但白蛋白对发生外伤性脑损伤的患者不适用。

（2）药物治疗：吸入一氧化氮能够暂时改善氧合作用，并可能改善存活患者的长期肺功能。糖皮质激素可改善氧合作用和气道压力，但如果在 ALI/ARDS 诊断后 14 天或更晚开始使用糖皮质激素，则会产生危害。其他药物，包括非甾体抗炎药、酮康唑、利索茶碱、他汀类、沙丁胺醇、抗氧化剂表面活性剂、中性粒细胞弹性蛋白酶抑制剂的临床试验均以失败告终。

（3）并发症的预防：ALI/ARDS 患者的死亡通常不是由呼吸衰竭所致。大多数患者的死因为基础疾病、继发性感染、其他器官衰竭或长期住院治疗的并发症，因此应注意并发症的预防。

（三）急性肾损伤

1. 概念

急性肾损伤（Acute kidney injury，AKI），既往也称为急性肾衰竭（Acute renal failure，ARF），是由多种病因导致、涉及多学科的临床常见重症，主要表现为肾功能的快速减退及代谢废物的蓄积。KDIGO 指南采用血清肌酐和尿量作为主要指标，符合以下情况之一者即可诊断为 AKI：

（1）48 小时内血清肌酐升高≥26.5μmol/L（0.3mg/dL）。

（2）血清肌酐升高超过基础值的 1.5 倍及以上，且明确或经推断上述情况发生在 7 天之内。

（3）尿量减少 0.5ml/（kg·h），且时间持续 6 小时以上。

根据病因和发病机制，AKI 可分为肾前性 AKI、肾性 AKI 和肾后性 AKI。肾前性 AKI 主要与血容量减少、有效动脉血容量减少和肾内血流动力学改变导致的肾脏灌注不足有关，肾后性 AKI 通常由肾盂到尿道任一部位的急性尿路梗阻引发，肾性 AKI 指肾实质损伤导致的 AKI。这三类 AKI 在临床上常相互混杂，使疾病更加复杂，多数情况下 AKI 发生可能是多种因素共同作用的结果。

2. 临床干预

（1）肾前性 AKI：肾前性 AKI 的处理是尽快恢复正常肾灌注。低血容量的患者应选择合适的液体，如血制品、胶体或等张晶体液进行液体复苏。心功能不全引起的 AKI 可予以正性肌力药物支持并降低后负荷。有严重肝硬化的 AKI 患者会发生有效血容量不足，要小心监测其血容量变化。此外，多项研究表明应用奥曲肽和米多君（使用或不使用白蛋白）可以有效改善肝肾综合征。

（2）肾性 AKI：目前尚没有阻止或治疗肾性 AKI 的有效药物。早期发现 AKI 以及应用在多种病理过程中均能起到作用的药物治疗有望成功。支持治疗是所有类型的肾性 AKI 的主要治疗手段。

（3）肾后性 AKI：肾后性 AKI 的治疗主要在于解除梗阻。膀胱置入导尿管可以解除膀胱出口梗阻或神经源性患者的梗阻问题。上尿路梗阻需要置入输尿管支架或行经皮肾造瘘术。在解除梗阻后可能会出现梗阻后多尿的情况，这是由于 AKI 期间水和钠在体内发生堆积，多尿为生理性代偿的表现。在一些患者中，由于体内滞留的尿素会引起梗阻后渗透性多尿，需要行容量治疗。

（4）肾脏替代治疗：针对重症患者启动肾脏替代治疗（Renal replacement therapy，RRT）的最佳时机目前尚有争议，不能给出确切推荐意见。肾脏功能能否满足机体正常生理需要及疾病状态下代谢增加的需要，应该作为是否需要启动 RRT 的考虑因素，不应当仅考虑肾功能指标或肾损伤分级，应当结合患者的临床状态个体化考虑。

（四）急性肝衰竭

1. 概念

急性肝衰竭（Acute liver failure，ALF）指既往正常的肝功能迅速恶化。目前 ALF 的内科治疗尚缺乏特效药物和手段。原则上强调早期诊断、早期治疗，采取相应的病因治疗和综合治疗措施，并积极防治并发症。ALF 诊断明确后，应动态评估病情、加强监护和治疗。

2. 临床干预

一般支持治疗，卧床休息，减少体力消耗，减轻肝脏负担，病情稳定后加强适当运动。加强病情监护，推荐肠内营养，建议高碳水化合物、低脂、适量蛋白饮食。积极纠正低蛋白血症，补充白蛋白或新鲜血浆，并酌情补充凝血因子，进行血气监测，注意纠正水电解质代谢异常及酸碱平衡紊乱。药物治疗方面推荐应用抗炎护肝药物、肝细胞膜保护剂、解毒保肝药物以及利胆药物。ALF 患者肠道微生态失衡、益生菌减少、肠道有害菌增加，应用肠道微生态制剂可改善 ALF 患者的预后。非病毒感染性急性肝衰竭，如自身免疫性肝炎及急性酒精中毒（重症酒精性肝炎）等患者，可考虑进行肾上腺皮质激素治疗。

ALF 病因的明确对指导治疗及判断预后具有重要价值，对病因尚不明确者应积极寻找病因以期达到正确处理的目的，如重叠感染、各种应激状态、饮酒、劳累、药物影响、出血等。对 HBV DNA 阳性的 ALF 患者，不论检测出的 HBV DNA 载量高低，建议立即使用核苷类药物进行抗病毒治疗。因药物肝毒性所致的 ALF，应停用所有可疑的药物。

人工肝是治疗 ALF 的有效方法之一，其治疗机制是基于肝细胞的强大再生能力，通过一个体外的机械、理化和生物装置，清除各种有害物质，补充必需物质，改善内环境，暂时替代衰竭肝脏的部分功能，为肝细胞再生及肝功能恢复创造条件或等待机会进行肝移植。肝移植适用于经积极内科综合治疗和（或）人工肝治疗疗效欠佳，不能通过上述方法好转或恢复者。

（五）多重器官衰竭

1. 概念

多重器官衰竭（Multiple organ failure，MOF）或称多器官功能障碍综合征（Multiple organ dysfunction syndrome，MODS）、多系统器官衰竭（Multiple system organ failure），指患者的器官功能不全，无法维持稳态，需要医疗干预以维持体内平衡。MOF 是老年人死亡的重要原因之一。基础疾病主要包括气管、心脏、肺脏、肝脏、肾脏、脑等重要身体器官的慢性病。

2. 临床干预

积极治疗基础疾病，防止器官进入衰竭期甚至失代偿期，中断或去除引起 MOF 的始发因素。支持已功能不全的器官，阻断已被激活的病理途径，逆转已被激活的体液介质对各器官的不良影响。器官功能不全是一个连续的过程，临床上不但要及早识别，及时给予人工支持和机械辅助，还应避免因治疗某一个器官而影响其他器官功能。积极且尽可能早期进行代谢支持，为恢复器官功能提供物质基础。

如果患者处于休克状态，需要及时复苏，尽可能缩短休克时间。对于严重感染患者，应及时应用有效抗生素，积极引流感染灶。对于重症患者，应保护胃肠功能，防止细菌易位，选择性肠道去污技术对降低感染率可能有一定作用。早期也要处理容量过负荷的问题，患者的容量过负荷可增加 MOF 的病死率，使用利尿剂、RRT 可改善容量过负荷。

改善机体氧代谢，纠正组织缺氧，目前提高氧供是纠正组织缺氧最可行的手段，须具备三个条件：正常的血红蛋白含量、正常的心功能和有效循环血容量。另外可根据病情适当使用血管活性药物保证组织灌注。降低氧耗易被忽视，可通过镇静、降低体温等手段实现。呼吸支持是提高氧供和降低氧耗的重要手段之一。

MOF 患者处于高度应激状态，导致机体出现以高分解代谢为特征的代谢紊乱，在治疗初期血糖水平并不稳定，高血糖增加单核细胞、C 反应蛋白和炎症因子水平，降低免疫反应。因此，血糖控制对于 MOF 患者很重要，建议对重症患者进行程序化的血糖管理。早期营养对于 MOF 患者也很重要，最好选择肠内营养，如果无法耐受，肠外营养也是重要的保证热量摄取和解除负氮平衡的选择。

（高蓓瑶）

三、抢救车药品使用

（一）概念

抢救车是医院的必需配置，只要有患者到的科室就要配备抢救车。抢救车药品主要供病区临时周转使用，药品配置至今无统一规定，多根据心肺复苏、过敏性休克等危急重症指南、共识及医护临床经验，并结合医院实际情况配置，不同医院不尽相同，同一医院不同科室也有差异。

国际医疗卫生机构认证联合委员会要求抢救车药品需要遵循国家/地方卫生监管部门的要求，结合医院特点进行配置。2021 年 4 月 29 日，湖南省卫健委联合湖南省中医药管理局制订了《湖南省医疗机构抢救车药品配备与管理技术规范（第1版）》，该规范要求各级各类医疗机构抢救车应根据《湖南省医疗机构抢救车药品配备清单》（附件1）配备15种急救药品，包括肾上腺素、异丙肾上腺素、去甲肾上腺素、多巴胺、利多卡因、西地兰（去乙酰毛花苷）、阿托品、地塞米松、呋塞米、葡萄糖酸钙、艾司洛尔、氨甲环酸、胺碘酮、地西泮、纳洛酮。

此外，以下抢救车药品配置口诀流传广泛：一肾二异三阿托，四洛五可六利多，七多八阿九西地，十尿一去地氨钙。分别指：肾上腺素、异丙肾上腺素、阿托品、洛贝林、尼可刹米、利多卡因、多巴胺、阿拉明（重酒石酸间羟胺）、西地兰（去乙酰毛花苷）、速尿、去甲肾上腺素、地塞米松、氨茶碱、葡萄糖酸钙。

本部分对常见抢救车药品的适应证、禁忌证及常用剂量进行简介，因篇幅限制，详细适应证、用法用量、药理作用、注意事项等可查阅药品说明书。

（二）临床应用与注意事项

1. 肾上腺素

（1）药理作用：激动 α 受体和 β 受体。α 受体激动引起皮肤、黏膜、内脏血管收缩。β 受体激动引起冠状动脉血管扩张、骨骼肌/心肌兴奋、心率增快、支气管平滑肌及胃肠道平滑肌松弛。

（2）急救适应证：缓解支气管痉挛所致严重呼吸困难；过敏性休克；心搏骤停；成人的心动过缓。

（3）用法用量：0.25～1.00mg 皮下注射。

（4）注意事项：高血压、器质性心脏病、冠状动脉疾病、糖尿病、甲亢、洋地黄中毒、外伤性及出血性休克、心源性哮喘者禁用。

2. 异丙肾上腺素

（1）药理作用：β 受体激动剂，对 β1 和 β2 受体均有强大的激动作用。使心脏收缩力增强、心率加快；舒张外周血管，使收缩压升高、舒张压降低；使支气管平滑肌松弛。

（2）急救适应证：心源性或感染性休克；Ⅲ度房室传导阻滞且不存在明显心肌缺血；心搏骤停。

（3）用法用量：心搏骤停时 0.5～1.0mg 心腔内注射。

（4）注意事项：心绞痛、心肌梗死、甲亢及嗜铬细胞瘤者禁用。

3. 去甲肾上腺素

（1）药理作用：强烈的 α 受体激动剂，同时也激动 β 受体，引起血管极度收缩、血压升高、冠状动脉血流增加，使心脏收缩力增强。

（2）急救适应证：各种类型休克时（出血性休克除外），升高血压保护重要器官；上消化道出血的止血治疗；心搏骤停复苏后的血压维持。

（3）用法用量：成人 $8\sim12\mu g/min$ 静脉滴注；小儿 $0.02\sim0.10\mu g/$（kg·min）静脉滴注。

（4）注意事项：禁止与含卤素麻醉剂及其他儿茶酚胺类药物合用，可卡因中毒及心动过速者禁用。

4. 多巴胺

（1）药理作用：激动交感神经系统肾上腺素受体和位于肾、肠系膜、冠状动脉、脑动脉的多巴胺受体。作用强度呈剂量依赖性。

（2）急救适应证：适用于各种类型休克；用于洋地黄和利尿剂无效的心功能不全。

（3）用法用量：$1\sim5\mu g/kg$ 静脉注射，10 分钟内以每分钟 $1\sim4\mu g/kg$ 的速度递增。

（4）注意事项：突然停药可致严重低血压，停药时剂量应逐渐递减。

5. 利多卡因

（1）药理作用：对心脏的作用为抑制希-浦系统 Na^+ 内流、促进 K^+ 外流，从而抗心律失常。

（2）急救适应证：局部麻醉；急性心肌梗死；洋地黄类中毒；心脏外科手术及心导管检查后出现的室性早搏、室性心动过速和心室颤动。

（3）用法用量：首次负荷量 $1.0\sim1.5mg/kg$ 静脉注射 $2\sim3$ 分钟，必要时每 5 分钟重复静脉注射 $1\sim2$ 次，1 小时总量不超过 300mg。

（4）注意事项：阿-斯综合征、预激综合征、严重心脏传导阻滞者禁用。

6. 西地兰（去乙酰毛花苷）

（1）药理作用：选择性抑制心肌细胞膜 Na^+-K^+-ATP 酶，并降低窦房结自律性，提高浦肯野纤维自律性。

（2）急救适应证：急性心力衰竭或慢性心力衰竭急性加重；控制心房颤动、心房扑动伴快速心室率患者的心室率。

（3）用法用量：成人首次剂量 $0.4\sim0.6mg$，以后每 $2\sim4$ 小时可再给 $0.2\sim0.4mg$，总量 $1.0\sim1.6mg$。

（4）注意事项：禁止与钙注射剂合用；强心苷制剂中毒、室性心动过速、心室颤动、梗阻性肥厚型心肌病、预激综合征伴心房颤动或心房扑动者禁用。

7. 阿托品

（1）药理作用：M 胆碱受体阻滞剂。

（2）急救适应证：各种内脏绞痛，如胃肠绞痛、胆绞痛、肾绞痛；迷走神经过度兴奋所致的窦房传导阻滞、房室传导阻滞等缓慢型心律失常；也可用于继发于窦房结功能低下的室性异位节律；锑剂中毒引发的阿-斯综合征；感染中毒引起的休克；有机磷农药中毒。

（3）用法用量：成人一日 0.5～3.0mg 皮下、肌肉或静脉注射；抗心律失常时 0.5～1.0mg，按需 1～2 小时一次，总量 2mg。

（4）注意事项：青光眼及前列腺肥大、高热者禁用。

8. 地塞米松

（1）药理作用：肾上腺皮质激素类药物，具有消炎、抗过敏、抗休克作用。

（2）急救适应证：过敏性疾病；某些严重感染及中毒急救治疗。

（3）用法用量：成人 1～8mg 肌肉注射，一日一次。

（4）注意事项：对本品及相关药物过敏者禁用。

9. 呋塞米

（1）药理作用：强效利尿剂。

（2）急救适应证：用于严重水肿性疾病，包括充血性心力衰竭、肝硬化、急/慢性肾衰竭，在其他利尿剂效果不佳时，应用本药可能有效。也可与其他药物合用于治疗急性肺水肿、急性脑水肿、高血压危象。本药不作为治疗原发性高血压的首选药物，但当噻嗪类药物疗效不佳或伴有肾功能不全时，本药尤为适用。本药可用于高钾血症、高钙血症和稀释性低钠血症，也可用于急性药物、毒物中毒，如巴比妥类药物中毒等。

（3）用法用量：成人 20～40mg 肌肉注射，必要时每 2 小时追加剂量。

（4）注意事项：对本品及磺胺类药物、噻嗪类利尿剂过敏者禁用；妊娠三个月以内孕妇禁用。

10. 艾司洛尔

（1）药理作用：选择性 β1 肾上腺素受体阻滞剂，起效迅速，作用时间短。

（2）急救适应证：心房颤动、心房扑动；围手术期高血压；窦性心动过速。

（3）用法用量：成人首次负荷量 0.50mg/(kg·min)，静脉注射 1 分钟，随后静脉滴注维持，自 0.05mg/(kg·min) 开始，最大维持剂量为 0.30mg/(kg·min)。

（4）注意事项：支气管哮喘或有支气管哮喘病史、严重 COPD、窦性心动过速、Ⅱ～Ⅲ度房室传导阻滞、难治性心功能不全、心源性休克及对本品过敏者禁用。

11. 氨甲环酸

（1）药理作用：抑制纤溶酶，具有止血、抗过敏、消炎作用。

（2）急救适应证：全身纤维蛋白溶解功能亢进所致的出血，以及手术中和手术后的异常出血；局部纤溶亢进所致的异常出血，如肺出血、鼻出血、生殖器出血、肾出血、前列腺手术中和术后的异常出血。

（3）用法用量：成人 1000～2000mg 静脉注射或静脉滴注。

（4）注意事项：对本品过敏者禁用。

12. 胺碘酮

（1）药理作用：抗心律失常药。

（2）急救适应证：房性心律失常伴快速室性心律；预激综合征的心动过速；严重的室性心律失常；体外电除颤无效的心室颤动。

（3）用法用量：静脉滴注，头 10 分钟 150mg/min，随后 6 小时给药 360mg，剩余 18 小时给药 540mg，此后 0.5mg/min。

（4）注意事项：未安装人工起搏器的窦性心动过缓、窦房传导阻滞、高度房室传导障碍及甲状腺功能异常者禁用；禁用于 3 岁以下儿童。

13. 地西泮

（1）药理作用：长效苯二氮䓬类药，为中枢神经系统抑制剂。

（2）急救适应证：抗癫，为治疗癫痫持续状态的首选药；抗惊厥，对破伤风致轻度阵发性惊厥也有效。

（3）用法用量：10mg 静脉注射，每隔 10～15 分钟可按需增加，24 小时总量以 40～50mg 为限。

（4）注意事项：癫痫患者突然停药可引起癫痫复发。

14. 纳洛酮

（1）药理作用：阿片受体拮抗剂。

（2）急救适应证：阿片类药物复合麻醉药术后，拮抗该类药物所致的呼吸抑制，促使患者苏醒；阿片类药物过量，完全或部分逆转阿片类药物引起的呼吸抑制；解救镇静催眠类药物和急性乙醇中毒；急性阿片类药物过量的诊断。

（3）用法用量：纠正呼吸抑制时，每隔 2～3 分钟静脉注射 0.1～0.2mg。

（4）注意事项：对本品过敏者禁用。

15. 硝酸甘油

（1）药理作用：松弛血管平滑肌。

（2）急救适应证：冠心病急性心绞痛的治疗；控制性降压或治疗充血性心力衰竭。

（3）用法用量：静脉滴注，开始剂量 $5\mu g/min$，如无效可增加剂量。

（4）注意事项：禁用于心肌梗死早期、严重贫血、青光眼、颅内压增高和对本品过敏者。

16．地尔硫䓬

（1）药理作用：抑制 Ca^{2+} 向细胞内流入，扩张血管，延长房室结传导时间。

（2）急救适应证：室上性心动过速；手术时异常高血压；高血压急症；不稳定性心绞痛。

（3）用法用量：成人初次 10mg，3 分钟内缓慢注射，15 分钟后可重复，也可 $5\sim15\mu g/(kg\cdot min)$ 静脉滴注。

（4）注意事项：用于治疗室上性心动过速时需心电监护。

17．洛贝林

（1）药理作用：刺激颈动脉体和主动脉体化学感受器，反射性地兴奋呼吸中枢而使呼吸加快。

（2）急救适应证：新生儿窒息；一氧化碳中毒。

（3）用法用量：成人一次 3mg（1 支）。

（4）注意事项：剂量较大时，能引起心动过速、传导阻滞、呼吸抑制甚至惊厥。

18．尼可刹米

（1）药理作用：选择性兴奋延髓呼吸中枢，也可作用于颈动脉体和主动脉体化学感受器，反射性地兴奋呼吸中枢而使呼吸加深、加快。

（2）急救适应证：各种原因引起的呼吸抑制。

（3）用法用量：成人一次 $0.25\sim0.50g$，静脉、皮下或肌肉注射。

（4）注意事项：抽搐及惊厥者禁用。

19．氨茶碱

（1）药理作用：松弛呼吸道平滑肌，增强膈肌收缩力，缓解喘息症状。

（2）急救适应证：支气管哮喘、慢性喘息性支气管炎、COPD、心功能不全、心源性哮喘。

（3）用法用量：一次 $0.125\sim0.250g$，一日 $0.5\sim1.0g$，静脉注射或静脉滴注。

（4）注意事项：活动性消化溃疡和未经控制的惊厥性疾病患者禁用，可致心律失常。有高血压或非活动性消化性溃疡病史的患者慎用。

20．阿拉明（重酒石酸间羟胺）

（1）药理作用：直接兴奋 α 受体，较去甲肾上腺素作用弱但持久，收缩血管，增强心肌收缩力。

（2）急救适应证：辅助治疗出血、过敏性、感染性、心源性休克所致低血压。

（3）用法用量：2～10mg 肌肉或皮下注射，0.5～5.0mg 静脉注射。

（4）注意事项：血容量不足者应先予以纠正。

（刘培乐）

第四章　合并症或并发症处理

一、痉挛

（一）概述

（1）痉挛是一种运动障碍，其特征是牵张反射兴奋性增高所致的紧张性牵张反射亢进，常见于脑卒中、多发性硬化（Multiple sclerosis，MS）、脑瘫（Cerebral palsy，CP）和脊髓损伤（Spinal cord injury，SCI）患者。有三个部位的损伤被认为会引起痉挛：脑干、大脑皮层（初级、次级和辅助运动区）和脊髓（锥体束）。

（2）痉挛评估：主要包括肢体痉挛程度 Ashworth 分级评估、痉挛累及关节的主被动活动度评估、痉挛肢体疼痛程度评估、痉挛肢体功能状态评估。

（3）痉挛治疗预测因素：需要仔细认识痉挛发展的一些预测因素，以便尽早开始适当的治疗。这些因素包括：

①脑卒中起病时严重瘫痪。

②肢体感觉迟钝。

③与第 1 周相比，16 周时发生更严重的瘫痪。

④脑卒中后 6 周内至少 1 个关节处 Ashworth 分级为 2 级。

（二）临床干预

（1）预防：对尚未发生肌痉挛的患者，要注重瘫痪肢体抗痉挛体位的摆放，消除或避免可能引起或增强痉挛的诱因（如泌尿生殖系统感染、小便潴留、便秘、疼痛）和预防并发症（包括挛缩和压疮），同时进行睡眠管理。

（2）药物治疗：

①口服药物。推荐采用英国国家卫生与临床优化研究所（National Institute for Health and Clinical Excellence，NICE）方案。推荐巴氯芬（Baclofen）为一线用药。巴氯芬用法：初始剂量 5 毫克/次、3 次/天，或 5 毫克/次，2 次/天。

老年人2~5毫克/次、3次/天，以后逐渐加量，直至理想的效果出现。一般每3天或更长时间增加剂量，每天早、中、晚分开加服5mg。最大剂量80mg/d。推荐替扎尼定（Tizanidine）和丹曲林（Dantrolene）为二线用药。替扎尼定用法：初始剂量为2~4毫克/次，通常每2~4天增加0.5~1.0片，直到达到治疗目的。丹曲林用法：初始剂量25mg/d，可缓慢加量至每天4次，100毫克/次。苯二氮䓬类（Benzodiazepines）药物有显著嗜睡等不良反应，须严格把握其适应证和用法用量。初始剂量为睡前5mg，可缓慢加量至10mg，白天的剂量可从每天2次、每次2mg开始，可缓慢加量至60mg/d或更多，分次给药。药物要根据适应证、禁忌证和不良反应谨慎选择。必须认识到所有抗痉挛药物的有效性都是有限的。

②注射药物。肉毒毒素（Botulinum toxin）注射是治疗严重局灶性痉挛的首选方法。

③鞘内巴氯芬。限于有严重瘫痪/痉挛的人群，是一个长期的治疗，通过植入泵持续泵入巴氯芬。通常推荐的初始成人剂量为50mg，3天后可达最大剂量150mg。

（3）运动治疗：主动运动、被动运动和按摩等手法治疗。主动运动痉挛肌的拮抗肌，如肱二头肌痉挛可练习肱三头肌的主动和抗阻收缩；被动运动，如利用当下比较先进的神经机器人，进行高强度、重复性和以任务为导向的被动运动，可能通过激活拮抗肌的脊髓交互抑制机制减少痉挛，但是重度痉挛限制了神经机器人的使用，深而持久的肌肉按摩或温和的被动牵张痉挛肌，可降低肌张力。

（4）抑制异常反射性模式：应用各种神经发育治疗技术对患侧肢体出现的不同程度的异常反射性模式进行抑制，可缓解痉挛。如对于脑卒中患者出现的痉挛，可通过Bobath技术、Rood技术以及PNF技术抑制异常反射性模式，调整肌张力，以建立正确的姿势模式和功能活动模式。

（5）物理因子治疗：非侵入性神经调控及局部物理因子治疗成为痉挛的后备干预手段。可选的抗痉挛治疗包括经颅磁刺激、经颅直流电刺激、经皮神经电刺激、神经肌肉电刺激、超声波疗法、局部振动、体外冲击波疗法、冷疗、水疗和温热疗法等。

①经颅磁刺激（Transcranial magnetic stimulation，TMS）。利用置于头颅表面的通电线圈产生的磁场进行治疗。值得注意的是，TMS和重复经颅磁刺激（Repetitive transcranial magnetic stimulation，rTMS）均安全且耐受性良好，但在使用高频刺激时存在癫痫发作的潜在风险。刺激参数如下。

a. 脑卒中：在脑卒中后亚急性期或慢性期使用低频rTMS（1Hz，至少5天）刺激健康半球，可使上肢痉挛症状改善1个月以上，同时改善运动功能。高频rTMS（5Hz，连续两周10次，每次15分钟900脉冲）对下肢痉挛控制效果更好。

b. 不完全性 SCI：强度为 90％静息运动阈值（Resting motor threshold, RMT）的高频 rTMS（20Hz，5 天）可显著改善下肢痉挛。但是也有与之相矛盾的报道。

c. CP：高频 rTMS（5Hz，5 天）治疗 CP 患者上肢痉挛的效果不显著，仅改善了部分活动范围，1Hz 的低频 rTMS 完全无效。近期一项临床试验证实了这一发现，只有高频 rTMS 结合康复训练才可显著减少 CP 患者上肢痉挛。

②经颅直流电刺激（Transcranial direct current stimulation，tDCS）。tDCS 通过低振幅直流电（1~2mA）产生作用。tDCS 对 MS 和 CP 患者的痉挛的改善没有令人信服的证据。tDCS 在 SCI 患者中的应用侧重于疼痛的减轻。tDCS 应用于慢性脑卒中患者的刺激参数：阳极的 tDCS 置于受累半球，每周 5 天，每天 20 分钟，干预 4 周，或者结合机器人治疗慢性脑卒中患者的上肢痉挛。

③经皮神经电刺激（Transcutaneous electrical nerve stimulation，TENS）。TENS 针对感觉神经纤维，避免肌肉收缩，从而降低节段性超兴奋性。最佳的刺激参数必须根据患者的舒适程度和获得的结果进行设置，电流强度最高 80mA，脉冲频率最高 150Hz，持续时间最高 250 毫秒，每秒 2~3 个爆破或调制，通常为两个通道，每天 1~2 次，持续 4 周。TENS 对脑卒中患者的痉挛有效，然而，没有明显的证据表明 TENS 对 MS 患者的痉挛有效。

④神经肌肉电刺激（Neuromuscular electrical stimulation，NMES）。在 20~50Hz NMES 下机体可产生肌肉收缩，出现功能性运动。NMES 有利于脑卒中、CP 和不完全性 SCI 患者减少痉挛。刺激参数：每天 2 次，每次 30 分钟，每周 5 天，至少 4 周。值得注意的是，已经证明 NMES 不管是刺激激动肌还是拮抗肌，均可造成激动肌的肌张力下降。NMES 可诱发肌肉疲劳，使用时应注意。

⑤局部振动（Focal vibration，FV）。FV 已成功地用于控制局部痉挛。FV 通过机械装置传递，对特定肌肉或肌腱目标进行低振幅/高振幅振动刺激。刺激参数如下。

a. 脑卒中：频率在 50~120Hz，振幅在 0.01~1.00mm。有报道称，肌腹 FV 在降低脊髓兴奋性方面可能比肌腱 FV 更有效。

b. SCI：FV 可能会在短时间内减少痉挛，目前证据不足。

c. CP：连续 3 天，每天 30 分钟，下肢固定频率（100Hz），低幅值（＜0.5mm 峰对峰），在治疗结束后的 12 周仍有效。

⑥体外冲击波疗法（Extra-corporeal shock wave therapy，ESWT）。ESWT 应用于脑卒中患者的前臂屈肌、手骨间肌或足底屈肌，可以增加关节活动范围，同样适用于 CP 患者痉挛的足底屈肌。具体参数有待进一步研究。

⑦超声波疗法。超声波对目标组织具有热效应和机械效应。对于脑卒中患

者，频率 1mHz，强度 $1.5W/cm^2$，每次 10 分钟，每周 3 次，5 周可显著减少痉挛。

⑧冷疗、水疗、温热疗法。

a. 冷疗：用冰敷或冰水浸泡痉挛肢体 5～10 秒；12℃的冷包或使用冷空气超过 20 分钟。

b. 水疗：室温保持在 25℃，水温宜在 30℃左右。水疗已被建议用于减少 SCI 患者的痉挛。

c. 温热疗法：指利用各种传导热（如蜡、砂、泥等）、辐射热（红外线）及内生热（超短波）的疗法，温热疗法（41℃）应用 10 分钟可以降低肌张力，改善疼痛阈值。

（6）辅具治疗：使用胶布、动/静态夹板、轮椅和佩戴支具可有效缓解或预防痉挛。

（7）针灸治疗：拮抗针法、巨刺法、平衡肌张力刺法、火针法、腹针、头针等综合疗法。

（8）手术治疗：对于药物治疗无效的严重痉挛和肌腱挛缩，可采用手术治疗，包括肌腱延长术、肌腱转移术和肌腱切断术。

（三）注意事项

痉挛干预为一个综合管理过程，早期识别痉挛干预指征，并实施有效的预防措施，同时对不同疾病状况下的痉挛采取合适的处理措施。到目前为止还没有足够的证据表明，一种特定的方法比其他方法能更有效地减少痉挛。具体地说，非药物干预可以管理轻度到中度的局灶性痉挛。不同干预措施，包括 rTMS 和 tDCS，单独使用即可以减少痉挛，但当与康复训练结合时，它们的效果会增加。但是这些干预措施对脑卒中、CP、SCI、MS 患者的抗痉挛疗效研究仍然很有限，可能需要进一步的研究。

如果局灶性痉挛严重或常规非药物干预效果不佳，则有必要引入药物干预措施，然后继续康复训练。而全身痉挛则需要药物干预措施作为基础。因此，药物和非药物相结合的方式可用于管理广泛性痉挛和难治性痉挛。

（刘珂）

二、静脉血栓形成

（一）概述

1. 定义

静脉血栓形成（Venous thrombosis）是静脉的一种急性非化脓性炎症，且伴有继发性血管腔内血栓形成。病变主要累及下肢深静脉或四肢浅静脉。血栓脱落可引起肺栓塞，深静脉血栓形成与肺栓塞统称为静脉血栓栓塞，是同种疾病在不同阶段的表现形式。

2. 病因

静脉血栓形成的主要原因是静脉壁损伤、静脉血流缓慢、异常的血液高凝状态。

3. 危险因素

危险因素主要包括高龄、制动、静脉血栓史、恶性肿瘤、手术、创伤、中心静脉插管、血小板异常、血液高凝状态、长期使用雌激素、口服避孕药、妊娠、产后、吸烟、肥胖、下肢静脉功能不全、心肺功能衰竭、重症感染、Crohn 病、系统性红斑狼疮等。

4. 临床表现

（1）深静脉血栓形成（Deep venous thrombosis，DVT）：其症状轻重不一，取决于受累静脉的部位、阻塞的程度和范围。有些患者可无症状，有些患者以大块肺栓塞表现为第一症状，炎症和血栓形成多发生于小腿静脉或腘静脉内，局部疼痛，行走时加重。根据发病时间，DVT 分为急性期、亚急性期和慢性期。急性期指发病 14 天以内，亚急性期指发病 15～30 天，发病 30 天以后进入慢性期。早期 DVT 包括急性期和亚急性期。

（2）血栓性浅表静脉炎（Superficial thrombophlebitis）：多发生于四肢浅表静脉，如头静脉、贵要静脉、大隐静脉、小隐静脉。急性期患肢局部疼痛、肿胀，沿受累静脉的行径可摸到一条有压痛的索状物，其周围皮肤温度增高、稍红肿。

（二）临床干预

1. 实验室检查

DVT 时可做下列检查：D−二聚体监测、超声血管检查、计算机断层扫描静脉造影、磁共振静脉造影等。血栓性浅表静脉炎一般不需要特殊实验室检查。

2. 诊断和鉴别诊断

术后、严重外伤、骨折或肢体制动、长期卧床、肿瘤的患者出现下肢肿胀、疼痛、小腿后方和（或）大腿内侧有压痛、Homan 征和 Neuhof 征阳性时，提示下肢 DVT 的可能性大。结合超声血管检查、静脉造影等即能确诊。根据浅表静脉区的红肿和扪及索状物等特点，血栓性浅表静脉炎的诊断即可确立。但须与急性小腿肌炎、小腿蜂窝组织炎、急性动脉阻塞和淋巴水肿等疾病相鉴别。

3. 下肢 DVT 的治疗

(1) 一般治疗：卧床休息 1~2 周，抬高患肢，避免按摩，保持大便通畅。对于近端 DVT 的患者，在 24 小时内用多层绷带或弹力袜进行 30~40mmHg 早期压迫。

(2) 抗凝治疗：抗凝治疗是下肢 DVT 治疗中应用最早且最广泛的方法。常用的抗凝药物包括低分子肝素（如那曲肝素）、磺达肝癸钠、维生素 K 拮抗剂（如华法林）和新型口服抗凝剂（如利伐沙班、达比加群等）。低分子肝素临床按体重给药，每次 100U/kg，每 12 小时 1 次，皮下注射。磺达肝癸钠 2.5mg，每天 1 次，皮下注射。华法林是长期抗凝治疗的主要口服药物，效果评估时需监测凝血功能的国际标准化比值（INR），治疗初始常与低分子肝素联合使用，建议剂量为 2.5~6.0mg/d，2~3 天后开始测定 INR，当 INR 稳定在 2.0~3.0 并持续 24 小时后停用低分子肝素，继续华法林治疗。利伐沙班推荐用法：前三周 15mg，每天 2 次；维持剂量为 20mg，每天 1 次。这些药物在使用上有相对的禁忌证与适应证，需根据患者的不同基础情况加以使用。对于早期下肢 DVT 的非肿瘤患者，建议直接使用新型口服抗凝剂，或使用低分子肝素联合维生素 K 拮抗剂。对于早期下肢 DVT 的肿瘤患者，建议首选低分子肝素抗凝，也可以使用维生素 K 拮抗剂或新型口服抗凝剂。

(3) 静脉溶栓治疗：适用于发病后 24 小时内，越早使用效果越好。常用的药物有尿激酶，但溶栓剂量至今无统一标准。新型溶栓药物包括瑞替普酶、替奈普酶等，溶栓效果好，单次给药有效，使用方便，不需调整剂量，且半衰期长。

(4) 导管接触性溶栓法（Catheter-directed thrombolysis，CDT）：CDT 指将溶栓导管置入静脉血栓处，溶栓药物直接作用于血栓，能显著提高血栓的溶解率，并发症少，为临床首选的溶栓方法。对于下肢急性期中央型或混合型 DVT，若是全身情况好、预期生存期≥1 年、出血风险较小的患者，可首选 CDT。

(5) 介入治疗：主要指下腔静脉滤器置放术，不常规应用，对于抗凝治疗有禁忌或有并发症，或在充分抗凝治疗的情况下仍发生肺栓塞的患者，可植入下腔静脉滤器。

（6）手术治疗：随着腔内技术的发展，各种新型器材和介入下消除血栓的方法不断涌现，如经腔内超声血栓消融术、Amplatz 血栓消融术、Oasis 血栓消融术、药物－机械联合血栓切除术、血栓负压抽吸术等，相信未来会有更加多样化、有效化的器材和方法不断运用在临床上。

4．上肢 DVT 的治疗

其治疗与下肢 DVT 治疗类似，对于与导管相关的上肢 DVT 患者，应考虑使用低分子量肝素或维生素 K 拮抗剂抗凝治疗至少 3 个月。在以下情况下应考虑拔出导管：不需要继续使用、存在抗凝禁忌、抗凝治疗无法解决症状、血栓形成影响肢体功能或导致生命危险。建议在拔出导管后 3 个月使用低分子肝素或维生素 K 拮抗剂。

5．肌间静脉血栓形成的治疗

对于肌间静脉血栓形成的患者，应根据症状、发展的风险因素和出血风险决定是否进行抗凝治疗。对于有症状的肌间静脉血栓形成的非肿瘤、需要抗凝治疗的患者建议进行 3 个月的抗凝治疗，而对于活动性肿瘤患者需要进行超过 3 个月的抗凝治疗，直接口服抗凝药物优于低分子肝素及维生素 K 拮抗剂。对于有症状的肌间静脉血栓形成患者，如果未接受抗凝治疗，建议进行临床重新评估并在 1 周后复查全下肢静脉造影。

6．浅表静脉血栓形成的治疗

对大多数浅表静脉血栓形成的患者，可选择保守治疗，但对于下肢浅表静脉血栓与隐股静脉交界处距离≥3cm 且长度≥5cm 的患者，建议给予磺达肝癸钠 2.5mg，1 次/天，或中等剂量的低分子肝素，进行 45 天的抗凝治疗。对于超声检查提示下肢浅表静脉血栓长度<5cm 且缺乏高风险特征（如恶性肿瘤、血栓接近深静脉系统）的患者不建议抗凝治疗。而对于有症状的下肢浅表静脉血栓距离隐股静脉交界处<3cm 的患者则推荐抗凝治疗。对于表现出血栓高风险和（或）解剖特征更倾向于血栓蔓延的浅表静脉血栓形成患者，可以考虑进行 3 个月的抗凝治疗。

7．血栓性浅表静脉炎的治疗

卧床休息，避免久立或久坐，抬高患肢超过心脏水平，局部热敷，必要时可穿弹力袜或用弹力绷带包扎。药物治疗可用吲哚美辛或阿司匹林。

（三）注意事项

静脉血栓形成为临床上常见病、多发病。随着医学的不断发展、医生诊疗水平的不断提高及治疗指南的不断更新，临床上已经形成了一套较为完整的治疗方案。但目前仍然存在一些无法解决的具体问题，主要归根于缺乏前瞻性的随机研究，特殊部位和特殊人群的血栓治疗、大面积中央型 DVT 的治疗等仍然面临许多困难，疗效并不能令人满意。抗凝药物的选择及介入治疗的使用等仍然存在许多争议。这些都是医务人员面临的挑战，期待能够进行更多的随机研究，以求在临床应用中能够基于这些研究得到更好的推荐意见。同时在临床中应注意个体化的评估与处理，尤其应该关注血栓和出血的平衡问题，以期为患者提供更加安全、有效的规范化治疗。

（凌彩霞）

三、异位骨化

（一）概述

1. 定义

异位骨化（Heterotopic ossification，HO）指关节周围软组织中出现成熟板状骨，也可称为关节周围骨化或关节周围新骨形成，其好发于髋、肘和膝关节周围，主要继发于创伤、烧伤、神经损伤以及关节置换术后，是临床上严重的并发症。

2. 病因及类型

异位骨化的形成原因很复杂，主要有以下几方面。

（1）创伤后异位骨化：主要源于任何形式的肌肉骨骼损伤，如较常见的骨折、脱位、关节置换术、肌肉或软组织挫伤，以及较少见的肾脏、子宫、胃肠道手术或创伤。

（2）神经源性异位骨化：主要源于脊髓损伤、闭合性颅脑损伤、中枢神经系统感染、肿瘤及血管意外等。

（3）原发性异位骨化：特指进行性骨化性肌炎（Myositis ossificans progressiva，MOP）或进行性纤维发育不良性骨化（Fibrodysplasia ossificans progressiva，FOP），为一种常染色体显性遗传病。

（4）其他原因导致的异位骨化：可见于烧伤、血友病、镰状细胞贫血、破伤风、脊髓灰质炎、多发性硬化、中毒性表皮坏死等。

3. 病理机制

尽管在 1000 多年前就有异位骨化的相关报道，但其具体的发病机制仍未完全阐明。1975 年 Chalmers 等提出了异位骨化形成的 3 个条件，分别是成骨诱导因子、成骨前体细胞、局部微环境，并认为其与局部和全身多种刺激成骨因素和抑制成骨因素之间的相互作用有关。

（1）成骨诱导因子：骨形态发生蛋白 2（Bone morphogenetic protein－2，

BMP-2）和骨形态发生蛋白 4 （Bone morphogenetic protein-4，BMP-4）是目前研究较多的成骨诱导因子，它们可以通过与丝氨酸/苏氨酸激酶受体结合介导细胞内信号传递，促使周围的细胞向成骨细胞转化。

（2）成骨前体细胞：长期存在的炎症反应会导致周围或血液中成骨前体细胞聚集，从而促使周围组织发生异位骨化。

（3）局部微环境：缺氧的环境容易产生缺氧诱导因子，并由此产生血管内皮生长因子、碱性成纤维细胞生长因子、血小板衍生的生长因子和血管生成素 2 等多种血管生成因子，从而使血管内皮细胞运动、聚集和增殖，参与异位骨化形成。

（二）临床干预

1. 诊断

异位骨化一般发生在伤后 1~6 个月，高峰在伤后 2 个月，也可发生在伤后多年。其临床表现最早出现于伤后 3 周，最晚可达伤后 12 周。20%~30%的患者症状明显，如关节周围肿胀、皮肤发红、皮温升高等，最终出现受累区域疼痛和关节活动度变小，有 3%~8% 的患者发生关节强直，有些患者可伴有低热和继发性痉挛，日常生活活动能力下降，少数患者可出现血管和周围神经受压迫的症状、体征。

异位骨化的诊断主要依靠临床表现、实验室检查和影像学检查。

（1）临床表现：由于异位骨化的临床表现出现较晚，且较难单独做出判断，一般需结合其他检查手段进行诊断。

（2）实验室检查：

①碱性磷酸酶 （Alkaline phosphatase，AKP）。AKP 由一组相似的酶组成，在骨骼、肝脏、肠黏膜和胎盘中均可发现，血清 AKP 是反映异位骨化发生及成熟程度的重要指标。异位骨化患者骨生成活跃时，AKP 水平会升高。AKP 一般于伤后 2 周开始升高，10 周时达到高峰，峰值可达到正常的 3.5 倍。但 AKP 并非异位骨化的特异性指标，当 AKP 增高时最好同时做三相核素骨扫描以确诊。

②肌酸激酶 （Creatine kinase，CK）。对于脊髓损伤患者，血清 CK 可用来辅助异位骨化的早期诊断和帮助判定其严重程度，并优于 AKP 的诊断作用。但 CK 无特异性，无法准确反映异位骨化的发生及成熟程度。

③其他生物标志物。除了以上两种生物标志物，C 反应蛋白、24 小时尿前列腺素 G_2、尿钙、血清钙、红细胞沉降率等也可辅助诊断，但都缺乏特异性，仍需结合其他检查诊断。

（3）影像学检查：

①超声检查是早期诊断异位骨化较为安全、快速及可靠的方法。异位骨化的

超声表现与其病程及病灶的钙化程度有关，在发生异化骨位的 48 小时内超声可发现局限、长条形的低密度回声。

②X 线检查是判断异位骨化成熟程度较为方便快捷、价格低廉的方法。X 线片典型表现为环形的骨化区伴随一个透光中心。通过连续的 X 线片观察，如有变化则说明异位骨化仍处于活动期而未成熟。骨化区的边缘已很清楚时提示异位骨化成熟，只有此时才能切除。

③CT 是可以明确异位骨化具体部位的方法，可以清楚显示低密度的未成熟骨及成熟骨的骨皮质、骨小梁，为临床提供可靠的解剖学关系，有利于指导手术完全切除。

④MRI 能很好地显示早期异位骨化关节周围水肿及液化、关节滑膜及周围软组织改变，对区分异位骨化的未成熟与成熟相对更准确。

⑤放射性核素骨扫描采用动态骨显像，通常也称三相核素骨扫描（RNBI）。RNBI 是目前早期诊断异位骨化的最敏感指标和最佳手段，是判断异位骨化成熟程度的金标准，可以准确地反映异位骨化的代谢活性，决定手术时机并预测术后复发的可能性。

2. 预防

（1）药物干预：非甾体抗炎药（Non－steroidal anti－inflammatory drugs，NSAIDs）是目前预防异位骨化公认的最有效药物，其主要通过抑制环氧化酶活性、抑制炎性前列腺素的形成、减少局部炎性反应和阻止间充质细胞向成骨细胞转化，达到预防异位骨化的目的。目前临床上使用最广泛且对预防异位骨化效果较为肯定的 NSAIDs 主要是吲哚美辛，但用药的最佳时间、剂量及持续时间尚不明确。

（2）放疗：小剂量的放疗具有复发率低、安全性高的优点，不仅可以有效地预防脊髓损伤后出现的异位骨化，还可以作为全膝关节置换术后异位骨化的一级预防措施。但对于经济条件一般且无相关禁忌证，或医疗条件不允许的患者，仍然建议优先选择 NSAIDs 预防。

（3）分子生物学机制预防：目前研究发现 SMAD7 通过调控内皮细胞间质转化，可以预防术后异位骨化的形成，且不影响正常的伤口愈合过程；新型小分子抑制剂 LDN193189 可通过抑制 Alk3 信号传导预防异位骨化的形成。这些目前基本处于实验研究阶段，但分子生物学机制方面的研究为预防异位骨化提供了新方向。

3. 治疗

（1）药物治疗：目前临床上吲哚美辛对轻度异位骨化有确切的疗效（有研究发现其对于髋臼骨折术后轻度异位骨化的患者有确切的疗效）。其他临床常用药物主要用于异位骨化的预防，在治疗方面并无显著的效果。

（2）物理治疗：针对慢性神经源性异位骨化或以关节功能障碍为主的异位骨化，脉冲低强度电磁场形式的电磁干预可以有效地缓解疼痛和改善关节功能，并且没有任何不良反应。此外，体外冲击波治疗也可以有效缓解异位骨化患者的疼痛并改善肘关节功能。但关于物理治疗的手段、应用时机、适应证、治疗频率和强度的选择，尚无确切的标准和依据。

（3）手术治疗：目前多数观点认为，手术是最主要、最有效的治疗手段，且手术适应证与患者年龄的大小、异位骨化发生时间、所涉及的关节或原发损伤等因素无关。临床上应用较多且疗效良好的手术方式是异位骨化的切除加关节松解术，但术后仍须结合药物、放疗和关节的主被动锻炼以巩固手术效果和预防异位骨化的复发。

（三）注意事项

异位骨化在临床上较常见，主要由骨骼肌肉创伤、骨关节术或神经系统损伤导致，临床表现以关节肿胀、疼痛、活动障碍为主，多发生于髋、膝和肘关节周围，但其发病机制尚不完全清楚。目前对异位骨化的预防主要包括药物、放疗、分子生物学机制预防等相关手段，其中药物及放疗是预防异位骨化较为肯定有效的方法。对于异位骨化的药物预防，应根据患者的年龄、合并基础疾病情况等个体化选择药物和用药时机、剂量、疗程，以获得最佳效果和最大程度规避不良反应事件。放疗尽管可以有效预防异位骨化的发生，但价格昂贵，且在基层医院该技术尚不成熟，故对于经济条件一般且无相关禁忌证，或医疗条件不允许的患者，仍然建议优先选择药物预防。尽管通过分子生物学机制预防异位骨化成为近年来新的研究方向和关注热点，但目前基本处于实验研究阶段。异位骨化的治疗主要包括药物、物理及手术治疗等多种方法，其中手术是被公认的最有效的治疗手段，但关于手术时间和术式的选择尚存在一定争议和分歧。对于手术时机的选择，我们认为应结合异位骨化的成熟程度以及发生原因进行综合权衡考虑。手术方式的选择上，尽管异位骨化的切除加关节松解术是现今临床上应用较多且被公认为疗效良好的术式，但随着关节镜技术的发展及相关手术设备的改进，关节镜手术也不失为未来治疗异位骨化的一种优良的微创手术方式。值得一提的是，在临床诊断及治疗时，须考虑到患者的原发性疾病，采用个性化的方案，如脑卒中导致的异位骨化在治疗时要考虑到患者的肌力、肌张力等功能情况，进行综合性的治疗。

（张晗）

四、疼痛

（一）概述

1. 定义

疼痛是重症康复较常见的并发症之一，世界卫生组织（WHO）将疼痛确定为继血压、呼吸、脉搏、体温之后的"第五大生命体征"。2020 年 7 月 16 日，国际疼痛学会对疼痛定义进行了修改，指出疼痛是一种与实际或潜在的组织损伤相关的不愉快的感觉和情绪情感体验，或与此相似的经历。它提示个体受到侵害，是一种危险警报，常伴有生理和心理的反应。疼痛是一种主观体验，受生理、心理、社会多方面的影响。

2. 疼痛的分类

按疼痛部位分为躯体痛、内脏痛和牵涉痛，按疼痛的程度分为轻、中、重度疼痛，按疼痛缓急分为急、慢性疼痛。WHO 在 2001 年 5 月 22 日第 54 届世界卫生大会上正式命名并通过的《国际功能、残疾和健康分类》（ICF）将慢性疼痛等疾病的预后分为三类，即损伤、活动受限、参与限制，充分体现了康复医学的思维模式，为从生理、心理和社会角度认识疼痛所造成的影响提供了一种理论模式。

3. 影响疼痛的因素

患者对疼痛的主观感受受多方面因素的影响。

（1）生理状态：患者年龄、性别、营养状态、基础疾病等。

（2）医疗、护理因素：医生对患者疼痛的处理方式和态度、气管插管和拔管、伤口的缝合与包扎、血管管道及外科引流管的置入和拔出、腰椎穿刺术、吸痰、冲洗、翻身、关节和肌肉的僵硬及活动受限、不舒适的体位、枕部、骶骨和跟腱的压迫，这些都可能造成疼痛的加重。

（3）个人因素：个人经历、人格特点等。积极的情绪可以缓解疼痛，消极的情绪可以加重疼痛。

（4）环境因素：患者所处的社会文化背景可影响对疼痛的认知，家属的陪伴可以减轻疼痛，但家属陪伴也会影响患者对疼痛的表达，如有家属和护士在场时，患者反而可能表现得更痛苦。

4. 对患者的影响

（1）生理影响：机体对疼痛刺激产生的生理病理变化几乎影响人体所有系统，如呼吸急促、血压升高、瞳孔扩大、出汗、骨骼肌收缩、神经内分泌失调、恶心、呕吐等，而有些可能是致命的，如脑出血、心肌梗死、主动脉夹层等。

（2）心理影响：心理状况不仅可以影响疼痛，疼痛也可导致患者心理状况不良，如异常兴奋、抑郁、焦虑、愤怒、失眠，甚至自杀，因此心理治疗对于ICU 中的疼痛患者尤为重要。

（3）社会影响：影响人际交往，造成生活质量下降及社会参与受限。

（二）临床干预

1. 病史采集和体格检查

病史采集和体格检查在重症患者疼痛的诊断中起主导作用，这是由患者和疾病本身的特点决定的，不同患者对疼痛的认识和描述可能不一样，因此必须详细而具体地进行病史采集和体格检查，从中了解疼痛部位、时间、性质、原因、加重或缓解因素，既往史、个人史、家族史、药物滥用情况、吸毒史、酒精依赖情况等，同时我们还应当关注患者的心理功能和社会功能是否受到影响。

2. 影像学检查

X 线、CT、MRI 检查都为诊断提供了参考，肌骨超声、肌电图等也可以运用到疼痛的诊断中。

3. 疼痛评定

疼痛的诊断仅依靠病史采集和体格检查、影像学检查是不够的，我们还应当进行必要的评定，包括疼痛的评定、心理评定和社会功能评定。常见的疼痛评定有：

（1）数字分级评分法（Numerical rating scale，NRS），用 0~10 的数字代表不同程度的疼痛，0 为无痛，10 为最剧烈疼痛，让患者自己圈出一个最能代表其疼痛程度的数字。

（2）视觉模拟法（Visual analogue scale，VAS），划一条长线（一般长10cm），一端代表无痛，另一端代表剧痛，让患者在线上最能反映自己疼痛程度之处画一交叉线。评估者根据患者画的位置估计患者的疼痛程度。

（3）重症监护疼痛观察工具（Critical care pain observation tool，CPOT）或疼痛行为量表（Behavioral pain scale，BPS），适用于无法用语言交流但具有躯体运动功能、行为可以观察的患者。

4. 疼痛的管理

重症患者疼痛的管理较复杂，涉及 ICU、麻醉、康复等相关科室，且受到医务人员疼痛专业知识技能、ICU 的特殊环境及患者自身疾病等多种因素影响，积极治疗原发病、理解及同情患者对疼痛的反应、讲解有关疼痛的知识、解除患者的恐惧、为患者提供舒适的环境、改善患者的单调的生活状态都会减轻患者的痛苦。我们还可以在进行增加患者痛苦的操作前就采用预防性处理措施以减轻疼痛。在临床运用中具体的措施有：

（1）药物治疗。

①NSAIDs：适用于轻、中度疼痛。可使用阿司匹林：$0.3\sim0.6g$，一日3次，必要时每小时1次；吲哚美辛：$25\sim50mg$，一日3次，但要注意监测肝肾功能、凝血功能。

②阿片类药物：具有起效快、用量少的特点。吗啡：$5\sim15$毫克/次，一日$3\sim4$次；芬太尼：作用强度是吗啡的$60\sim80$倍，芬太尼透皮贴片可持续72小时恒速释放芬太尼，静脉用药时要注意呼吸抑制、低血压、便秘等不良反应。

③曲马朵：常从小剂量开始，50毫克/次，一日2次，逐渐增大剂量，可达$400mg/d$，一般维持剂量在100mg，一日2次。曲马朵为非阿片类药物，可用于老人，不影响呼吸。

④联合用药：常联合镇静药物如地西泮、氯丙嗪和抗抑郁药阿米替丁，以减少镇痛药物的用量和不良反应。

（2）非药物治疗。

①心理康复：心理支持、暗示疗法、音乐疗法等。改善不良的认知活动、情绪障碍或异常行为，不仅能减轻焦虑、抑郁等不良情绪，降低疼痛程度，还能有效增加患者对医务工作的满意度。

②针灸推拿：针灸止痛已越来越广泛地应用于临床，可以减少镇痛药物的使用，其有效性也被大量临床随机对照实验和临床荟萃分析所证实。

③物理治疗：电、光、磁、石蜡、冷、热都可依据具体情况应用于疼痛治疗，如经皮神经电刺激（Transcutaneous electrical nerve stimulation，TENS）是一种非药物的镇痛方法，用来减轻不同患者的疼痛，还有重复经颅磁刺激（Repetitive transcranial magnetic stimulation，rTMS）等也可用于减轻疼痛。

④运动治疗：运动疗法以被动、主动辅助运动为主，同时提倡主动运动，可以促进血液循环、提高神经功能、改善心肺功能、增加免疫力、调节心理状态，从而减轻疼痛。

（3）患者自控镇痛（Patient controlled analgesia，PCA）。指通过一种特殊的注射泵镇痛，允许患者自行给药，克服了传统方法镇痛效果不稳定、不持续、不及时、需依赖医务人员等缺点，已成为镇痛的主要方法及发展趋势。

（4）康复教育。做好患者及家属的宣教，指导患者如何表达疼痛程度、性质、持续时间和部位，教会PCA的使用方法，鼓励家属对患者安慰和鼓励。

在这些治疗措施中，首选非药物治疗措施。

（三）注意事项

在处理重症患者疼痛问题时，我们也不能忽视危及患者生命的问题，要警惕心肌梗死、脑出血、颅内感染、蛛网膜下腔出血、肠梗阻等，同时还应重视临床处理过程中的不良反应。

1．呼吸抑制

多种镇痛药物都可以产生呼吸抑制，导致咳嗽、排痰能力减弱，容易引起肺部感染、气管插管时间延长，应结合镇痛镇静状态评估，及时调整治疗方案，加强肺康复及呼吸道护理。

2．便秘

可持续存在于阿片类药物治疗的全过程。应多饮水，食用富含膳食纤维的食物，使用适量缓泻剂，重度便秘者可使用强效泻药或予以灌肠，可应用促胃肠动力药物，或联合应用非阿片类药物以减少上述不良反应的发生。

3．低血压

硬膜外镇痛可导致心功能下降、循环血量下降，α受体激动剂右美托咪定具有抗交感作用，可导致心动过缓和（或）低血压，应密切监测血压、心率、心律，根据患者的血流动力学变化调整给药速度，力求血流动力学参数平稳，一旦出现低血压，立即查明原因，对因处理。

4．ICU获得性肌无力

神经－肌肉阻滞剂和深镇静是重要的诱导因素，积极处理原发病、尽量减少或避免引起肌无力的药物、早期康复训练、充足的营养支持等均有助于肌无力的预防及恢复。

5．心理问题

患者自杀、自残等心理问题。在医疗过程中我们始终要把医疗安全放在首位。

6．其他

少数患者在服用阿片类药物后会发生疲乏、嗜睡、头晕，嘱患者适当休息，如出现过度镇静症状，则应减少阿片类药物的剂量。镇静镇痛后自主活动减少时还应注意压力性损伤、深静脉血栓等的发生。

疼痛问题是一个涉及多个学科的问题，研究表明，50%～70%的重症患者住院期间遭遇过中到重度的疼痛，其中只有不到40%的重症患者得到有效的疼痛控制。目前疼痛管理的原则、评估工具、干预时机、药物治疗、非药物治疗等的确定都还有待大规模的、随机的、多中心的研究，相信未来医务人员会越来越重视疼痛问题的管理。

（杨春澜）

五、压力性损伤

（一）概述

压力性损伤指由压力或压力合并剪切力所致的皮肤和（或）皮下组织的局限性损伤，或者指与医疗器械等设备有关的损伤，通常发生于骨隆突处。表现为局部组织受损但表皮完整或开放性溃疡并可能伴有疼痛。压力性损伤可能与医疗器械相关，不仅局限于体表皮肤及皮下组织，也可能发生于黏膜上、黏膜内或黏膜下组织。黏膜（呼吸道、胃肠道和泌尿生殖道黏膜）的压力性损伤主要与医疗器械有关。这提示在临床中，特别是对于重症患者，医务人员不应只关注体表皮肤，也应重视医疗器械引起的压力性损伤。软组织对压力和剪切力的耐受性可能受到微环境、营养、灌注、年龄、并发症以及软组织状况的影响。

压力性损伤分为 1 期（Stage 1）、2 期（Stage 2）、3 期（Stage 3）、4 期（Stage 4）、不可分期（Unstageable pressure injury）压力性损伤及深部组织损伤（Deep tissue pressure injury）（表 2-4-1）。

表 2-4-1 压力性损伤分期表

分期	症状
1 期	皮肤完整，出现压之不变白的红斑，深色皮肤表现可能不同。指压不变白的红斑或者感觉、皮温、硬度的改变可能比其他皮肤改变更先出现。此期的颜色改变不包括紫色或栗色改变，因为这些颜色变化提示可能存在深部组织损伤。
2 期	部分皮层缺损伴随真皮层暴露。伤口床有活性，呈粉色或红色，湿润，也可表现为完整的或破损的浆液性水疱。脂肪及深部组织未暴露。无肉芽组织、腐肉、焦痂。该期损伤往往由局部不良微环境、骨盆及足跟皮肤受到剪切力导致。该分期不能用于描述潮湿相关性皮肤损伤，如失禁性皮炎、皱褶处皮炎，以及医用黏胶相关性皮肤损伤或创伤伤口（皮肤裂伤、烧伤、擦伤等）。
3 期	全层皮肤缺失，常常可见脂肪、肉芽组织和边缘内卷。可见腐肉和（或）焦痂。不同解剖位置的组织损伤的深度存在差异。脂肪丰富的区域会发展成深部组织损伤。可能会出现潜行或窦道。无筋膜、肌肉、肌腱、韧带、软骨或骨暴露。如果腐肉和（或）焦痂掩盖组织缺失的深度，则为不可分期压力性损伤。
4 期	全层皮肤和组织缺失，可见或可直接触及筋膜、肌肉、肌腱、韧带、软骨或骨，可有腐肉和（或）焦痂。常常会出现边缘内卷、窦道和（或）潜行。溃疡深度因解剖部位而异。如果腐肉和（或）焦痂掩盖组织缺损的深度，则为不可分期压力性损伤。
不可分期压力性损伤	损伤程度不明的全层皮肤和组织缺失，由于被腐肉和（或）焦痂掩盖，不能确认组织缺失的深度。只有去除足够的腐肉和（或）焦痂，才能判断损伤是 3 期还是 4 期。缺血肢端或足跟的稳定型焦痂（表现为干燥、紧密黏附、完整、无红斑和波动感）不应去除。

分期	症状
深部组织损伤	完整或破损的局部皮肤出现持续的指压不变白的深红色、栗色或紫色，或表皮分离，呈现黑色的伤口床或充血水疱。疼痛和温度变化通常先于颜色改变出现。深色皮肤的颜色表现可能不同。这种损伤由强烈和（或）长期的压力和剪切力作用于骨骼和肌肉交界面导致。该期伤口可迅速进展，暴露组织缺失的实际程度，也可能溶解吸收而不出现组织缺失。如果可见坏死组织、皮下组织、肉芽组织、筋膜、肌肉或其他深层结构，说明这是皮肤全层的压力性损伤（不可分期、3期或4期）。

（二）临床干预

近年来关于压力性损伤的研究热点及重点主要集中在预防领域，国际通用指南均强调预防重于治疗。

压力性损伤的预防主要遵循 SSKIN 原则，包括支撑面（Surface）、皮肤评估（Skin inspection）、活动（Keep moving）、失禁（Incontinence）、营养（Nutrition）。早期风险筛查和皮肤评估为早期发现和干预压力性损伤提供帮助，建议患者入院后8小时内尽快进行压力性损伤的风险筛查和皮肤评估，可采用预防性皮肤护理措施，保持患者皮肤的清洁和干燥，做好失禁护理，为患者选择合适的支撑面，做好患者适时、有效的体位变换与早期活动，帮助患者进食合理的饮食和补充充足的液体，保证营养摄入。做好疼痛的评估和治疗，适时转介给疼痛或伤口专家，同时应做好患者及照护者压力性损伤知识宣教，鼓励其参与皮肤的护理，配合压力性损伤的防治。

Norton 量表是针对包括老年患者在内的住院患者及门诊患者的初筛量表；Braden 量表是适用于中老年非手术患者的国内外应用广泛的量表；Braden-Q 量表适用于出生后3周至8岁儿童，是目前应用广泛的儿童压力性损伤风险筛查量表，着重体现儿童患者特殊的生长发育需要；Waterlow 量表针对中老年消化系统疾病、肿瘤患者，在欧洲国家使用更广。

压力性损伤的预防原则同样适用于其治疗过程，对于已形成的压力性损伤初期、压力性损伤不能愈合或不能完全愈合、接受临终护理及姑息治疗等不同情况的患者，应根据实际情况制订与个人价值观和目标一致的治疗目的，并制订合理的治疗计划。最新指南指出，对于感染的压力性损伤应合理使用抗生素，高度怀疑生物膜存在损伤时应合理清创。对于难以愈合的压力性损伤可以考虑使用胶原敷料提高愈合率，可考虑使用富血小板血浆促进压力性损伤愈合，可使用非接触式超声治疗作为辅助治疗方法，促进3期和4期压力性损伤和疑似深部组织损伤的愈合。对于是否选择手术，应考虑手术治疗后治愈的可能性、治疗目标、患者临床状况、患者遵守治疗方案的能力及手术风险。

针对重症患者压力性损伤的预防及处理有以下建议：对于全身及局部氧合灌注状态不佳的患者，评估是否需要改变压力再分布支撑面，以改善压力再分布，降低剪切力，并控制微环境，依据需要使用其他方法（如辅助翻身、叩背）。对于因病情限制无法翻身的患者，如暂时人工气道患者、脊髓不稳定患者和血流动力学不稳定的患者，评估是否需要更换支撑面。收入院后应尽早启动体位调整计划，根据重症患者对体位的耐受程度修订体位调整计划，需缓慢翻身，使患者有充分的缓冲时间稳定血流动力学指标和氧合状态。对于无法耐受频繁大幅度体位变动的患者，考虑较为频繁的小幅度体位变动。一旦患者病情稳定，则重新开始常规的体位调整，使用与小腿等长的泡沫垫来抬高足跟，每次翻身时应对俯卧位的患者进行评估，查看面部及其他可能有风险的身体部位（如胸部、膝部、足趾、阴茎、锁骨、髂嵴、耻骨联合）有无压力性损伤的证据，并对受压点做减压。患者侧向翻身时尽量降低剪切力，对于没有压力性损伤的患者选择侧向翻身措施时，使用枕垫以防止骶部剪切力损伤，应该正确摆放患者体位于支撑面中央，对剪切力损伤做高频度评估，并不断调整体位。对发现损伤迹象的患者，应再次评估是否需要侧向翻身，可改用在压力再分布、剪切力降低和微环境控制方面均有改善作用的支撑系统。对于已经有压力性损伤的患者，体位摆放时应避免压力性损伤部位受压，对于骶部或臀部压力性损伤患者，考虑采用压力再分布这一替代方法（或避免使用侧向翻身），每次换药时检查压力性损伤和创周皮肤有无剪切力损伤，剪切力损伤可表现为创缘状态恶化、潜行和（或）创周皮肤或溃疡面的炎症加重。

（三）注意事项

在压力性损伤的预防与治疗过程中不建议使用环形或圈形器械，不建议使用小气室交替压力床垫或床罩，不建议将局部按摩作为各级压力性损伤的预防措施，不建议频繁、过度清洁皮肤，不建议使用热水、酒精等擦拭以消毒皮肤，不建议独立搬动重症患者，不建议使用烤灯等使皮肤干燥，不建议涂抹凡士林、氧化锌膏等油性剂。建议按照相关指南的推荐对压力性损伤进行预防和治疗。针对压力性损伤的预防和治疗需要更多的探索及研究。

（朱守娟）

六、肺部感染

（一）概述

肺部感染主要是由多种病原体引起的肺部炎症反应。肺部感染常常分为两大类：第一类，肺实质的一种炎症反应，几乎所有病原体和寄生虫都可造成感染，称之为肺炎，患者可能表现为发热、咳嗽，在影像学上至少可见一处浸润性阴影。第二类，主要是气道的感染，虽然影像学没有发现肺部明显的斑片状浸润阴影或肺实质损伤，但伴有明显气道感染症状，如慢性支气管炎的急性发作、支气管扩张伴有感染、感染诱发的支气管哮喘等，而且气道感染患者即使没有明显肺实质损伤，仍可能发生呼吸衰竭等严重的并发症。

（二）临床干预

1. 诊断

（1）临床表现：在不同的人群、不同病原体感染条件下有所不同，主要表现为畏寒、发热、咳嗽、咳痰及胸闷等症状。痰的颜色、气味和量可协助诊断。铁锈色痰提示大叶性肺炎的可能，暗红色胶冻状痰提示肺炎克雷伯菌感染的可能，黄绿色痰提示铜绿假单胞菌感染的可能，脓血痰提示金黄色葡萄球菌感染的可能，恶臭痰提示厌氧菌感染的可能，粉红色泡沫痰提示重症肺炎、肺水肿的可能。肺炎部位不同，纤维渗出引起的疼痛部位也有所不同。肺尖部病变可反射性引起肩臂部疼痛；肺背段病灶可刺激后胸膜，引起腰背部疼痛；下叶肺炎可出现上腹部疼痛并向肩部放射。患儿罹患肺炎后，如果治疗不及时或存在耐药菌感染，可出现一些并发症，包括胸膜炎、脓胸、中耳炎、鼻窦炎、腹膜炎、关节炎等。

（2）检查：

①体征。发热、鼻翼翕动、口唇发绀，伴气促和呼吸困难，重症肺炎患者可有意识改变。肺实质损伤时胸部呼吸运动减弱，气促时出现三凹征，触觉语颤增强，叩诊浊音，听诊呼吸音减弱，可闻及呼气相或吸气相湿啰音。胸膜腔积液时叩诊浊音，呼吸音减弱或消失，触觉语颤减弱。胸膜炎时可有胸膜摩擦音，伴空洞形成时，叩诊鼓音。

②辅助检查。

a. 血液检查：白细胞总数可升高，以中性粒细胞升高为主。病毒性肺炎白细胞不升或降低。C反应蛋白一般会有不同程度升高，降钙素原（PCT）对于细菌感染性肺炎有一定参考价值。

b. 痰涂片及痰培养：肺炎患者若出现明显气道分泌物，可行微生物检验。痰标本送检有一定要求，合格痰标本要求每低倍视野鳞状上皮细胞小于10个、白细胞大于25个、鳞状上皮细胞与白细胞之比小于1.0∶2.5，尽量在使用抗生素前送检。痰标本可用于涂片、细菌培养，痰培养是可靠的诊断依据，有助于判断下呼吸道感染细菌类型。抗酸染色也很重要，痰中发现抗酸染色阳性时需要进一步区分是结核分枝杆菌还是非结核分枝杆菌。真菌的检查也有一定的参考意义，发现菌丝后须进一步区分念珠菌、曲霉菌、毛霉菌等，单纯发现孢子的意义不大。

c. 血培养：对发热者有重要意义，肺炎链球菌、流行性嗜血杆菌导致的社区获得性肺炎经常出现血培养阳性，而卡他莫拉菌相关肺炎的阳性率较低。

d. 血清抗体滴度：恢复期血清抗体 IgG 浓度高于发病初期 4 倍以上有诊断意义，一般经过 2~4 周抗体达到较高的水平，可持续半年以上。常见的有诊断意义的病原体是支原体、衣原体和军团菌等。但单次查出上述病原体抗体阳性没有诊断意义，而抗体阴性也不能排除上述病原体的感染。

e. 分子生物学：推荐用于支原体、衣原体、病毒导致肺部感染的诊断。

f. 影像学：X 线检查对肺炎的诊断有重要意义，对治疗无反应，怀疑有其他病变者，以及有持续症状者或怀疑有恶性病变风险的患者需要重复进行影像学检查。

（3）诊断：根据患者的临床表现、体征、实验室及影像学检查，诊断肺部感染不困难。诊断肺部感染后，需要对患者进行危重程度的评判，判断是否为重症肺炎。

①新近出现的咳嗽、咳痰或原有呼吸道疾病症状加重，并出现脓性痰，伴或不伴胸痛。

②发热。

③肺实变体征和（或）闻及湿啰音。

④白细胞>10×10^9/L 或<4×10^9/L，伴或不伴细胞核左移。

⑤胸部 X 线检查显示双肺纹理明显增多、模糊，见片状、斑片状浸润阴影或间质改变，伴或不伴胸膜腔积液。

以上①~④项中任何一项加上第⑤项，并除外肺结核、肺部肿瘤、非感染型肺间质性疾病、肺水肿、肺不张、肺栓塞、肺嗜酸性粒细胞浸润症及肺血管炎等后，可建立临床诊断。

2. 一般治疗

注意休息，注意饮食，避免感染，监测患者体温、心率、呼吸频率、血压、血氧饱和度。

3. 抗感染治疗

需根据病情严重程度、治疗场所、年龄、基础疾病、近期抗感染药物使用情况、病原体流行病学特点和抗菌药物耐药率等决定初始抗感染药物的使用。剂量需根据患者年龄、器官功能情况调整。对于可在门诊治疗、年轻且无基础疾病患者可考虑使用青霉素类、大环内酯类、四环素类、β-内酰胺类、呼吸喹诺酮类药物。对于需要住院的肺部感染患者，推荐单用 β-内酰胺类，或联合大环内酯类，或单用呼吸喹诺酮类。对于怀疑流感病毒感染的肺部感染患者，可应用神经氨酸酶抑制剂奥司他韦行抗病毒治疗，一般可于热退 2～3 天且主要呼吸道症状明显改善后停药。对于伴有肺外并发症的患者可适当延长抗感染疗程。症状或体征持续存在或恶化时，应复查 X 线片或胸部 CT，根据治疗情况调整抗感染用药。

4. 对症治疗

痰量过多或有脓痰时，可予祛痰药物、雾化、体位引流、翻身拍背等促进痰液排出。体温过高时可采用物理降温或使用解热退热药物。老年住院肺部感染患者应评估深静脉血栓风险，必要时应用低分子肝素预防。

5. 康复技术应用

（1）康复评定：康复评定是康复治疗的前提与基础，康复介入前应该对肺部感染患者进行全面评定。康复评定必须遵守康复诊疗工作原则，应当重点评定患者的临床症状，呼吸、运动、心理功能，日常生活活动能力和社会参与能力。

1）临床症状评定。肺部感染患者以发热、咳嗽和乏力为主要临床表现，重型和危重型患者常伴有呼吸困难和（或）低氧血症、呼吸模式改变，甚至呼吸窘迫、呼吸衰竭和（或）休克。可根据临床症状、咳嗽程度及时间、呼吸困难程度、乏力及疲劳程度等几方面进行评定。

2）功能评定。

①呼吸功能：

a. 血氧饱和度监测，血氧饱和度正常值为 95%～100%，血氧饱和度监测是一种无创易行的有效方法，应贯穿整个康复治疗。

b. 呼吸肌肌力评定，呼吸肌是肺通气功能的动力泵，呼吸肌肌力评定内容包括最大吸气压与最大呼气压的评定。临床上最大吸气压的参考值为：男性（120±37）cmH_2O，女性（84±30）cmH_2O；最大呼气压的参考值为：男性（140±30）cmH_2O，女性（95±20）cmH_2O。最大吸气压与最大呼气压反映了吸气和呼气期间可产生的最大压力，反映吸气肌和呼气肌的功能。

c. 肺功能评定，内容应包括呼气流速（用力肺活量、第一秒用力呼气量、第一秒用力呼气量/用力肺活量、用力呼气 25% 肺活量的瞬间流速、用力呼气 50% 肺活量的瞬间流速、用力呼气 75% 肺活量的瞬间流速和呼气流量峰值）、肺容量（肺活量、肺总量、残气量、残气量/肺总量、功能残气量）、动态肺功能（最大通气量）、弥散功能和气道阻力等的评定。

②运动功能：

a. 心肺运动试验，是在负荷递增的运动中评估心肺功能的方法，能全面综合评估患者以氧气代谢为核心的心肺储备能力与协调性。

b. 6 分钟步行测试，适用于轻型、普通型及痊愈出院的肺部感染患者，让患者在 6 分钟的时间内尽可能走得远，然后记录其在规定时间内所能行走的最长距离。可同时监测心电图、血氧饱和度，以判断患者的运动能力及运动中发生低氧血症的可能性。

c. 肌力评定，建议采用英国医学研究委员会 6 级测定方法或者徒手肌力检查进行评定。

③心理功能：主要评估患者是否有焦虑、抑郁及创伤后应激障碍等，可以选用焦虑自评量表或者抑郁自评量表进行评定。

3) 日常生活活动能力评定。活动受限的肺部感染患者需要进行日常生活活动能力评定。可以采用改良 Barthel 指数量表评定患者的基础性日常生活活动能力，采用工具性日常生活活动量表评定患者工具性日常生活活动能力。

4) 社会参与能力评定。内容主要包括职业、休闲娱乐及社会交往的评定，通常用文字记录，也可以用健康调查量表 36（SF36）评定。

（2）康复治疗：主要基于肺部感染患者的功能障碍（如呼吸功能及运动功能障碍）、结构异常（如肺组织炎症）、日常生活活动受限及社会参与受限制订。

1) 体位管理。非睡眠时间内多采取靠坐位（床头抬高 60°）或微屈膝长坐位休息，坐位或站立位时身体前倾，有助于膈肌活动，降低呼吸做功和增加有效肺容量。

2) 气道清洁。采用正压呼气治疗/震荡正压呼气治疗、高频胸壁振动等方法。能使患者更容易排出气道分泌物，改善肺功能和预防肺部并发症。

3) 早期活动。鼓励早期渐进性活动，在不增加患者疲劳感的情况下每天进行体位转换活动，1~2 次/天。对转移障碍的患者，可以利用助行器、牢固的椅子或床档辅助进行，或在治疗师辅助下进行早期活动。

4) 呼吸控制训练。其具有减少呼吸频率、改善肺泡换气功能、协调呼吸肌运动、促进膈肌活动、减少呼吸肌耗氧量、改善气促症状的作用。方法：如果患者能坐立，患者在椅子上取双手支撑在膝上的前倾坐位。若是卧床患者，取斜靠坐位，膝下垫一枕头，使患者膝关节略微高于髋关节。放松肩颈部辅助吸气肌群，上肢进行支撑，做经鼻自然吸气、经口缓慢呼气的下胸部扩张呼吸训练。重症肺部感染患者在进行活动时需要保证给予充足的氧气。

5) 运动疗法。对无意识障碍患者，可循序渐进地进行以下肢体运动。

①上肢运动：在床上取靠坐位或者卧位，肘关节微屈，手心朝下，嘱患者注视双手。双手同时用力握拳，将双拳持续握紧，慢慢曲肘屈肩，将双拳靠近肩关节，使双肘与双肩在同一水平位置，当肌肉感觉稍微有点疲劳发酸时，将双手放松慢慢背伸，肘关节伸直，放回床面。3 个为 1 组，每次完成 3~6 组，2~3 次/天。

②下肢运动：在床上取靠坐位或卧位，单侧足跟不离开床面，慢慢向臀部滑动，屈曲膝关节和髋关节，在足跟滑动向臀部的极限位置保持中立位，同时背屈踝关节，以感到轻微的牵拉感，保持 10 秒，然后足跟不离开床面，慢慢伸直滑动下肢，当整个单侧下肢接触床面后，踝关节跖屈，以感到轻微的牵拉感，保持 10 秒，然后缓缓地将踝关节放松至中立位。左右下肢交替进行，一次 1 个，3 个为 1 组，每次完成 3~6 组，2~3 次/天。较虚弱的患者可让其足跟在床上滑动完成动作即可。

6）肺复张治疗。呼吸机过度通气技术、复张手法和深呼吸训练，可酌情选择。

7）作业治疗。选择自我放松的作业治疗方式尤为重要。目的是避免精神紧张和肌肉紧张所致的呼吸短促，减少机体能量的消耗，改善缺氧状态。

8）心理康复。根据心理评定结果，选择相应的心理康复方法，以增强各型痊愈出院患者的心理自适应能力。产生愉悦效应的作业疗法或可产生较好的临床效果。

（三）注意事项

肺部感染是日常生活中的常见病，也是各种重大疾病中较常见的并发症之一。在肺部感染患者康复治疗过程中，应区分轻型肺部感染及重型肺部感染，根据病因、感染程度、感染部位制订个体化康复治疗方案，缓解肺部感染临床症状，防治并发症，改善患者的呼吸、运动、心理功能及生活质量，降低病死率，使患者回归家庭生活、回归社会。因肺部感染患者基数大，因此需加强远程医疗的运用，使社区康复治疗、居家康复治疗得以实现。

（乐趣）

七、尿路感染

（一）概述

尿路感染（Urinary tract infection，UTI）是康复医学科较常见的继发性疾病之一，尿路感染又称泌尿系统感染，是肾脏、输尿管、膀胱和尿道等泌尿系统感染的总称。导尿过程中尿道黏膜损伤是引起感染的直接原因，反复尿路感染所致的肾功能衰竭是康复医学科中脊髓损伤等患者的主要死因。

尿路感染反复发作、迁延不愈，使患者的康复更加困难，不仅影响患者的生活自理能力，还可能发展成尿脓毒血症，严重者可危及生命。

1. 分类

（1）按感染部位可分为上尿路感染和下尿路感染。

（2）按两次感染的关系可分为孤立或散发性尿路感染和反复发作性尿路感染。

（3）按感染发生时的尿路状态分为单纯性尿路感染、复杂性尿路感染、尿脓毒血症等。

2. 流行病学特点

尿路感染是较常见的医院感染疾病之一，在我国医院感染中尿路感染发病率较高，仅次于呼吸道感染。尿路感染为脑卒中后常见并发症，严重影响脑卒中患者日常生活能力，增加患者卧床时间，最终影响预后。尿路感染发病率在脊髓损伤后的各种并发症中居首位，国内统计为 8.9%。糖尿病患者中女性无菌性尿路感染发病率为 9.0%~27.0%，男性为 0.7%~1.0%。

（二）临床干预

1. 诊断

目前尚没有确定的标准用于诊断重症患者并发的各类型尿路感染，在此，仍推荐以尿路感染的相关病原学诊断标准作为基础，通过综合症状、体格检查、实验室检查、影像学检查做出诊断。

（1）一般症状：对尿路感染有诊断意义的为尿频、尿急、尿痛、血尿、背部疼痛和肋脊角压痛，如果女性患者同时存在尿痛和尿频，则尿路感染的可能性为 90%。

（2）尿路感染伴随症状：如出现寒战、发热、头痛、恶心、呕吐、食欲缺乏等，明确为尿路感染伴发全身炎症征象，即可诊断为尿脓毒血症。

（3）体格检查：急性膀胱炎患者可有耻骨上区压痛，但缺乏特异性。发热、心动过速、肋脊角压痛对肾盂肾炎的诊断特异性高。

（4）实验室检查：尿液生化检查、尿沉渣检查、血液检查。在临床诊断的基础上，符合下述实验室检查的四个条件之一即可诊断：

①清洁中段尿或导尿留取尿液（非留置导尿）培养革兰阳性球菌菌数≥10^4CFU/mL，革兰阴性杆菌菌数≥10^5CFU/mL。

②新鲜尿标本经离心，应用相差显微镜检查（400×），在每 30 个视野中有半数视野观察到细菌。

③无症状性尿路感染患者虽无症状，但在近期（通常为 1 周内）有内镜检查或留置导尿史，尿液培养革兰阳性球菌菌数≥10^4CFU/mL，革兰阴性杆菌菌数≥10^5CFU/mL 应视为尿路感染。

④耻骨上穿刺抽吸尿液做细菌培养，只要发现细菌即可诊断尿路感染。

（5）影像学检查：腹部 X 线检查、静脉尿路造影、膀胱尿道造影、泌尿系统 B 超、CT、MRI 等。

2. 治疗

（1）支持治疗：

①行为治疗。包括多饮水、性生活后排尿、排便后从前向后擦肛门等。

②应用 OM−89（Uro−Vaxom）疫苗治疗可以明显减少尿路感染复发。

③植物药预防，主要指通过口服蔓越莓制品减少尿路感染复发，但疗效有争议。

（2）抗菌药物治疗：抗菌药物治疗是尿路感染的主要治疗方法。

①大多数无症状者不推荐使用抗菌药物。

②推荐根据药敏试验结果选择用药。在抗生素给药之前完成尿液培养，对于发热患者（尤其寒战时）及时留取血培养标本。对于症状轻者选择口服给药，发热患者（尤其血培养阳性）应该采用静脉给药。

③经验性治疗。推荐首选以革兰阴性菌为主的广谱抗生素，及时根据药敏试验结果调整用药。但重症感染患者、病原菌以革兰阳性菌为主的患者为多重感染的可能性大，经验性治疗应使用抗假单胞菌的第三代头孢菌素，联合氨基糖苷类或碳青霉烯类抗菌药物静脉给药。症状轻者通常治疗 7 天，重症或血培养阳性者一般治疗 14 天甚至更长。

3. 功能评估及康复治疗

（1）功能评估：通过评估和分析膀胱相关功能，期望能对尿路感染进行早预防、早诊断、早治疗。

①排尿记录。反映每次排尿量、排尿间隔时间、患者的感觉、每天排尿总次数及总尿量，能客观反映患者的症状，建议记录 2 天及以上，以得到可靠的结果。此项检查具有无创性和可重复性等特点，推荐为必须进行的项目。

②尿动力学检查。常用的尿动力学检查项目有单纯尿流率测定、残余尿量测定、充盈期膀胱测压、漏尿点压测定、压力−流率测定、肌电图检查、尿道测压、影像尿动力学检查。

③神经电生理检查。常用的检查项目有球海绵体反射检查、阴部神经体感诱发电位检查、阴部神经运动诱发电位检查、阴部神经传导检查、自主神经反应检查、下尿路的电敏感性检查。

（2）康复治疗：

①康复原则。尽早进行康复治疗，对预防尿路感染和改善预后尤为重要。

②康复目标。

a. 保护尿路功能，保证排尿期和（或）储尿期膀胱压力处于安全范围，保证低压、完全的膀胱排空。

b. 提高控尿能力，预防尿路反复感染，提高患者生活质量。

③康复方法。

a. 早期处理以留置导尿管为主，可以采用经尿道或经耻骨上造瘘留置导尿管的方式，短期内不必定期夹闭导尿管。这个阶段最主要的是预防膀胱过度储尿和感染。进入恢复期后，应尽早进行尿动力学检查，以评价膀胱尿道的功能状态。尽早拔除留置导尿管，采取间歇性导尿、膀胱再训练等方法，促进患者达到预期的康复目标。

b. 间歇性导尿（Intermittent catheterization，IC）被国际尿控协会推荐为协助膀胱排空的金标准，包括无菌间歇性导尿和清洁间歇性导尿。残余尿量＜100ml 或膀胱容量的 20％，无其他泌尿系统并发症的患者可考虑停止间歇性导尿。

c. 行为训练指将行为分解为细小的、可以测量的单元，通过系统训练，产生强化作用，从而帮助建立行为习惯的一种训练方法。行为训练能改善重症患者的排尿行为。膀胱再训练为其辅助方法。

d. 辅助排尿：扳机点排尿训练和代偿性排尿训练。

e. 电刺激：膀胱腔内电刺激（Intravesical electrical stimulation，IVES）是目前唯一的对于中枢或外周神经不完全性损伤患者既能够改善膀胱感觉功能，又能够促进排尿反射的方法。

4. 手术

留置导尿管或肾脏输尿管内支架管患者予以拔除或更换新的导尿管或肾脏输尿管内支架管时，需永久性尿流改道者选择耻骨上膀胱穿刺造瘘，B超及CT等影像学检查明确有尿路梗阻性疾病的患者需手术治疗解除梗阻，有真菌球或局部脓肿形成的患者需手术引流，有先天性畸形或结构异常的患者在感染控制后需进行手术矫形。

5. 导尿管相关感染的综合干预措施及预防

（1）严格置管指征，尽量避免置管。

（2）严格无菌操作，落实手卫生。

（3）多重耐药菌感染患者分开安置。

（4）医生每日评估患者病情及膀胱功能，考虑患者留置导尿管的必要性，尽量减少置管时间。

（5）不应当常规冲洗膀胱。

（6）护理人员根据评估清单每日对导尿管留置情况进行评估。评估清单的内容有：以适当方式固定导尿管；保持尿液引流装置密闭及通畅，没有扭曲、阻塞；保持尿道口清洁，尽量避免打开导尿管和集尿袋的接口等。

（7）院感科定期对科室人员进行培训，要求科室人员掌握留置导尿管的指征、无菌操作技术、尿路感染的定义及正确采集清洁中段尿或导尿留取尿液标本的方法等。

（8）护理人员对患者及家属进行健康教育，指导患者配合床上排尿及膀胱功能训练。

（9）院感专职人员每周督查，落实手卫生，多重耐药菌感染患者分开安置，医生每日评估留管必要性，护理人员进行导尿管留置情况的评估。

（三）注意事项

（1）治疗方案应遵循个体化原则，综合考虑患者的性别、年龄、身体状况、社会经济条件、生活环境、文化习俗、宗教习惯、潜在的治疗风险与收益比，结合患者个体情况确定治疗方案。

（2）治疗方案应遵循从无创、微创到有创的原则，并且随访病情进展，及时调整治疗方案。

（3）抗菌药物的选择应根据疾病发展的阶段，综合抗菌药种类、给药途径、给药剂量、给药次数和疗程来考虑。

（谢川）

八、骨质疏松症

（一）概述

1. 定义

骨质疏松症（Osteoporosis，OP）是一种退化性疾病，是一种以骨量低下、骨微结构破坏、骨脆性增加、易发生骨折为特征的全身性骨病。

2. 分类

骨质疏松症分为原发性、继发性骨质疏松症两大类。原发性骨质疏松症又分为绝经后骨质疏松症（Ⅰ型）、老年性骨质疏松症（Ⅱ型）和特发性骨质疏松症（包括青少年型和一过性骨质疏松症）。继发性骨质疏松症是由疾病或药物等原因所致的代谢性骨病，其中，由于疾病或其他因素导致的肢体功能废用或活动受到限制而引起骨量丢失并最终表现出的骨质疏松症称为废用性骨质疏松症（Disuse osteoporosis）或制动性骨质疏松症（Immobilization osteoporosis），这类骨质疏松症需要予以特别关注，其预防和治疗也有特殊性。

3. 废用性骨质疏松症发生原因

（1）由于严重的心、肺、肾或肝等脏器疾病而需要长期卧床休养，患者常会出现骨量丢失。

（2）患者因脑卒中、脑梗死、外伤性脊髓损伤或脊髓灰质炎导致肢体瘫痪或不全瘫时，由于活动能力丧失和失神经支配的双重作用，骨量丢失会更严重。

（3）运动系统损伤致活动受到限制，此类患者常因骨折以及肌肉或韧带损伤而需要较长时间的卧床休养或活动受到限制，这虽是创伤修复的要求，但也会由于应力刺激缺失而引起骨量丢失。

（4）微重力状态，宇航员长期处于微重力状态，易发生负重部位的骨量丢失。

（二）临床干预

1. 诊断

应以骨密度及相应的骨转换指标作为依据进行诊断，建议参照世界卫生组织（WHO）推荐的诊断标准。对绝经后妇女以及≥50岁中老年男性，采用双能X射线吸收法（DXA）测量：骨密度值低于同性别、同种族健康成人的骨峰值不足1个标准差属正常，降低1.0~2.5个标准差为骨量低下（骨量减少），降低≥2.5个标准差为骨质疏松症，骨密度降低程度符合骨质疏松症诊断标准同时伴有一处或多处骨折时为严重骨质疏松症。而对未绝经妇女以及<50岁男性，以上标准并不适用，国际临床骨测量学会（The International Society for Clinical Densitometry，ISCD）推荐使用Z值，Z值＝（测定值－同龄人骨密度均值）/同龄人骨密度标准差。Z值≤−2.0被认为是骨量低于该年龄预期范围状态。

2. 骨密度测量

单位体积下的骨矿密度（BMD）简称骨密度，采用DXA测量骨密度是诊断骨质疏松症的金标准，也是预测骨质疏松性骨折风险、监测自然病程以及评价药物干预疗效的良好方法。骨密度作为一个变化的指标和疗效评价依据，可根据患者情况选择6个月至1年复查一次。

3. 骨代谢标志物测量

骨代谢标志物能准确、灵敏地反映每一个测量时间点的骨代谢状态，也是重要的抗骨质疏松症治疗的疗效评价指标。

（1）一般生化标志物：

①血钙。分为血清总钙和游离钙，是反映钙代谢的基本指标。游离钙能更准

确地反映钙代谢状态。

②血磷。引起血磷升高的主要原因包括慢性肾功能衰竭、维生素 D 中毒和甲状旁腺功能减退症等。

③尿钙。临床上常用 24 小时尿钙排出量或尿钙/尿肌酐比值反映尿钙排泄水平。

（2）骨代谢调控激素：

①维生素 D。是调节钙磷代谢的重要激素。

②甲状旁腺激素。增加尿钙重吸收、抑制尿磷重吸收，并调节维生素 D 在肾脏的活化和代谢。刺激骨形成和骨吸收，通常情况下以刺激骨吸收为主。

（3）骨转化指标：

①骨形成标志物。成骨细胞中含有大量的Ⅰ型前胶原，骨形成时Ⅰ型前胶原被分泌到细胞外，裂解为Ⅰ型前胶原 N 端前肽（PⅠNP）、Ⅰ型前胶原 C 端前肽（PⅠCP）和Ⅰ型胶原 3 个片段。PⅠNP 和 PⅠCP 作为代谢产物，进入血液和尿液，故 PⅠNP 和 PⅠCP 可以反映骨形成水平。骨特异性碱性磷酸酶（BALP）也可部分反映骨形成水平。

②骨吸收标志物。在骨组织中，Ⅰ型胶原在赖氨酰氧化酶作用下降解后，释放 HOP、Pry、D-Pry、NTX 和 CTX，这 5 个标志物体现骨吸收过程中胶原降解水平，主要反映破骨细胞活性及骨破坏状态。

4. 疼痛评定

疼痛是骨质疏松症临床常见的症状。视觉模拟评分法（Visual analog scale，VAS）中患者可根据自我感觉，在横线上标记相应位置，即可表示疼痛的程度。

5. 平衡功能评定

平衡功能良好是人体维持特定姿势和运动的基本条件，平衡反应是人体为恢复被破坏的平衡做出的保护性反应。平衡功能评定包括静态平衡功能评定和动态平衡功能评定。

6. 康复治疗

（1）物理治疗：运动疗法在治疗骨质疏松症的研究中获得较多证据支持。手法治疗骨质疏松症或许对部分患者有效。牵伸训练可有效缓解肌肉痉挛，改善软组织长度和柔韧性。电疗法，如 TENS，可有效缓解患者的疼痛，且无严重的不良反应。高频电透热疗法，如超短波疗法，经我国研究认为其对缓解骨质疏松症的症状具有良好效果，考虑其主要机制为消炎，因此推荐在急性期和亚急性期使用。超声波疗法对缓解疼痛、促进骨折愈合有可靠的治疗效果。目前有体外冲击波治疗骨骼肌肉相关疼痛的研究，认为其具有可靠的治疗效果。大量研究认为热疗法对骨质疏松症具有较好的治疗效果。对低频脉冲电磁场应用于骨质疏松症的研究较多，但是大多集中在基础研究领域，临床方面缺乏足够研究证据支持和推荐。

（2）作业治疗：

①治疗性作业治疗指可用于缓解疼痛的作业治疗，如进行平衡训练。

②功能性作业治疗指改善日常生活活动能力的作业治疗。可进行体位转移训练，如使用助行器、手杖进行步行和上下楼梯训练等。

③改善工具性日常生活活动能力的作业治疗。

（3）药物治疗：

①骨质疏松症发生后应及时补充钙及维生素 D，钙的摄入可减缓骨量丢失、改善骨的矿化。

②双膦酸盐被广泛应用于各类骨质疏松症的治疗，其主要作用是抑制破骨细胞活性。

③降钙素（Calcitonin，CT）具有钙磷代谢调节功能，抑制破骨细胞活性，减少骨的吸收，防止骨钙丢失，同时可降低血清钙，有效缓解骨质疏松症患者的骨痛症状。

④雌激素受体（Estrogen receptor，ER）是成骨细胞中的主要受体，在骨组织代谢过程起到重要作用。雌激素通过 ER 可直接抑制破骨细胞活性，还可作用于破骨细胞前体，抑制其生长及分化，可用于治疗绝经后骨质疏松症。

⑤选择性雌激素受体调节剂（Selective estrogen receptor modulator，SERM），如雷洛昔芬，通过抑制骨吸收、破骨细胞形成阻止骨质流失。SERM 是目前比较理想的治疗绝经后骨质疏松症的药物。

⑥促进骨形成的药物有很多种，临床上甲状旁腺激素较常用，但甲状旁腺激素过量可导致骨质疏松症发生。

⑦雷奈酸锶是一种既能刺激成骨细胞形成，又能抑制破骨细胞吸收的药物。

（三）注意事项

废用性骨质疏松症的防治包括运动锻炼、物理治疗、药物治疗等。在任何情况下，都不要忽视对原发病的积极治疗，在防治上应首先强调运动锻炼。废用性骨质疏松症的防治不能像其他骨质疏松症那样注重药物，而是须强调应力刺激的恢复。

首先应让患者活动起来。在注重原发病治疗的同时，变不能动为能动，使卧床者早日离开床、坐轮椅者早日站起来走路、石膏固定者早日拆除固定。对部分肢体不能动的患者，鼓励其活动健康的肢体，因人而异、循序渐进，依次进行等长收缩、等张收缩、小幅度运动、大幅度运动和抗阻力运动等。对瘫痪或偏瘫患者，可被动施加应力刺激，还要使患者尽量维持半坐位，保持头高足低位以避免体液向头部和躯体上部转移。

其次，适当的物理治疗也有帮助。高频低压的电刺激、脉冲电磁场等治疗都可促进局部的骨代谢。

另外，药物治疗亦是必要的。在补充钙和维生素 D 的基础上，选用双膦酸盐、降钙素、雷奈酸锶等，可有效抑制破骨细胞的活性、减少骨量丢失。

同时，应注重心理护理的作用，积极地与患者沟通，使患者及家属正确掌握康复方法。

废用性骨质疏松症获得良好的预防与治疗效果需要医生、护士、患者及家属的共同努力。

（郭华）

九、多重耐药菌感染

（一）概述

多重耐药菌（Multidrug－resistant organism，MDRO）是指对临床使用的三类或以上抗菌药物同时耐药的细菌，该菌的耐药情况严重，甚至可出现无抗菌药物可用、仅可进行增强免疫力和加强对症治疗等窘境，给临床治疗带来了极为严峻的挑战。常见 MDRO 包括耐甲氧西林金黄色葡萄球菌（MRSA）、耐万古霉素肠球菌（VRE）、产超广谱 β－内酰胺酶（ESBLs）细菌、耐碳青霉烯类抗菌药物肠杆菌科细菌（CRE）［如产 I 型新德里金属 β－内酰胺酶（NDM－1）或产碳青霉烯酶（KPC）的肠杆菌科细菌］、耐碳青霉烯类抗菌药物鲍曼不动杆菌（CR－AB）、多重耐药/泛耐药铜绿假单胞菌（MDR/PDR－PA）和多重耐药结核分枝杆菌等。

MDRO 感染呈复杂性、难治性等特点，主要感染类型包括泌尿道感染、外科手术部位感染、医院获得性肺炎、导管相关血流感染等。MDRO 感染大大增加患者住院时间及治疗费用，感染者病死率远高于未感染者，给临床用药及治疗计划制订带来不小的挑战。随着抗菌药物在临床的广泛使用，细菌耐药性不断增强，尤其在 ICU，细菌的耐药率远远超过医院细菌的整体耐药率，且呈现高度耐药、多重耐药的态势，是医院 MDRO 检出率最高的病区，给重症康复带来挑战。近年来由于抗菌药物的不合理使用、各种侵入性操作的增加，MDRO 导致的医院感染人数呈逐年上升趋势，成为重要的人群健康问题和公共卫生问题。

（二）临床干预

MDRO 感染已经严重威胁医疗质量及医疗安全，应对 MDRO 感染的重点为预防与控制，近年来国际上比较常用的医学管理模式为 MDT，即多学科协作。

1. 重视并加强 MDRO 感染管理

（1）重视 MDRO 感染管理，提高隔离防控措施的执行力。针对 MDRO 感染的诊断、监测、预防和控制等环节，结合实际工作情况，制订并落实 MDRO 感染管理的规章制度和防控措施。

（2）采取有效措施，要加强对 ICU、新生儿室、血液科病房、呼吸科病房、神经科病房、烧伤病房等重点部门的管理力度；加强对长期收治在 ICU 的患者、接受过广谱抗菌药物治疗或抗菌药物治疗效果不佳的患者、留置各种管道以及合并慢性基础疾病的患者的管理力度，落实各项防控措施。

（3）加强医务人员医院感染培训力度，落实医院感染管理制度。医院要定期对医务人员进行医院感染预防与控制知识的教育和培训。提高医务人员对 MDRO 感染预防与控制的认识，强化 MDRO 感染危险因素、流行病学、预防与控制措施等知识培训，确保医务人员掌握正确、有效的 MDRO 感染相关知识。

2. 强化预防与控制 MDRO 感染的措施

（1）加强医务人员手卫生培训及监督实施。根据 WHO 的多模式防控策略，预防 MDRO 感染的重要措施是手卫生。严格执行《医务人员手卫生规范》（WS/T313—2009）。医院应当提供有效、便捷的手卫生设施，特别是在 ICU、新生儿室、血液科病房、呼吸科病房、神经科病房、烧伤病房等重点部门，应当配备充足的洗手设施和速干手消毒剂，提高医务人员手卫生依从性。强调手卫生的五个重要时刻：接触患者前、无菌操作前、接触患者体液后、接触患者后、接触患者周围环境后。快速手卫生实施时间应在 20～30 秒。

（2）注重细节并严格实施接触隔离措施。医院对所有患者实施标准预防措施，对确诊或高度疑似 MDRO 感染或定植患者，应当在标准预防的基础上，实施接触隔离措施，预防 MDRO 感染。

尽量选择单间隔离，也可以将同类 MDRO 感染或定植患者安置在同一房间。隔离房间应当有隔离标识。不宜将 MDRO 感染或定植患者与留置各种管道、有开放伤口或免疫功能低下的患者安置在同一房间。MDRO 感染或定植患者转诊之前应当通知接诊的科室，采取相应隔离措施。没有条件实施单间隔离时，应当进行床旁隔离。

与确诊或高度疑似 MDRO 感染或定植患者直接接触的相关医疗器械、器具及物品，如听诊器、血压计、体温表、输液架等要专人专用，并及时消毒处理。轮椅、担架、床旁心电监护仪等不能专人专用的医疗器械、器具及物品要在每次使用后擦拭及消毒。

医务人员对患者实施诊疗护理操作时，应当将确诊或高度疑似 MDRO 感染或定植患者安排在最后。接触确诊或高度疑似 MDRO 感染或定植患者的伤口、溃烂面、黏膜、血液、体液、引流液、分泌物、排泄物前，应当进行手卫生，戴手套，必要时穿隔离衣，进行标准预防。完成诊疗护理操作后，要及时脱去手套和隔离衣，并进行手卫生。

（3）医务人员严格执行无菌技术操作和标准操作规程。在实施各种侵入性操作时，严格执行无菌技术操作和标准操作规程，避免污染，以有效预防 MDRO 感染。

（4）保洁人员加强清洁和消毒工作。加强确诊或高度疑似 MDRO 感染或定植患者诊疗环境的清洁、消毒工作，特别要做好 ICU、新生儿室、血液科病房、呼吸科病房、神经科病房、烧伤病房等重点部门物体表面的清洁、消毒。使用专用的抹布等物品进行清洁和消毒。对医务人员和患者频繁接触的物体（如心电监护仪、微量输液泵、呼吸机、听诊器、计算机键盘、鼠标、电话机、患者床栏杆和床头桌、门把手、水龙头开关等），采用适宜的消毒剂进行擦拭、消毒。被患者血液、体液污染时应当立即消毒。出现 MDRO 感染暴发或疑似暴发时，应当增加清洁、消毒频次。对于在确诊或高度疑似 MDRO 感染或定植患者的诊疗过程中产生的医疗废物，应当按照医疗废物规定进行处置和管理。

3. 科学并合理使用抗菌药物，遵守抗菌药物临床使用的基本原则

落实抗菌药物临床合理使用的有关规定，严格遵守抗菌药物临床使用的基本原则，落实抗菌药物的分级管理，正确、合理地实施个体化抗菌药物给药方案，根据临床检测结果，合理选择抗菌药物，严格执行围手术期抗菌药物预防性使用的相关规定，避免因抗菌药物使用不当导致细菌耐药的发生。

建立和完善临床抗菌药物处方审核制度，定期向医生提供最新的抗菌药物敏感性总结报告和趋势分析，正确指导临床合理使用抗菌药物，提高抗菌药物处方水平。

4. 建立和完善 MDRO 监测机制

（1）重视医院感染管理部门的建设，积极开展常见 MDRO 的监测。对确诊或高度疑似 MDRO 感染或定植患者及时采集有关标本送检，必要时开展主动筛查，以及时发现、早期诊断 MDRO 感染或定植患者。

（2）提高临床微生物实验室的能力，加强临床微生物实验室的能力建设，提高其对 MDRO 抗菌药物敏感性、MDRO 耐药模式的监测水平。临床微生物实验室发现 MDRO 感染或定植患者后，应当及时反馈给医院感染管理部门以及相关临床科室，以便采取有效的治疗和感染控制措施。患者隔离期间要定期监测 MDRO 感染情况，直至临床感染症状好转或治愈方可解除隔离。

临床微生物实验室应当定期向全院公布一次临床常见分离细菌菌株及其药敏

情况、全院 MDRO 的检出变化情况和感染趋势等。

（三）注意事项

MDRO 感染已经严重威胁医疗质量及医疗安全，国际上比较常用的医学管理模式为 MDT，以期对 MDRO 的传播、分布进行控制，尽可能保障医疗质量与医疗安全。除了 MDT、手卫生、环境清洁消毒和抗菌药物合理使用，还要做好 MDRO 的主动筛查工作，通过主动筛查及时准确地发现 MDRO 感染或定植患者，及时采取 MDT 管理，做好 MDRO 感染或定植患者的隔离预防与控制工作，并合理使用抗菌药物以保障患者安全，提高医疗质量。

（郭华）

十、眩晕

（一）概述

眩晕指在没有自身运动时产生自身运动感觉，或在正常头部运动时产生与这种运动不同的、变形扭曲的自身运动感觉。其中，中枢性眩晕以血管源性眩晕常见，当累及前庭神经核复合体、小脑、脑干、丘脑、前庭皮层等前庭中枢系统，或损害前庭-眼动、前庭-脊髓及前庭-小脑等前庭传导通路时，患者会产生眩晕等前庭症状。

1. 血管源性眩晕涉及的病变部位

（1）脑干病变：脑干病变可引起血管源性眩晕。支配眼动与姿势平衡的神经整合中枢及传导束主要位于延髓背外侧、脑桥被盖与中脑顶盖等区域。

①延髓背外侧综合征（Wallenberg syndrome）临床表现为眩晕、恶心、呕吐、病灶侧 Horner 征、面部及躯干交叉性痛温觉减退、声音嘶哑、吞咽障碍及肢体共济失调等。因累及前庭神经下核与内侧核，患者可以出现水平或水平带扭转的自发眼震、固视维持障碍性眼震、摇头后朝向病灶侧的水平眼震及床旁甩头试验（Head impulse test，HIT）异常等。若损伤了前庭神经核至中脑 Cajal 间质核的重力感知传导通路，患者可出现眼偏斜反应（Ocular tilt reaction，OTR），即病灶侧眼向下外旋，对侧眼向上内旋，两眼高度不同；双眼从正中垂直线平行向病灶侧偏斜；主观视觉垂直线和头向病灶侧偏斜。因下橄榄核-小脑通路损伤，患者闭目后眼球向病灶侧偏斜，但在睁开眼睛的一瞬间可以观察到眼球经纠正性扫视由病灶侧回到正中固视眼位。因脊髓小脑背束上行纤维或前庭脊髓侧束下行纤维受损，患者无法维持坐姿或站立并感到身体被拽向病灶侧。

②脑桥被盖部受损的脑卒中患者可出现眩晕、眼震、Horner 征、水平凝视

麻痹及偏身共济失调。上跳性眼震归因于腹侧被盖束或内侧纵束等上视眼动通路损伤，而下跳性眼震则归因于位于脑桥中部的旁中央束损害。脑桥旁正中网状结构（Paramedian pontine reticular formation，PPRF）是水平扫视的启动中枢，受损后会出现水平扫视不能或者水平性慢扫视。

③中脑顶盖前区负责眼动调控中枢，包括内侧纵束顶端间质核（riMLF）、Cajal间质核等结构。riMLF主要负责启动垂直及扭转性扫视，其损伤表现为垂直扫视异常、朝向病灶对侧的扭转性眼震。Cajal间质核是负责调控垂直和扭转眼动的神经整合中枢，其损伤表现为眼球垂直和扭转方向固视维持障碍、OTR及朝向病灶侧的扭转性眼震。

（2）小脑病变：引起血管源性眩晕的小脑病变部位包括小脑后下动脉（Posterior inferior cerebellar artery，PICA）内侧支供血的小结、小舌、扁桃体，小脑前下动脉（Anterior inferior cerebellar artery，AICA）供血的绒球。

①小结、小舌、扁桃体。小结损伤可造成同侧前庭神经核失抑制、速度储存机制调控及空间定位功能异常，患者可出现快相朝向病灶侧的水平自发眼震、倒错性摇头眼震、OTR等表现；小舌与扁桃体损伤后可出现单向凝视诱发的眼震与倒错性摇头眼震等。

②绒球。绒球是小脑神经整合中枢，绒球损伤会出现固视维持障碍性眼震、下跳性眼震、前庭眼反射抑制异常、冷热水中固视抑制障碍等。

2. 血管源性眩晕涉及的血管区域

椎基底动脉系统由椎动脉、基底动脉和大脑后动脉及其分支组成，主要供血给脑干、小脑、丘脑、枕叶等部位，其中血管源性眩晕主要累及源于椎动脉的PICA和源于基底动脉的AICA区域。

（1）PICA源于椎动脉：外侧支供血区域与眩晕有关的结构为延髓背外侧，损伤后出现延髓背外侧梗死相应的临床症状；内侧支供血区与眩晕有关的关键结构是小结，如果发生损伤，临床表现为眩晕、眼震。

（2）AICA源于基底动脉：主要供血给绒球、脑桥背外侧及内耳，其供血区损伤可导致外周和中枢前庭结构受损。AICA区域的梗死大多伴有单侧听力下降及脑干体征如面瘫、Horner征或交叉感觉障碍等。内听动脉（Internal auditory artery，IAA）是AICA的分支，供血给耳蜗及前庭迷路，大部分IAA梗死的形成基于血栓形成堵塞AICA，或堵塞基底动脉起始处，耳蜗尖部尤其易受血管事件的影响，受损后临床表现为突聋伴眩晕。

（3）基底动脉尖综合征：是一种特殊类型的后循环缺血，累及双侧大脑后动脉、双侧小脑上动脉及基底动脉顶端，以中脑、小脑、丘脑、枕叶、颞叶不同程度损伤为特征，以眩晕、意识障碍、肢体运动障碍及眼球运动障碍等为临床表现，首发症状以眩晕最常见，随着病情进展才出现新的症状。此类患者起病急，迅速进入高峰，病情凶险，死亡率高。

（二）临床干预

（1）前庭中枢系统的可塑性和代偿能力是前庭康复的主要理论依据，前庭代偿主要基于前庭的适应、习服和替代机制，其过程包括静态代偿和动态代偿。

静态代偿指在静止状态下眩晕、平衡失调、恶心、呕吐等症状消失的过程，主要依靠双侧前庭神经核团自发性放电的对称性恢复来完成。急性期的中枢性眩晕患者，结合眩晕视觉模拟评分（Visual analogue scale，VAS），可进行床旁VOR 习服和适应训练，加速代偿发生。

动态代偿指在日常运动过程中，上述症状的消失过程，这个过程一定是通过视觉、本体觉相关信息的多感觉整合来实现的。基于前庭中枢系统的特性，以及患者个体活动方式、环境及需求差异，感觉替代和行为替代是此过程的核心，并且应强调主动参与的重要性。

（2）前庭康复是建立在个体化康复评价基础上的针对性治疗，应遵循训练强度和难度由低到高、循序渐进的原则。

以 ICF 为核心的康复评价贯穿前庭康复全过程。其内容包括动态视敏度（Dynamic visual acuity，DVA）测试、凝视稳定测试（Gaze stabilization test，GST）、Romberg 站立及 Tandem 站立测试、感觉整合测试（Sensory organization test，SOT）、VAS、功能性步态评价（Functional gait assessment，FGA）、活动特定的平衡信心量表（Activities－specific balance confidence scale，ABC scale）等。

（3）前庭康复内容如下。

①注视稳定性练习：常用于前庭－眼动反射（Vestibulo－ocular reflex，VOR）通路障碍的患者，包括"VORx1"和"VORx2"两种练习。在 VORx1练习中，患者固定注视一个静止的目标（通常选择一个字母），并在"yaw"平面（水平面）和"pitch"平面（矢状面）上做摆头运动；在 VORx2 练习中，眼睛也需要固视目标，头部和视标均做同幅度的摆动，但方向相反。

②扫视与平滑追踪训练：增加视觉替代策略。

③记忆 VOR、反扫视、VOR 抑制和方向记忆转肩训练：提高前庭与知觉认知间的交互反应，调动皮层高级认知功能，促进康复进程。

④平衡与步态训练：包括视觉干扰和感觉削弱条件下的平衡训练、重心转移训练及不同任务状态下的行走训练。总体原则遵循卧位→坐位→站位→行走的训练顺序，强度与难度逐级递增，并且以满足日常活动需求为最终目标。

（三）注意事项

（1）早期床旁前庭康复介入标准较难确定：现阶段康复评估大部分依据床旁查体及量表描述，缺乏客观且床旁易实施的评估手段。

（2）患者对前庭康复治疗耐受度、配合度迥异：部分训练会诱发或暂时加重眩晕感受，有时还会引发恶心、呕吐等自主神经症状，临床实施具有一定难度。

（3）治疗安全性缺乏统一评估标准：临床上需要考虑患者自身血管条件、既往状况、是否合并其他系统问题等。

（4）可形成不良代偿：前庭抑制剂的过度应用、卧床的制动状态等都会严重影响发生在双侧前庭神经核及小脑相关部位的静态代偿与动态代偿，诱发形成不良代偿，最终影响平衡功能恢复，对日常活动造成严重影响。

（5）前庭康复缺乏确切机制研究：目前临床上较少对前庭、视觉、前庭与视觉的交互作用给予足够关注和认识。提高前庭康复临床认知、深化前庭康复的临床应用及机制探讨将是未来该领域的研究重点。

（张玥　尹苗苗）

第三篇　重症康复治疗技术

第一章 重症心肺康复技术

一、体位引流、体位摆放

(一) 概述

体位引流 (Postural drainage) 也称支气管引流 (Bronchial drainage),指通过对患者进行体位摆放以促进重力辅助作用,实现气道分泌物引流。引流效果最佳的肺段位于最上方,因此,患者可能需要采取坐位、侧卧位、仰卧位、俯卧位或头低位。在 ICU 大多数体位引流治疗都是针对肺部下肺叶进行的,最常用的姿势是头朝下侧卧位。

治疗师应帮助患者调整到最佳体位引流位置,以清除残留的气道分泌物,并改善通气和灌注的匹配性,这对于活动减少或咳嗽能力差的患者尤为重要。治疗师应在治疗期间密切监测患者的生命体征、动脉血气、血氧饱和度和胸部 X 线检查结果,使医生能够根据患者个体的需要进行治疗。心脏手术后,当治疗期间心排血量和混合静脉饱和度降低时,监测显得尤为重要。

(二) 临床应用

胸部物理治疗通常无法在最佳体位引流位置下进行,这可能是由于 ICU 监测设备较多,对多处受伤的患者进行体位调整时存在明显困难,但治疗师还是可以通过翻转患者获得较好的体位引流位置。

1. 多处受伤的患者侧卧位翻身

以下步骤有助于将多处受伤的患者转为侧卧位:

(1) 获取患者的病史和诊断。

(2) 观察患者仰卧位,确定是否存在骨折和软组织损伤,或是否放置了管线、导管和监测设备。

(3) 翻身前将患者移到床边。如果患者无法主动协助,需要两名治疗师或护士将患者移到床边。

（4）将相关管线从患者转向的一侧移开。

（5）治疗师面向患者，一只手放在其对侧肩上，另一只手放在髋上，将患者翻转。可能需要另一个人将患者髋部和肩部向后移动，以便患者保持正确的位置，可以使用三角枕固定患者体位。

2. 多处受伤的患者俯卧位翻身

以下步骤有助于将多处受伤的患者转为俯卧位：

（1）将下方肩膀屈曲并固定，以便患者可以在其上翻身。一名治疗师拉起躯干，另一名治疗师从下方移动患者手臂和肩膀。只要不限制颈部旋转，使用口气管或鼻气管插管的患者也可以保持俯卧位。有时可能需要将患者的头部支撑在枕头或卷毛巾上，以防止插管和（或）呼吸机管扭结。

（2）行下肢骨骼牵引或外固定的患者需要第三人辅助，第三人控制受伤肢体，避免加重伤情。

（3）行气管切开的机械通气患者也需要第三人的协助才能转为俯卧位。两人翻转患者的上胸部，第三人在胸部下方放置足够高的卷枕或垫子，以防止阻塞或压迫插管。

（4）一旦患者处于合适的体位，检查呼吸机和监测设备，并根据需要重新调整。

3. 带有血管内管线患者的翻身

（1）中央静脉锁骨下静脉管线：中央静脉锁骨下静脉管线的走向平行于患者胸廓，可允许完全的肩部运动，侧卧位、俯卧位和肩部水平内收动作都不会拉出或扭结静脉管线。

（2）外周静脉输液管线：外周静脉输液管线通常不会干扰翻身。为了不影响翻身和关节活动，此类管线最好不要越过关节。

4. 带有胸导管、气管插管、营养管、导尿管患者的翻身

（1）胸导管：胸导管一般用于治疗血气胸或者脓胸，通常与水封瓶相连，有时增加负压抽吸可以加速肺扩张或增加胸腔引流效率。在翻身过程中，可能会增加胸膜腔引流效率，应注意避免管道的扭结或挤压。

（2）气管插管：患者俯卧位引流时气管插管可能发生阻塞，为了解决这个问题，可在上胸部下方放置一个大块枕垫，为气管造瘘管和呼吸机管留出足够空间。为了最大限度地减少气管损伤，在翻身时患者可能需要与呼吸机暂时断开连接，对于需要高水平 FiO_2 和 PEEP 才可维持足够动脉氧合的患者，不能断开连接，而是由另一个人通过控制呼吸机管道来协助翻身。气管插管患者可常规于俯卧位姿势接受胸部物理治疗，为了防止患者激动或躁动导致气管插管脱出，在治疗前应使用手约束带或镇静剂，并将气管插管良好固定。

（3）营养管：重症患者可通过静脉，或者口胃管、鼻胃管或胃造口喂养管接受营养支持。胸部物理治疗应在喂食前或喂食后 30 分钟进行，连续喂食时可以中断胸部物理治疗，并在治疗结束且患者不再头朝下时恢复喂食。

胃食管反流是食管远端的一种功能紊乱，导致胃内容物反流入食管，可能与胃内容物吸入肺有关。这种情况也见于婴儿和儿童，给进行胸部物理治疗的治疗师带来了一个难题。营养支持必须与误吸的预防和治疗相协调。推荐的治疗方法是保持半直立姿势（上身抬起 30°~60°），尤其是喂食后 30~45 分钟，体位调整时应密切监测患者对体位变化的反应，右侧卧位可能有助于促进胃排空。胃食管反流患者的治疗目标是提供足够的营养支持和肺部卫生，应单独评估每位患者，以确定治疗体位是否适宜。如果额外呼吸音和胸部感染的临床症状持续存在，则应进行胸部物理治疗。

（4）导尿管：导尿管不影响患者的体位摆放。在翻转患者之前，夹紧收集袋和患者之间的管道可防止尿液重入膀胱，导致尿道感染。翻转后将收集袋移到患者面对的床边，为了促进尿液排出，收集袋应保持在低位，移动到床头还是床脚则取决于患者处于头朝上还是头朝下的姿势。

5. 长骨损伤患者的体位摆放

由于牵引或特殊损伤，一些患者可能难以进行合适的体位摆放。治疗师必须熟悉不同类型的外固定方式，然后才能对使用这些外固定的患者进行体位摆放。最好选用允许患者翻身和移动的外固定方式。

闭合性股骨骨折患者在受伤后的最初几个小时无法采用内固定方式，可采用 Neufeld 牵引治疗。这是一个灵活的牵引方法，允许患者左右侧躺，同时骨折部位仍保持适当的牵引力。因此，Neufeld 牵引治疗几乎允许所有正确的体位引流位置。患者可以下床，坐在椅子上，通常不负重的步行训练也可以开始。

胫骨骨折、一些肱骨和骨盆骨折以及偶尔的开放性股骨骨折可采用骨骼外固定治疗。除骨盆固定器外，这些装置允许患者处于所有翻身体位。骨折外固定允许大量软组织损伤患者频繁更换敷料和清洗伤口。它还允许骨盆、股骨、胫骨和腓骨骨折患者开始早期坐位和站立训练。髋臼骨折或髋关节脱位的患者通常采用 Bucks 牵引，当假肢矫形师和治疗师之间有密切沟通时，这种形式的牵引可以完全不影响患者翻身和体位摆放。对于髋臼骨折，可以在髂骨嵴下放置一个小卷，在大转子下放置一个卷，以避免对髋臼产生压力。严重的髋臼骨折患者可通过翻转对侧髋关节来俯卧，以避免对损伤髋关节施加压力。在翻转过程中，Bucks 牵引力可调整为与患者髋关节平行的拉力。

用于保持活动范围或固定轻微骨折的夹板不会干扰患者的体位摆放，石膏固定治疗的骨折四肢在石膏干燥后可以很容易地移动。软组织损伤本身并不影响患者的体位摆放。脱位在创伤后较常见，髋关节后脱位时应避免髋关节屈曲和内收，肩关节前脱位时需要尽量减少肩关节外旋和外展。因此，半脱位、脱位和韧带损伤的患者要避免进行类似造成原始损伤的运动。

（三）注意事项

胸部物理治疗时患者最好处于最佳的体位引流位置，即使体位摆放存在一定困难。床的类型将影响引流效果，首选患者头部及躯干可向下 15°或更大角度的标准引流床。COPD 患者可能受益于前倾或头低位呼吸。而小手术后的早期患者活动可能取代胸部物理治疗。

二、叩击和振动

（一）概述

叩击和振动是与体位引流相结合的特殊策略，通过将分泌物集中以促进排出从而促进大小气道的廓清。叩击和振动通过增强引流体位的重力效应可以减少全面的治疗时间。对支气管扩张的患者而言，体位引流和叩击都是安全和有效的，对吸入性肺不张患者也有良好疗效。

当叩击和振动用于急性气道阻塞的患者时，影像学证据证明外周和中央气道的分泌物被清除，作用于慢性肺疾病的患者也可以使外周和中央气道的分泌物被清除。

（二）临床应用

1. 叩击

叩击指使用"杯状手"于相应的肺部节段进行节律性的叩拍，叩击时应产生空洞音而非拍击音，它通过胸壁传入一种能量波动以促进分泌物移动，产生"空气枕"效应。一般而言，叩击并不会导致胸部软组织受到的过度压力，叩击的速率在 100~480 次/分钟，产生 58~65 牛顿的胸壁压力。叩击应直接应用于胸廓，避开体表解剖标志，若使用毛巾，则应给予更大的力度，否则"空气枕"效应会消失，会阻碍我们发现肋骨骨折和皮下气肿。烧伤、大面积皮肤脱落或擦伤的患者应在治疗区域使用无菌覆盖物，并采取无菌预防措施，敲击时可戴手套。对于皮肤敏感患者，不应使用较厚的覆盖物，如毛巾或毯子。肥胖被认为会降低胸部叩击的效果，其影响方式与厚重的敷料或毛巾差不多。覆盖胸部的胸管或外科敷料应尽量避免阻碍叩击或胸壁扩张。

（1）叩击于肋骨骨折患者的应用：于肋骨骨折处实施的叩击并不会引起任何已知的并发症，临床上有多发肋骨骨折的患者可能需要机械通气，而控制下的机械通气可抑制消极的肺内压力，从而稳定骨折区域。比起咳嗽和体位摆放，正确实施的叩击会对胸部肋骨产生更小压力，此外，它会产生比自主呼吸更小的胸肋部运动。对于使用机械通气的肋骨骨折患者，叩击是安全的，但一般不应由新手治疗师施行，叩击也不应对患者造成过多疼痛。若叩击后发生皮肤红肿和淤血，通常提示技术不当，较常见的原因是拍打或手与胸壁之间没有足够的空隙。

（2）叩击于术后患者的应用：术后伤口疼痛会被患者的深呼吸、移动、翻身和咳嗽等动作加重，一般来说，药物治疗会作为缓解疼痛的首要镇痛措施，有严重头部损伤的患者也需要镇静措施来最小化异常的腹部运动，以防止颅内压升高，同时也为胸部物理治疗提供条件。一般认为，头低位姿势和手法操作会升高颅内压，即使有高度肺感染风险的患者也应禁用胸部物理治疗。需要明确的是，疼痛和关键体征信号的改变并不只由胸部物理治疗干预引起，有时也是患者病情进展的一部分。用力呼气技术可能引起支气管痉挛，因此患者出现第 1 秒用力呼气量（FEV1）的下降不一定由叩击引起。被截留的空气产生中空罐声和冲击，被认为是导致分泌物松动的原因。

使用胸导管治疗血胸或气胸不是叩击或振动的禁忌证，事实上，由于胸部手术或胸部创伤，胸导管通常是必要的，胸部物理治疗可能也是必要的。胸膜外血肿也不是叩击的禁忌证，也不是该技术的明显后遗症，如果机械通气患者有皮下气肿且没有胸导管，治疗师应在继续治疗前确认没有气胸。在治疗期间或治疗间隔期，应注意任何皮下脓肿的增加，并及时提醒医生注意。皮下气肿可能与气胸、胸导管渗漏有关。

肺脓肿或支气管胸膜瘘并不影响体位引流、叩击或振动。在存在支气管胸膜瘘的情况下，经过开胸或闭式胸腔引流，患者可能会抱怨胸导管引流部位疼痛、脓胸或伴随瘘管的组织炎症，但感染过程通常不会阻碍体位引流，治疗师对炎症周围的叩击和振动有助于缓解不适。对于自主呼吸的患者，呼吸练习可以与手动技术结合使用。因肺缺如或支气管胸膜瘘导致严重单侧感染的患者，在对受累侧进行治疗后，需要对未受累的肺进行预防性治疗，这样可以最大限度地减少未受累肺被污染或感染的可能性。如果预期随后进行切除，治疗可能集中在肺部未受影响的区域，以防止或减少感染的传播。

（3）叩击于重症儿科患者的应用：直接治疗重症儿科患者的人员的经验和技能是重要因素，叩击或振动的力度是潜在的复杂性更大的决定因素。咳嗽非常剧烈时会引起胸部、腹部和脑内压力的大幅波动。对于血小板计数降低的重症儿科患者，呼吸练习、叩击、振动和其他咳痰方法的风险可能比咳嗽低。

2. 振动

振动与叩击一样，往往与体位引流结合使用。在纤维支气管镜检查期间进行体位引流和振动时，研究者注意到在振动期间，在较大的节段支气管中可以看到分泌物，呼气时的振动将细支气管的分泌物挤压到较大的支气管中。振动是主要在呼气期间进行的间歇性胸壁压缩，它在呼气之前启动，并延伸至吸气开始。这项技术可在自发或呼吸机控制的呼气期间使用，并应在肺部受累区域进行。如果对自主呼吸的患者进行振动，在胸壁振动之前，应鼓励最大吸气，最大吸气后，在呼气过程中，于胸部肋骨和软组织正常移动的方向上振动胸壁。振动的形式可描述为"肋骨弹跳"或"胸部抖动"。一般来说，肋骨弹跳的频率为 $12\sim20\,Hz$，胸部抖动的频率为 $2\,Hz$。对特定患者使用的振动强度或方法取决于治疗师对患者损伤的诊断和对一般状况的认知程度。

（1）老年人或焦虑的患者：可采用温和或更有节奏的振动。

（2）哮喘患者：倾向于采用振动和呼吸放松，与叩击相比，呼吸训练更重要。

（3）慢性肺疾病患者：振动可能更有益。

（4）亚急性颅脑损伤患者或者难以唤醒且呼吸浅快的重度镇静患者：可能会受益于更剧烈的振动，往往在患者开始吸气前保持或暂停，增加与振动相关的触觉刺激可能会改善这些患者的吸气状况。

（5）四肢瘫痪患者：胸部振动以及腹部肌肉组织固定可能是有益的。

（6）不能深呼吸但有人工气道的自主呼吸患者：可在吸痰前后使用 $800\sim1000ml$ 的手动复苏器袋作为振动的辅助装置。

肋骨和胸椎的正常解剖结构为胸部提供了固有的稳定性，不建议对有不稳定的胸椎损伤、已知肋骨或胸骨骨折的患者进行剧烈振动。振动手法的前提是患者有胸部物理治疗的适应证，老年患者或长期使用类固醇的患者可能患有不同程度的骨质疏松症，振动时应始终牢记这一点。

（三）注意事项

（1）每个肺部区域的叩击治疗时间是很短的，并且不能将分泌物直接导向感染的、阻塞的肺部区域。

（2）接受机械通气和呼气末正压通气的创伤后患者，包含叩击和振动的胸部物理治疗可以改善听诊和胸部 X 线片表现。胸部物理治疗手法不必限制，但在治疗过程中应密切监视。

（3）无额外补充吸氧的吸痰可能是引起动脉血气波动等不良影响的主要原因。

（4）若在头低位时使用叩击和振动，可提高透明膜病婴儿的心率、呼吸速率和收缩压压力，终末气道分泌物的松解可用于解释 PaO_2 的上升。

（5）叩击和振动对于较稳定的患者作用有限，而对肺部感染、分泌物增多的患者，此类治疗技术可以缩短治疗时间。

（6）若在不合适的体位做叩击和振动，分泌物也可能更分散于外周气道，特别是大量分泌物出现时，因此，治疗师对局部呼吸解剖和解剖体表定位知识的掌握是十分重要的。

（7）右肺下叶的内侧部分因为没有体表叩击部位，治疗此部位时会使用体位引流伴咳嗽和吸痰技术，其他肺叶部位则可直接叩击于相应的肺叶体表节段。

（8）若患者在胸部物理治疗前或治疗中出现支气管痉挛，振动和用力呼气技术会比叩击更加适合。

（9）头部必须始终支撑，在早产儿或其他有佝偻病风险的人群中，应避免使用类似摇动的手动技术，以免造成脑损伤。

三、呼吸训练

（一）概述

呼吸训练被普遍应用于有慢性肺疾病、神经肌肉疾病及术后的患者，临床上使用的呼吸训练包括膈式呼吸、呼吸控制、胸部松动训练、用力呼气技术、缩唇呼吸和呼吸肌训练等。

呼吸训练的目的为协助分泌物的清除、提高呼吸肌肌力和耐力、提高胸廓的活动度和潮气量、促进患者的放松以改善焦虑/抑郁情况、改善肺不张和氧合、改善肺的顺应性和 V/Q 比值、降低气道阻力、促进黏液纤毛清除。

肺通气量由体位决定，在相对靠上位的肺区域中通气最佳，如对于单侧肺疾病的患者和 COPD 患者来说，呼吸训练可给其相邻的肺增加气体分配，而肋间肌的收缩进一步增加了气体的分配。对外科患者来说，呼吸训练可以减少术后呼吸并发症和住院时长。对于可自主呼吸的患者，呼吸训练可用以提高潮气量和清除分泌物。对于有手术切口、肋间肌无力和吸气力量不足的患者，可鼓励其进行胸部松动训练。对于 COPD 和囊性纤维化的患者，用力呼气技术可取代手法操作。对于无分泌物潴留者，膈式呼吸、用力呼气技术、呼吸肌训练主要用于预防并发症。

（二）临床应用

1. 呼吸训练于阻塞性气道疾病患者的应用

（1）膈式呼吸：对于有阻塞性气道疾病的患者，膈式呼吸往往与缩唇呼吸结合使用，被提倡作为一种实现患者放松和协调呼吸模式的方法，优先使用于改善潮气量和协助分泌物的清除。治疗师要观察患者的呼吸模式并留意患者呼吸时是否优先活动腹部、上胸部或者单侧肋部。训练过程中，治疗师的手应置于患者肋部，然后告知患者"将气体吸入您的腹部"或"吸气时胸廓顶我的手"，必要时可做简单的示范。在达到充分的胸部扩张前应反复尝试，建议在放松肩部和上胸部之后进行。电子呼吸触发器、机械振动器及机械式的胸部和腹部压迫可提高潮气量和降低呼吸速率，但长期效益不明显。

（2）缩唇呼吸：缩唇呼吸往往与经口呼吸再训练、膈式呼吸一同用于COPD患者，可带来短期的潮气量上升、呼吸速率下降、$PaCO_2$下降、PaO_2上升及主观感觉改善。缩唇呼吸的物理机制尚未明确，但对COPD患者来说，它确实可以作为一种有益、无创的策略，相较于放松状态，缩唇呼吸可带来比较明显的血氧饱和度的上升。

（3）呼吸控制：呼吸控制多用于哮喘和COPD的患者，指用一种温和的方式来缓解呼吸抑制。这类患者需要侧卧位加头部抬高或者坐位下前倾姿势来实现体位放松。比起经口呼吸再训练，呼吸控制可以更明显地改善呼吸功能。前倾位或头低位可以改变分钟通气量、功能残气量，最小化呼吸肌做功，缓解呼吸困难，纠正矛盾的腹部呼吸运动。对于COPD患者多推荐坐位下前倾姿势以改善呼吸功能。在COPD患者中，膈肌的功能可以通过坐位下前倾姿势调节肌肉的长度－力量关系来提升，呼吸控制应在最佳体位下进行并进行膈肌的手法拉伸。膈肌的手法拉伸可以带来明显的呼吸困难缓解、步行能力的提高、呼吸肌做功的最小化。教导患者呼吸控制时，应倡导快速吸气并避免完全呼气，呼气相延长可能压缩肺并降低残气量，因此呼气过程应被控制且不应过度用力，以防止气道过早关闭和进行性气道阻塞引起的气道抵抗增加。我们认为控制下的呼气（缩唇呼吸）伴最大吸气是最有益的。在一个完整的吸气结束时屏住呼吸几秒钟，可促进侧支循环通气，使空气在肺段之间的分布更加均匀，但吸气末保持并不适合呼吸急促的患者，因为它会扰乱呼吸模式。

（4）用力呼气技术：用力呼气技术可用于囊性纤维化、COPD、术后的患者，包括控制下的膈式呼吸训练、穿插用力呼气技术（从中肺容量到低肺容量），先进行四次放松呼气的深呼吸，再做膈式呼吸及用力呼气，再进行1~2次咳嗽。用力呼气技术的益处有减少体位引流的时间、降低患者的依赖性，并可以作为一次有效的策略来帮助COPD患者清除分泌物。

（5）呼吸肌训练：呼吸肌训练被用于提升呼吸肌肌力、耐力。虽然有氧运动可以改善吸气肌和呼气肌的功能，但是呼吸肌训练比起有氧运动，在临床和家庭使用中更具实践性。呼吸肌训练的效益可以持续4~8周，相较于其他呼吸训练方式，呼吸肌训练可用不昂贵、少量的设备在家中进行。

2. 呼吸训练于外伤手术患者的应用

尽管术后呼吸护理技术取得了一定的进步，但术后呼吸系统并发症的发病率仍较高，绝大多数并发症出现在胸部和上腹部的手术之后。手术切口和胸腹引流管往往会限制肩部和胸腹部的活动，我们应该鼓励这样的患者在疼痛可忍受的范围尽可能地活动，包括躯干的灵活性、伸展性和力量训练等。在适当位置使用腹部呼吸可增加肺容量，如果强调呼吸的深度，可改善术后患者的肺充气和氧合。

（1）术前呼吸训练：术前呼吸训练可以减少术后呼吸系统并发症和肺不张。膈式呼吸和呼吸控制，伴振动手法，可减少胸部感染。对于高危患者，呼吸训练可以显著降低呼吸系统并发症发生率，比单纯的体位引流伴松动更有效。胸部松动训练可用于活动胸廓，特别是对于存在肋间肌无力的患者，它可以增强所有引流体位下深呼吸力度。治疗时，治疗师手部应位于治疗的肺部区域，患者应被鼓励深吸气，推动下方肋骨抵抗治疗师的手，随着患者胸部活动增加，治疗师应该逐渐增加抵抗力度。

（2）术后呼吸训练：术后减少呼吸系统并发症的策略并不能完全避免肺不张和肺炎，主要是因为术后膈肌的功能下降，膈肌于术后 24～48 小时开始自发活动。治疗师给予的膈式呼吸可取得与患者自发深呼吸相同的效果，术后患者的呼吸训练可以改善胸廓活动度，进行膈式呼吸时，患者应该处于放松体位，并给予背部支撑。对于自主呼吸的患者，呼吸训练可协助清除分泌物，训练结果评估可决定是否需联合其他胸部物理治疗（如体位引流）。对于胸部和上腹部手术后的患者进行基于临床实践的胸部物理治疗，治疗效果会优于常规的呼吸训练。而对于病情严重无法活动的患者及不能自发咳嗽和深呼吸的患者，胸部手术后进行呼吸训练伴体位引流是十分必要的。最大吸气加 5 秒屏气可以提高动脉氧含量，增加肺内压力。

（三）注意事项

（1）吸烟会增加术后呼吸系统并发症的发生率。

（2）胸部物理治疗时患者最好处于最佳的体位引流位置。

（3）床的类型将影响引流效果。

（4）对于心血管不稳定或有新鲜血液染色胸腔引流物的患者，禁止手动过度充气；对于患有不排水性气胸的婴儿，禁止进行任何胸部物理治疗。

（5）每次呼吸训练建议不超过 4 个呼吸周期，以便在每次呼吸中尽最大努力，避免因过度呼吸而头晕，并抑制肩部紧张。每呼吸几次后，患者应放松并恢复心律。此时应观察呼吸频率和模式，患者在继续治疗前可能需要纠正或改变指导。

（6）需要达到最佳条件以确保深部呼吸到达肺周围区域，最佳条件即最小的疼痛，无恶心、口干、不适、疲劳、焦虑或紧张感，准确的定位及最低程度的呼吸困难。

四、咳嗽和吸痰

（一）概述

气道纤毛运动可能因吸烟史、手术、麻醉、外伤或既往肺部疾病而受损，重症患者因疼痛和活动减少等原因进一步减少肺容量，阻碍分泌物清除。因此，辅助气道廓清技术，如咳嗽和吸痰，在预防肺不张和肺部感染方面变得尤为重要。

下面我们将讨论咳嗽能力下降的病因，介绍刺激咳嗽的方法，以及吸痰技术及其危害。肺灌洗或肺过度充气技术被认为是咳嗽和吸痰的辅助手段。

（二）临床应用

1. 气道纤毛运动

咳嗽被认为是清除分泌物的一种极其重要的机制，通常情况下咳嗽不常发生，这表明咳嗽不是唯一有效清除分泌物的方法。细胞吞噬和淋巴引流是与分泌物清除有关的最外围机制，末端气道附有表面活性剂，也有助于分泌物清除。纤毛由末梢细支气管延伸到喉部，这些纤毛的有节奏摆动在很大程度上是保持气道中没有多余黏液的原因，这在正常情况下提供了足够的分泌物清除能力。气道纤毛运动是连续的波浪状运动，推动着整个黏液层。在正常情况下，细胞吞噬、淋巴引流和气道纤毛运动使肺泡保持无菌状态。

影响气道纤毛运动能力的三个主要因素：纤毛本身（长度、密度和摆动频率）、黏液量和黏液弹性。低氧血症和脱水可阻碍气道纤毛运动。一旦低氧血症和脱水状态消除，这种阻碍作用通常是可逆的。补充干燥气体（如补充氧气或用于输送麻醉剂的其他载体）与脱水具有相同的效果。麻醉剂本身可以阻碍气道纤毛运动，吸烟和大多数慢性肺部疾病可导致纤毛功能减弱。痰的流变学特性也影响气道纤毛运动。

气管插管可以在刺激黏液分泌增加的同时损害气道纤毛运动。人工气道的气囊袖口还会干扰气道纤毛运动和气管黏膜的血流灌注，可能导致组织坏死或瘢痕形成，并进一步损害气道纤毛运动。当黏液运输受损时，咳嗽可以部分缓解并补偿清除能力的下降。

2. 咳嗽机制

咳嗽主要影响较大的气道，在清除异物或过量痰以及当气道纤毛运动不正常时尤为重要。咳嗽通常被认为是一种主要由迷走神经传入刺激控制的反射，可触发一系列复杂的肌肉动作。它通常由机械或化学刺激触发，也可以通过电刺激和渗透刺激触发。正常的咳嗽包括吸气努力、声门闭合、呼气肌收缩、声门打开。

咳嗽前大量吸气可改善呼气肌功能，在高肺容量时呼气肌的长度－张力关系得到优化，因此能够产生更大的呼气压力，增加咳嗽有效性。然而咳嗽开始时的吸气量是不定的，通常大于潮式吸气量，平均 2.5L。咳嗽并非总是先有吸气，异物进入喉部可能会立即引起现有肺容量的咳嗽，从而防止异物深入气道。

伴随呼气肌活动的声门闭合常被称为咳嗽的压缩期，持续约 0.2 秒。胸壁呼气肌肉及腹部盆底肌肉的收缩与吸气肌相互作用，产生高达 $200cmH_2O$ 的胸腔内压力。当声门打开并排出空气时，咳嗽的呼气阶段开始。在这个阶段，由于呼气速度高达 0.6 马赫（1 马赫≈340.3m/s），中央气道发生压缩。高动能的剪切气体沿气道壁的波浪运动加速被认为是气道廓清的原因，这是咳嗽的主要功能。

声门闭合可使咳嗽的呼气阶段处于更大的胸腔压力下。呼气肌收缩在咳嗽时的作用是控制胸腔内的压力，这一作用通过声门闭合得到增强。咳嗽过程中，闭合的声门阻止气流，直到形成相当大的压力，然后声门打开。在用力呼气过程中或患者建立人工气道时，呼气流量都随压力的变化而变化。在一系列咳嗽中，声门闭合则会降低气道内压力以平衡连续咳嗽之间的压力，还有助于被压缩的气道恢复对应肺容量的正常大小。在咳嗽时声门会剧烈振荡，产生压力波动，从而产生松动分泌物的作用。咳嗽呼气期发生的声门快速打开和关闭也会引起气流、胸膜和腹部压力的变化。

3. 咳嗽受到抑制的原因

任何限制咳嗽四个阶段的因素都会干扰咳嗽的有效性，咳嗽抑制在 ICU 中非常常见。非自主咳嗽抑制可能是由吸气努力减少、声门关闭和打开能力减弱所致。喉返神经麻痹患者表现出声门或声带闭合困难，因为扰乱神经肌肉功能的疾病通常会导致咳嗽抑制。四肢瘫痪患者的吸气和呼气受限，但声门功能完好。四肢瘫痪患者唯一的呼气力是由肺和胸部的弹性提供的，截瘫患者的呼气肌肉受到影响，而吸气肌肉则较少受到影响。重症肌无力、格林－巴利综合征、脊髓灰质炎和脱髓鞘疾病可能破坏咳嗽的有效性，具体取决于疾病程度。药理性神经肌肉阻断药会干扰咳嗽的各个阶段，麻醉药品会导致中枢神经系统抑制，从而抑制咳嗽。人工气道在咳嗽时会机械地阻止正常的气管压缩，需要更高的流速才能清除分泌物。由于气管导管会增加气流阻力，因此需要更大的肺容量才能清除分泌物。

为了恢复有效的咳嗽，一旦患者不再需要通气支持，或者当保护性喉反射恢复时，应尽早移除气管插管。气管插管取出后留下的造口会降低咳嗽的有效性，直到伤口闭合。虽然声门闭合不受抑制，但咳嗽时产生的胸腔内压力增加会导致空气通过气管造口逸出。这可以通过使用密闭敷料密封造口并指示患者在说话和咳嗽时手动支撑敷料来防止。

姿势在咳嗽中也起作用。在健康个体中，随着患者从坐位向仰卧位过渡，肺容积和功能性剩余容量减少。当姿势从侧卧位变为仰卧位，从仰卧位逐渐变为直立坐位时，咳嗽的有效性增加。髋关节屈曲也导致咳嗽时出现更大的肺容量和呼气流量，这与临床表现相符，即大多数患者在髋部弯曲时咳嗽效力更好。

连续咳嗽可能导致短暂的头晕，尤其是对既往患有心脏病或肺病的患者。出现这些反应是由于伴随咳嗽的经肺动脉压力增加，心脏和大脑血流量降低。咳嗽时出现的脑血流量减少或脑脊液压力升高对脑损伤患者是不利的。在大多数情况下，有害反应是暂时的，患者可迅速恢复。对一些患者来说，可能需要使用局部或全身药物来控制咳嗽痉挛。

患者自主抑制咳嗽也是常见的，尤其是手术后的患者，这通常是恐惧或疼痛的结果。通过术前指导，包括对择期手术的一般解释，以及解释手术后尽管不适但仍需咳嗽的重要性，择期手术患者的恐惧感通常可以减少。

手术后的疼痛无法消除，尤其当患者咳嗽的努力程度增加时，可以通过提供更适当的疼痛缓解方法来改善咳嗽效果，如果服用麻醉药品并不能持续增加患者的咳嗽能力，可以更换更具针对性的镇痛药品。硬膜外麻醉可显著改善仰卧位胸腔内咳嗽压力，但坐位时无明显改善。手动胸壁按压或支持性咳嗽可显著改善这两种体位的压力，这为术后使用辅助咳嗽技术提供了证据。我们的经验是，用枕头或折叠床单手动支撑手术切口或肋骨骨折部位进行呼吸训练可能有助于缓解焦虑和切口疼痛，从而改善自主咳嗽。解释咳嗽的重要性也可以提高患者的咳嗽能力和意愿。

4. 刺激咳嗽的方法

当患者对咳嗽无法进行自主控制时，采用刺激咳嗽的方法是非常有必要的，吸痰是其中之一。另一种常用的刺激咳嗽的方法是哈气技术，包括一次大吸气，然后短暂哈气，中间间断休息。可以通过以下方式向患者传授哈气技术：首先应鼓励进行吸气努力达到总肺活量，然后是主动呼气，在此期间，患者可以有两次或两次以上的停顿。教患者呼气时说"哈，哈，哈"或"啊，啊，啊"，可能会有所帮助。呼气不会引起声门关闭，产生的胸腔内压低于咳嗽，因此，这种方法可能对哮喘等气道疾病患者特别有益。较低的胸腔内压可能有助于减少 COPD 患者咳嗽相关的小气道关闭。哈气技术能更有效地调动分泌物，可与先前描述的技术结合使用，如手动支撑手术切口，它们的结合使用被称为"用力呼气技术"。对于不愿意咳嗽的患者，可能需要进行外部气管刺激，通过手动按压手术切口上方的气管以机械刺激引起咳嗽。

当上述刺激咳嗽的方法都不成功时，用吸痰管刺激口咽是有效的。导管经口插入并进入口咽，直到引起咳嗽。

5. 吸痰

对插管患者进行常规吸痰可以帮助清除分泌物并刺激咳嗽，吸痰的频率取决于分泌物的量和患者的个人需求。除心源性肺水肿外，肺部的分泌物越多，患者需要吸痰的频率越高。通常将患者翻身或置于头低位后检测分泌物，患者活动通常会导致分泌物从周围气道进入中央气道，这也是在体位引流位置进行叩击和振动的目的。当肺部的分泌物保留在小气道中时，有必要通过叩击和振动进行体位引流，以集中调动这些分泌物，因为吸痰导管只能到达主干支气管。

经气管吸痰应采用无菌技术，操作前后洗手，使用无菌手套和无菌导管。如果使用心电图机、脉搏血氧饱和度仪等对患者进行监测，则可在吸痰过程中观察到相应生命体征的变化情况。吸痰的基本步骤如下：

（1）吸痰前为患者补充氧气，接受机械通气的患者可能不需要此步骤。存在大量分泌物的患者可能无法从肺部补充氧气或从补充氧气中获益。

（2）检查吸入装置产生的负压量，如有必要，调整至 $100\sim160$ mmHg。

（3）双手应戴无菌手套，以保护操作者免受污染。

（4）暴露导管的通气端，并将其连接至负压管。任何可能接触患者气管的导管部分必须保持无菌。

（5）将导管滑出包装，注意不要造成污染。

（6）断开患者与呼吸机或氧气源的连接。

（7）缓慢将导管插入，插入导管期间不进行抽吸。

（8）如果导管存在阻力，则轻轻向后拉导管，并重新插入。

（9）将手指放在通风口上给予进入端负压进行抽吸，在拔出导管的同时缓慢转动导管，使导管的侧孔露出更大的表面积。

（10）患者重新连接呼吸机或氧气源。

（三）注意事项

在正常情况下，吞噬作用和气道纤毛运动可提供足够的分泌物清除率，只有在存在过多分泌物、异物或主要机制受到干扰时，咳嗽才具有重要意义。手术后常出现这种情况，此时由于湿度降低、膈肌功能障碍、麻醉剂作用、补充氧气或气管插管的影响，纤毛运动受损，且伤口疼痛和恐惧也经常伴随手术或创伤，导致自主咳嗽抑制。神经肌肉疾病和慢性肺疾病可能进一步损害咳嗽效率。刺激咳嗽的方法对于提高咳嗽有效性是必需的。

治疗师应该认识到吸痰是一种应尽量避免且危险的方法。安全和适当的吸痰指南总结如下：应使用无菌技术，抽吸导管不应大于气道内径的一半。如果吸痰时出现低氧血症，则需要补充氧气，吸痰时间应限制在 15 秒。吸痰后应注意使用呼吸机、手动复苏袋，或鼓励自主深呼吸以扩张肺部。吸痰是气管插管患者胸部物理治疗的一个组成部分，该方法的频率取决于分泌物的量和患者的个人需求。

五、活动改善技术

（一）概述

重症患者卧床及限制活动的危害往往被忽视，然而卧床及限制活动会改变几乎人体所有器官系统的正常生理功能。当卧床及限制活动与创伤、营养不良、意识水平下降、慢性病结合时，患者可能会出现更多继发性症状。急性病患者的卧床及限制活动通常由多种因素引起，如麻醉、镇定和心理精神问题。为防止卧床及限制活动的有害后果，患者在 ICU 时即可开始适当的活动训练。尽管有许多血管内管线和生命支撑设备连接，进行体位摆放总是可以实现的，并且可以鼓励患者积极锻炼和早期步行，这可能是一种有利于患者康复和生活质量提高的方法。

（二）临床应用

1. 卧床

卧床患者的活动能力并不像预期的那样受到严重限制。病床上患者可以以多种方式进行体位摆放，当床位改变与体位摆放结合时，患者可以进行多种活动。患者的体位摆放也可能与其他必要的 ICU 程序相协调，如敷料更换、皮肤和伤口检查。

体位摆放对于维持正常的关节活动范围和肌肉长度是必要的，也有助于改善长期卧床时出现的一些软组织和血管变化。基于这一前提，研究者开发了持续被动运动（Continuous passive motion，CPM）装置，以改善运动范围和组织愈合，并减轻关节置换或修复后的疼痛和水肿。CPM 装置可以应用于卧床患者，使用 CPM 装置治疗下肢时患者只能处于仰卧位，因为不能代替良好的体位摆放。当需要体位引流、床上或下床活动时，可以暂时停止 CPM 装置治疗。

中枢神经系统损伤常伴有肌肉张力异常，尤其见于颈部、躯干和四肢的抗重力肌肉。当出现痉挛时，仰卧位会增加伸肌张力，侧卧位可以减少这种异常张力，应积极采用体位摆放措施来保持关节运动，尤其是当患者处于侧卧位或俯卧位时。踝关节矫形器可用于维持或恢复功能性关节位置，并可减少异常张力。外周神经损伤或脊髓完全损伤导致脚下垂的患者可能受益于脚垫板。四肢瘫痪患者需要特定的体位以尽量减少或消除上肢挛缩的形成。对于肱三头肌功能障碍的患者，肩关节完全外旋和肘关节完全伸展对轮椅转移活动至关重要。

　　一旦卧床患者能够主动参与期望的动作，主动运动就成为可能。由于主动运动增加了心血管和呼吸系统的需求，因此需要高水平 FiO_2 和 PEEP 的机械通气。当患者对机械通气的需求减少时，即使在卧床期间也可以进行更剧烈的运动。

　　患者可以通过主动收缩对侧肌肉群，或通过对另一个肢体施加被动拉伸来拉伸限制区域，后者对开胸术后不愿活动躯干和上肢的患者尤其有用。通过使用重力、手动阻力，或利用重物和滑轮的作用增加运动阻力，可以提高运动强度，通过增加运动的重复次数可以提高运动耐力。

　　2. 坐位

　　即使在机械通气期间，患者也可以被动地坐在椅子上，将卧床患者转移到椅子上通常需要两到四个人辅助。在转移患者之前，应检查导管、监测设备和血管内管线，以确定是否有足够的松弛度。在转移患者时，应暂时断开患者与呼吸机的连接。一些需要下肢骨骼牵引的患者也可以从床上转移到椅子上，在患者转移到椅子的过程中，治疗师需要保持牵引力。患者就座后，重新连接呼吸机。

　　由于失去交感神经控制，脊髓损伤患者在坐位时经常出现低血压反应。在转移患者之前，用弹性绷带从脚趾到腹股沟包裹下肢，可以将这种反应降至最低。四肢瘫痪患者可使用腹部绑带或紧身胸衣提供躯干和腹部支撑。如果使用得当，这些方式可能会提高呼吸能力、吸气能力和潮气量。对于必须卧床不能坐位的患者，可以通过使用站立床进行倾斜到直立姿势的过渡。当倾斜或直立姿势可以保持 30 分钟或更长时间时，患者就可以转移到有靠背的椅子上。如果一开始患者无法忍受，则可将椅子靠背倾斜至可接受的水平，同时可能需要抬高下肢。由于皮肤感觉减弱或消失，建议使用高密度泡沫垫来更好地分散皮肤压力以预防压疮形成，还可以使用切割式座椅板进一步减少坐骨负重，提高躯干稳定性。必须制订从一侧到另一侧的重量转移或其他坐骨减压方法。懒散的坐姿是不可取的，因为这样会给骶骨带来更大的压力，坐位后应定时检查坐骨结节和骶骨区域。

　　鼓励患者独立或在协助下采取坐姿，如果患者无法独立完成从床到椅子的转移，就可能需要协助。转移患者的人员应始终考虑适当的身体力学，在患者的条件和环境允许的情况下，使用助行器等辅助设备。患者坐下后，可进行体位摆放或运动，以增加运动范围、力量或耐力。在休息时，踝关节应被动地保持在中性位置。不允许懒散坐姿，因为除了引起骶骨压力过大，还可能会导致躯干和下肢张力增加，患者可能会从椅子上滑出。为了鼓励直立坐姿并确保患者的安全，可以在臀部和椅子周围放置一条安全带。许多脑损伤和肌肉张力异常的患者需要使用椅子垫，应配备可调节的躯干和头部支撑，以改善坐姿和稳定性。

　　患者坐位时的一些练习与卧床不起时的练习类似，可指导患者进行座椅俯卧撑，以减轻坐骨结节压力并加强上肢力量。进行座椅俯卧撑时，必须使用扶手，然后伸展肘部，收紧肩部，将臀部区域从座椅上提起，这项运动对脊髓损伤患者或未来需要使用拐杖或助行器的患者尤其有益。

3. 站立和走动

如果情况允许，应鼓励患者站立和走动，一般来说，不能保持站立平衡的患者不应期望在没有帮助的情况下能够行走。站立平衡是独立行走的先决条件，对于下肢不能承受全部重量的患者（如下肢骨折或软组织损伤的患者），可以使用助行器或拐杖。在移动过程中，心电图导联和动脉或中心静脉压力线可能需要暂时与记录模块断开，以增加活动范围。与其他情况一样，留置导尿管的收集袋应始终低于膀胱，在行走过程中，可将其固定在滚动杆或助行器的底座上。对氧气或湿度的需求可能阻碍移动，氧气罐可固定在助行器上。患者的早期站立和走动通常会减少对长期胸部物理治疗的需求，运动或劳累后自发咳嗽很常见，一旦患者可以进行常规步行，通常不需要胸部物理治疗。

4. 用于改善活动的设备

除了 ICU 通常配备的设备，应配备一些额外装置以最大限度地增强患者活动能力。臂绑沙袋易于使用，且不容易掉落；安全带用于将患者转移到椅子上或辅助行走，可重复使用；可调节的步行器和拐杖可以改变高度，以适应不同的患者；在患者行走时，根据需要，任何 ICU 都可以使用滚动式静脉输液杆以及移动氧气瓶；对于治疗脊髓和头部损伤的患者，通常建议使用高靠背座椅和可调节靠垫来增加躯干和头部的支撑。

（三）注意事项

生理改变和继发性残疾往往发生在患者卧床及限制活动之后，因此，在 ICU 中增加患者活动是可行的，也是有利的，患者可以在不中断监护或维持生命设备的情况下活动。被动活动范围维持、体位摆放甚至主动运动都可以纳入患者的日常康复中，以最大限度地减少卧床及限制活动的有害影响。患者的适当活动不仅可以抵消卧床及限制活动的不良后果，而且还可以缩短康复时间，从而缩短患者的总住院时间。

（余中华）

第二章　重症物理治疗技术

一、促醒技术

（一）概述

意识障碍（Disorder of consciousness，DoC）指患者对自身和周围环境刺激的觉醒感知能力不同程度地降低或丧失。意识障碍根据觉醒障碍程度分为嗜睡（Somnolence）、昏睡（Stupor）、昏迷（Coma），根据意识障碍内容分为谵妄状态（Delirium）、植物状态/无反应觉醒综合征（Vegetative state/unresponsive wakefulness syndrome，VS/UWS）、微小意识状态（Minimally conscious state，MCS）等。昏迷患者一旦生命体征平稳，应尽快进行促醒治疗。

目前临床中促醒的主要方法为增加感觉输入，这需要康复团队协作共同完成。其中物理刺激方案主要包括：以增加本体感觉和前庭觉为主的方案，如电动起立床训练、Bobath 技术、神经肌肉本体感觉促进技术（Proprioceptive neuromuscular facilitation，PNF）训练等；增加特定感觉输入的方案，如根据患者的习惯、爱好、工作情况等，设计并给予患者喜欢或者讨厌的声音、色彩、气味、触觉、味觉等刺激；增加广泛外周感觉输入的方案，如正中神经电刺激等；以中枢神经刺激为主的方案，如经颅磁刺激、经颅直流电刺激等。研究显示，在发病 3 个月内促醒治疗效果最显著。

（二）临床应用

1. 以增加本体感觉和前庭觉为主的方案

电动起立床训练：研究表明，电动起立床可以通过调整倾斜角度，被动地使患者处于站立状态，有助于意识障碍患者的意识恢复。其主要机制为在直立过程中，短时间的直立性低血压对心血管系统有更广泛的影响，包括心率增加等生理刺激，可增强意识。Riberholt 等人也证实了电动起立床训练可增加意识障碍患者的心率。此外，即使意识障碍患者的意识处于无序状态，进行电动起立床训练时，完整的前庭中枢系统也会向大脑发出运动变化的信号，因此体位的改变可以提高患者的警觉性。同时在直立时，痉挛或挛缩的肌肉处于紧绷状态，不适的感觉可能会刺激大脑活动。研究表明，当外界给予疼痛刺激时，即使是处于微小意识状态的人也可以在大脑皮层检测到外界疼痛刺激的皮层反应。

虽然研究证明电动起立床训练可以帮助意识障碍患者恢复意识水平，但是具体的治疗方案各有不同，包括达到最大高度所需的时间、倾斜的角度以及总站立时间。Taveggia 等人使用的治疗方案为每 10 分钟完成一次从 30°到 65°的倾斜变化，然后保持这个高度 30 分钟。Riberholt 等人的治疗方案为每 60 秒调整角度到 30°、60°和 80°。另有许多研究者让他们的参与者逐渐倾斜，但没有说明他们的速度或倾斜角度。不同研究使用的治疗总时间也不相同，有些研究单次治疗时间为 10~20 分钟，一些研究则为 30~60 分钟。临床上多采用循序渐进的方式，首先将患者从水平到 30°/60°，维持 30 分钟，观察生命体征，再逐步提高角度，直至直立状态。

目前暂时没有研究证明哪一种治疗方案更有利于患者的意识水平恢复。但是不管哪一种治疗方案均可刺激多种感觉，均有助于患者恢复意识水平。并且研究证明，直立姿势相比于坐位姿势更有利于患者恢复意识水平。因此对于有意识障碍的患者，在生命体征稳定的情况下需要尽早进行电动起立床训练。

2. 增加特定感觉输入的方案

人体感知世界离不开多种感觉输入，包括视觉、听觉、触觉、前庭觉、本体感觉等。一项双盲随机对照试验研究听觉刺激对意识障碍患者的影响，研究将 15 名脑外伤后长期意识障碍（意识障碍平均时间为 70 天）的患者分成实验组和对照组，实验组使用熟悉的听觉刺激训练（Familiar auditory stimulation training，FAST），训练方案为家属讲述与患者相关的故事，一次讲述 10 分钟，每天 4 次，每次间隔至少 2 小时，共 6 周。对照组则没有相关训练。昏迷相关评分量表以及神经影像学结果显示训练结束时实验组相关指标均优于对照组。同时有多篇文章表明音乐作为一种特殊的听觉输入，也可有效地恢复意识水平。

因此当我们在做肢体康复训练时，可以呼喊患者的姓名，告知患者我们正在做什么。一方面刺激了本体感觉的输入，另一方面也可以激活听觉系统，帮助意识障碍患者感知周围环境，可能促进患者意识水平的恢复。

3. 增加广泛外周感觉输入的方案

正中神经电刺激（Median nerve electrical stimulation，MNES）是一种新型的神经调控促醒技术，因其具有操作简单、无创、费用低廉等特点，在临床上应用最为广泛。MNES 采用低频电流刺激患者手腕内侧正中神经分布区，产生的神经冲动可经脊神经-颈髓-脑干-丘脑-皮层功能区传导通路传至中枢神经系统，引起神经系统功能改变，进而发挥促醒作用。20 世纪 90 年代，Yokoyama 等人首次发现 MNES 可应用于治疗意识障碍患者，随后相关报道逐年增多。Cooper 等人发现 MNES 可有效提高意识障碍患者觉醒程度，缩短 ICU 住院时间，并促进言语功能的恢复。石艳红等人通过 meta 分析也发现 MNES 可提高患者 GCS 评分，改善脑血流量，对促进患者清醒有较好效果。

对于 MNES 治疗意识障碍的参数目前仍未统一。方龙军等人发现脉宽参数的设置对 MNES 的促醒疗效具有显著影响，当脉宽参数为 300 微秒时，其促醒疗效明显优于 50 微秒和 200 微秒。另有研究也证实了该观点，脑血流量可随脉宽参数变化而变化，当脉宽参数在 100~1000 微秒时，脑血流量的响应峰值与脉宽参数呈正相关，但随着脉宽参数达到 500 微秒，响应峰值逐渐趋于平稳。石艳红等人发现 MNES 的频率设置与患者意识水平的恢复程度密切相关，50Hz 时的促醒疗效明显优于 30Hz 和 100Hz。另外有研究者对比了左、右侧 MNES 对持续 VS 的促醒疗效，结果发现右侧 MNES 较左侧具有更好的促醒疗效。然而目前缺少 MNES 对不同程度意识障碍以及不同原因导致的意识障碍疗效的研究。

综上所述，采用 MNES 进行促醒治疗时，可以考虑脉宽参数设置 300 微秒，频率设置 50Hz，且使用右侧刺激。同时未来还需展开更有效而深入的机制研究。

4. 以中枢神经刺激为主的方案

（1）重复经颅磁刺激（rTMS）：作为一种新兴的无创治疗方法，近年来被广泛应用于慢性意识障碍（Prolonged DoC，pDoC）患者的促醒治疗，具有较大潜力。TMS 最早于 1985 年由 Barker 等人提出，该技术的根本原理是电磁感应。放置在头颅表面的磁刺激线圈最终可在刺激点对应的邻近神经组织中产生继发感应电流，从而改变其神经电生理活动。

Louise－Bender 等人首次将 rTMS 应用于 1 例 26 岁外伤性脑损伤（Traumatic brain injuries，TBI）后意识障碍患者，患者干预前的病程已经长达 287 天。作为开拓性研究，研究者将安全性作为主要观察结局，而将提示疗效的 DoC 量表（Disorders of consciousness scale）评分和神经电生理评定结果作为次要结局。从研究价值及意义来说，首先，其为 rTMS 应用于 TBI 后意识障碍患者的促醒治疗提供了安全性证据。其次，从疗效上来看，干预后患者表现为神经兴奋性明显提高，并逐渐恢复意识。尽管 6 周后 DoC 量表评分降低，但在持续 1 年的随访中，结果均好于该患者的基线水平。在此之后，Naro 等人的临床对照试验（10 例健康受试者、10 例意识障碍患者）则提示，右侧背外侧前额叶皮层（Dorsolateral prefrontal frontal cortex，DLPFC）的 10Hz、刺激强度达 90％静息运动阈值的 rTMS 方案可能有助于 TBI 后意识障碍患者恢复意识水平。

部分临床研究选择刺激初级运动皮质区（M1 区），探究该位点对于 TBI 后意识障碍患者的促醒作用。Piccione 等人及 Manganotti 等人的病例报告提示，在左侧 M1 区的 20Hz rTMS 对 TBI 后意识障碍患者可有促醒作用。然而在一项随机对照试验中，Cincotta M 等人采取同样的方案，干预 5 次后，并未发现显著差异。在 Liu P 等人的一项双盲随机对照试验中，采用 20Hz 的 rTMS，M1 区大脑血流速度得到改善，但是没有表现出临床表现的改变。另有研究者尝试 5Hz 的 rTMS 方案，共持续 7 分钟，结果显示相比于 UWS 患者，MCS 患者表现出明显的漫波，提示该方案对睡眠觉醒周期存在正向作用。

另外有研究者选取左侧角回进行了尝试，实验采用了 20Hz 的 rTMS 方案，刺激强度为受试者各自静息运动阈值的 80%，每次刺激 20 分钟（3200 个脉冲），共刺激 10 次为一个完整的 rTMS 方案。结果发现 MCS 患者的修订昏迷恢复量表（CRS-R）评分改善，前后差异具有显著性意义，而在 VS 患者中差异无显著性意义。CRS-R 评分在 MCS 患者中平均升高了 2.1 分，其中视觉反应评分提高幅度最大，而听觉及言语部分紧随其后。这项研究为角回 rTMS 治疗的安全性提供了支持，开拓性地探索了意识障碍的 rTMS 治疗新位点。

rTMS 方案目前还处于探索阶段，从目前的研究可以总结出相较于 UWS 患者，MCS 患者更能得益于 rTMS 治疗。

（2）经颅直流电刺激（tDCS）：tDCS 是一种无创、可直接作用于中枢神经系统的持续微弱电流刺激。20 世纪 60 年代就开始在动物模型和临床上进行实验，研究者发现其对神经网络有活化或者抑制的调控作用，并可以对知觉产生影响。

Davide 等人对 tDCS 在意识障碍领域的治疗进行了综述，共纳入 20 项随机对照研究，其中 19 项研究使用了 CRS-R 及 EEG 来评估意识水平恢复情况。其中有 10 项研究表明 tDCS 治疗后 CRS-R 评分未见明显改善。其中 8 项研究发现 tDCS 治疗后存在 EEG 变化。另外有 9 项研究显示经过 tDCS 治疗后 CRS-R 评分显著改善，但仅限于 MCS 患者。仅 1 篇研究表明经过 tDCS 治疗后 VS 患者的 CRS-R 评分也有改善，但改善幅度明显低于 MCS 患者。

在治疗部位选择上，大部分研究选择左侧 DLPFC，DLPFC 被认为在运动控制和行为中具有重要功能，是决策网络的关键组成部分。研究表明左侧 DLPFC 的 tDCS 增强了"默认模式"网络和双侧额顶叶联合皮质网络的功能，以上网络分别被认为涉及内部和外部的意识。也有研究针对其他与意识相关的部位进行刺激，如运动皮层、小脑、右侧 DLPFC、眶额叶皮层（Orbitofrontal cortex，OFC）、顶叶后部以及双侧额顶交界处，但这些部位的研究较少，样本量也较少，还需要进一步研究。

综上所述，tDCS 改善意识障碍，尤其是 MCS 的有效性有了初步证实。但这些效果很大程度上受病情严重程度等因素的影响。另外目前 tDCS 多采用 EEG 帽或基于国际 EEG 系统的手动测量来确定头皮上电极的位置，而 MRI 引导的神经导航定位相比于手动定位精准度更高，未来可以在精准定位、精准刺激下对

tDCS 的治疗效果展开进一步研究。

（三）注意事项

对意识障碍的康复治疗目前还没有形成一个成熟的体系，还缺乏相对规范的治疗标准。在世界范围内已经有一些长期随访的研究，结果发现康复治疗在恢复患者意识水平中起到重要作用，但是其前提是能够精准地评定出患者的意识障碍类型和程度。因此，现代康复治疗体系除了要应用传统的评定量表，还需要结合影像学检查和电生理学技术，做到多层面的精准评定，进而得出准确的临床诊断。而康复治疗技术也需要在临床实践中不断总结，整合有效的方法，充分利用现代电磁刺激技术，力求制订个体化、精准化的康复治疗方案。

（叶赛青）

二、运动康复

（一）概述

重症患者常伴有多器官功能障碍，大多处于卧床制动状态，在完全卧床情况下肌力每周降低 10%～15%，卧床 3～5 周肌力降低 50% 左右，肌肉出现废用性萎缩。患者肢体和关节长期制动，或肢体放置位置不当会使肌原纤维缩短，肌肉和关节周围疏松结缔组织变为致密的结缔组织，导致关节挛缩。骨质缺乏、肌腱牵拉和重力负荷减少，加之内分泌和代谢的变化，会使钙和羟脯氨酸排泄增加，导致骨质疏松等，这些改变对患者的功能预后不利。因此针对重症患者的早期运动康复越来越受到重症医生和康复专家的关注。

虽然有研究表明早期运动康复可以减少与重症相关的并发症，但是不同患者诊断及临床表现不同，运动康复的形式也相应不同。在探讨早期运动康复计划时需要考虑以下因素：姿势变化和运动对生理和血流动力学稳定性的影响；运动康复介入的时间、运动类型和强度。因此准确地评估患者的合作水平、肌肉力量、关节活动度、功能状态和心肺储备，以及细致地筛查其他可能妨碍早期运动的因素是极为重要的。此外，安全性和患者意愿必须认真考量。

（二）临床应用

1. 被动关节活动度训练

在重症患者超过 40% 的 ICU 中，此前认为早期运动康复除了体位摆放，其他都被认为是禁忌证，原因主要是休克、镇静和肾脏代替治疗。但是，这种做法是不正确的，因为其他的治疗方式，如被动踏车、被动关节活动度训练、肌肉牵伸和神经肌肉电刺激都不需要患者的合作，也不干扰肾脏代替治疗或镇静。

被动关节活动度训练对那些不能主动运动的患者有着特别重要的作用。对健康受试者的研究表明，被动拉伸可以减少肌肉的僵硬度并增加延展性。在重症患者的一项随机对照研究中，每天 3 次共 3 小时持续被动关节活动度训练，与每日被动牵伸 2 次、每次 5 分钟相比，可以减缓胫前肌的纤维萎缩和蛋白损失。另一研究发现，每日 4 次共 2.5 小时的持续被动关节活动度训练对改善特定肌肉的力量有效。对于不能主动运动的患者，软组织挛缩的风险很高，可考虑使用支具以延长被动关节活动度训练的时间。

2. 多功能脚踏车训练

在 ICU 初期，意识丧失、不能主动配合以及临床状况的复杂性，导致患者运动减少。仰卧患者可在多功能脚踏车上进行被动、主动辅助，或主动上肢或下肢踏车运动。即使是被动运动也可能帮助无意识患者减少肌肉蛋白质分解代谢。此外，早期应用多功能脚踏车（在开始机械通气后 72 小时内），似乎不会引起任何临床上不利的血流动力学或呼吸的改变。在一项对 90 名患有呼吸衰竭的重症患者进行的随机对照试验中发现，多功能脚踏车显著地增加了股四头肌肌力、6 分钟步行距离和生活质量评分。一项前瞻性研究也证明了多功能脚踏车的安全性和可行性，在 18 个月的时间内，181 名受试者（80% 机械通气）在治疗师指导下接受了 541 次多功能脚踏车训练，仅报告了一次安全事件（0.2%）。

秦霞等人采用 MOTOmed 床旁训练仪（一种多功能脚踏车）对 COPD 机械通气患者进行四肢运动。运动遵循循序渐进的原则，主要包括 3 个阶段。第一阶段：患者生命体征平稳后，活动无耐力时，采用 MOTOmed 床旁训练仪进行四肢被动运动，运动时间 20 分钟，每天 2 次；第二阶段：活动耐力好转，可进行四肢主动辅助、主动运动时，采用 MOTOmed 床旁训练仪进行四肢主动辅助、主动运动，运动时间 20 分钟；第三阶段：活动耐力明显好转，第二阶段活动后无不适，采用 MOTOmed 床旁训练仪进行四肢抗阻运动，运动时间 20 分钟。研究结果显示，MOTOmed 床旁训练仪可提高 COPD 机械通气患者活动耐力，促进肌力恢复，减少患者呼吸机使用时间、入住 ICU 时间及总住院时间。

综上所述，在病情稳定的情况下，可以尽早介入多功能脚踏车训练。训练效果基于患者的意识水平、配合程度、临床状况，应循序渐进，被动运动→主动辅助运动→主动运动→抗阻运动，以提高患者的运动功能以及生活质量。

3. 运动疗法

2008 年 Morris 及其同事首次发表了关于机械通气患者早期运动疗法的前瞻性试验。本研究基于患者的意识状态、耐受性和运动程序执行的能力制订了循序渐进的运动方案。研究发现早期运动组离床活动比对照组早 5 天，并减少 2 个住院日。重要的是，作者报道在运动锻炼的任何时期都没有不良事件或非故意移除医疗装置的情况发生。对照组死亡率或者出院后一年内再入院率较早期运动组高出近两倍。

运动需要根据患者的耐受水平从简单到复杂依次推进。具体来说，运动可以从床边静坐开始，随着床椅转移的训练继而进展为坐在椅子上，最终实现独立步行。步行辅助装置可以帮助患者安全地活动，步行辅助装置不仅需要容纳便携式氧气瓶、便携式呼吸机、座椅，还需要合适的拉杆，以便根据患者的需要调整机械通气的参数，保证安全有效地进行步行训练，以提高患者的移动功能。

另外有研究显示机械通气患者如果除了日常生活活动，还进行有氧运动和肌力运动，与仅进行日常生活活动的患者相比，行走距离增加。一项随机对照研究显示，与对照组相比，需要长期机械通气的患者 6 周的四肢运动提高了肢体肌肉力量。另一项研究显示多次重复的低抗阻运动可增加肌肉重量、力量和肌肉中的氧化酶水平。每天可以根据患者的耐受情况设定肌肉收缩的重复次数，抗阻运动可使用轮滑、橡皮圈等。

（三）注意事项

在运动康复中如出现下列情况应暂时停止治疗：

（1）平均动脉压（MAP）<65mmHg 或>120mmHg，原有肾脏疾病患者收缩压或舒张压较治疗前下降 10mmHg。

（2）心率（HR）<50 次/分钟或>140 次/分钟。

（3）患者出现新的心律失常或需要用去甲肾上腺素维持血压，剂量>1μg/（kg·min）。

（4）吸入气氧浓度（FiO_2）为 60%，伴随动脉血氧分压（PaO_2）<70mmHg。

（5）呼气末正压（PEEP）>8cmH$_2$O。

（6）脉搏血氧饱和度（SpO_2）下降 10% 或<85%。

（7）呼吸频率>30 次/分钟。

（8）体温>38℃。

（9）在运动康复后病情恶化，出现新的脓毒血症，患者再次昏迷、消化道出血、新出现胸痛等。

若上述情况发生，应在第 2 天重新评估。运动康复应根据患者的状况选择适当的强度和活动类型。因此运动康复之前应准确评估患者的合作水平、肌肉力量、关节活动度、功能状态和心肺储备，并应根据该评估结果确定康复目标，制订个性化的运动康复治疗方案。

（叶赛青）

三、物理因子治疗

（一）概述

从治疗措施来看，物理治疗方法可以分为三大类：一类针对患者的功能障碍，以功能训练为主要手段；一类以各种物理因子，如声、光、电、磁、冷、热、水等为主要手段；另一类则是手法治疗。其中，物理因子治疗具有防治并发症、预防功能退化和功能障碍、减轻疼痛、改善症状、促进功能恢复等作用。对于昏迷患者和清醒但不能主动活动的重症患者而言，被动性的物理因子治疗更为适合。本节将结合重症患者的特点和需求，以及实际临床应用情况，对常用物理因子治疗技术进行归纳总结。

（二）临床应用

1. 电疗法

（1）低频电疗法（Low frequency electrotherapy）：频率在 $0 \sim 1000\,Hz$ 的脉冲电流称为低频脉冲电流。低频电流的特点：低频率、小电流、电解作用小，对感觉神经和运动神经有较强的刺激作用，无明显热效应。在重症康复治疗中应用较为广泛的为经皮神经电刺激（Transcutaneous electrical nerve stimulation，TENS）和功能性电刺激（Functional electrical stimulation，FES）。

1）TENS。

①治疗作用及适应证。TENS 具有镇痛，改善周围血液循环，促进骨折、伤口愈合等治疗作用。对于重症患者而言，适用于各种急、慢性疼痛，如术后伤口痛、神经痛、肌肉关节痛等，也可用于辅助治疗骨折部位的愈合不良，促进伤口愈合。

②治疗方法。电极的放置：一般置于疼痛部位、穴位、周围神经走行、病灶对应节段的脊柱旁等，2 个或 2 组电极的放置方向包括并置、对置。治疗参数：目前 TENS 按治疗方式分为常规 TENS、针刺样 TENS、短暂强刺激 TENS，具体治疗参数见表 3-2-1。

表 3-2-1　TENS 治疗参数

方式	强度	脉冲频率	脉冲宽度	治疗时间	适应证
常规 TENS	舒适的麻颤感	$75 \sim 100\,Hz$	<0.2 毫秒	30～60 分钟至 36～48 小时不等	急、慢性疼痛，短期止痛

续表3-2-1

方式	强度	脉冲频率	脉冲宽度	治疗时间	适应证
针刺样 TENS	运动阈上，一般为感觉阈的2～3倍	1～4Hz	0.2～0.3毫秒	45分钟左右	急、慢性疼痛，周围循环障碍，长期止痛
短暂强刺激 TENS	肌肉强直或痉挛样收缩	150Hz	＞0.3毫秒	15分钟左右	致痛性操作，加强镇痛效果

2）FES。

①治疗作用及适应证。FES属于神经肌肉电刺激的范畴，通过低频电流刺激肌肉，使其收缩，重建肢体功能，具有防治肌肉萎缩、防治粘连、促进肢体血液和淋巴循环、促进神经肌肉功能恢复、替代或矫正器官及肢体已丧失功能的作用。对于重症患者而言，适用于长期卧床且无法主动运动、神经损伤导致的肢体瘫痪、呼吸机麻痹导致的呼吸功能障碍、膀胱逼尿肌麻痹导致的尿潴留和尿失禁等重症患者。

②治疗方法。刺激部位与治疗参数需根据肌肉的特征及治疗目的来确定。一般而言，较低频率（＜20Hz）的刺激产生的效应较为微弱，但不易引起肌肉疲劳，较高频率（＞50Hz）的刺激易使肌肉产生强直收缩导致疲劳；脉冲宽度多使用200～300微秒，在治疗过程中保持固定；通断比保持在1∶1～1∶3；表面电极的电流强度在0～100mA，肌肉内电极的电流强度在0～20mA，对于感觉功能障碍或昏迷的重症患者，电流强度应适当降低以保持在安全范围内，避免造成损伤。表3-2-2中总结了部分功能障碍的FES。

表3-2-2　部分功能障碍的FES

功能障碍	病因	刺激部位
呼吸功能障碍	脑血管意外、脑外伤、高位脊髓损伤导致的呼吸肌麻痹	采用膈肌起搏器：双侧颈部膈神经体表运动点，小电极片贴于胸锁乳突肌外缘下三分之一位置，大电极片贴于锁骨中线第二肋间
尿潴留	骶髓排尿中枢遭到破坏或S2～S4神经根损伤后，膀胱逼尿肌麻痹	采用植入式电极刺激逼尿肌：①直接刺激逼尿肌；②刺激脊髓排尿中枢；③刺激单侧骶神经根；④刺激骶神经根的部分分支
尿失禁	下运动神经元损伤，尿道括约肌和盆底肌瘫痪	刺激尿道括约肌和盆底肌，增加肌力。男性可用体表电极或直肠电极，女性可用阴道电极

（2）中频电疗法（Medium frequency electrotherapy）：应用频率在1kHz～100kHz的脉冲电流治疗疾病的方法称为中频电疗法。中频电疗法的特点为作用

到更深层的组织、双向无电解作用、兴奋神经肌肉组织且无明显不适感等。根据所采用中频电流的产生方式、波形与频率，中频电疗法可分为干扰电疗法、等幅中频电疗法、调制中频电疗法和低中频电混合疗法。中频电疗法的治疗作用包括：

1）促进血液循环是中频电疗法的作用基础，包括即时作用及长期作用。

2）镇痛作用。

3）消炎作用，减轻组织水肿，增强局部营养代谢。

4）软化瘢痕，松解粘连，中频电刺激能扩大细胞间隙。

5）刺激肌肉收缩，锻炼骨骼肌，防治肌肉萎缩，提高平滑肌张力等。

对于重症患者而言，中频电疗法适用于疾病本身或长期卧床、制动导致的相关功能障碍，如局部炎症水肿、局部压疮、肌肉废用性萎缩、制动导致的关节囊挛缩粘连等。

（3）高频电疗法（High frequency electrotherapy）：应用频率为 100kHz～300GHz 的高频电流或其形成的电场、磁场或电磁场治疗疾病的方法称为高频电疗法。其治疗效应分为温热效应和非热效应。温热效应的特点为组织吸收电能后转变的"内源"热，该效应能改善血液循环、镇痛、消炎、降低肌肉张力、加速组织生长修复等。非热效应指小剂量的高频电作用于人体时，在无温热感的前提下，通过影响细胞膜通透性、细胞结构等产生生物学效应。相比于中频电疗法，高频电疗法作用到更深的组织。对于重症患者而言，高频电疗法可针对疾病本身，对深层的器官进行治疗，可促进损伤组织的修复。

2. 光疗法

应用人工光源或日光辐射治疗疾病的方法称为光疗法（Phototherapy）。根据光的波长，光可分为紫外线、可见光线和红外线。光的生物学效应包括：

1）热效应。物质吸收长波光时，分子和原子的运动速度加快，因此产生热效应。

2）光电效应。短波光照射物体时，光子的能量使电子从电子轨道上逃逸，从而使光能转化为电能。

3）光化学效应。光作用于物质产生化学反应，主要分为光合作用、光分解效应、光聚合作用、同质异构化作用、光敏反应及荧光。

以下主要介绍广泛应用于重症患者康复治疗的红外线疗法和紫外线疗法。

红外线疗法（Infrared radiation therapy）：医用红外线分为近红外线（波长 0.76～1.50μm）和远红外线（波长 1.5～400.0μm），它们的区别见表3-2-3。红外线疗法具有缓解肌肉痉挛、镇痛、消炎、促进组织再生、减轻术后粘连、软化瘢痕的作用，适用于软组织损伤、浅表的伤口、炎症、压疮等。使用时，灯头对准治疗中心部位，距离皮肤 30～100cm，每次照射 15～30 分钟，每日 1～2 次。以皮温不超过 45℃为准，如出现大理石状红斑则为过热表现。

表 3-2-3　近红外线与远红外线的比较

红外线	近红外线	远红外线
热效应	小	大
干燥脱水作用	较弱	较强
受照射区域皮肤红斑	花状斑	均匀，明显
皮肤的吸收	较少	较多
穿透人体组织的深度	10mm	0.05~1.00mm
受照射区域皮肤感觉	热感较柔和	热感较强烈
治疗选择	病变略深，对热敏感者	病变浅表，有渗出者

紫外线疗法（Ultraviolet therapy）：医用紫外线根据波长、能量分为长波紫外线（UVA）、中波紫外线（UVB）和短波紫外线（UVC）。紫外线疗法的治疗作用包括杀菌、消炎、镇痛、促进维生素 D 的生成、加速组织再生、脱敏、增强免疫功能等。对于重症患者而言，其适用于伤口感染、伤口延迟愈合、带状疱疹、体腔或窦道感染等的康复治疗。

3. 压力疗法

压力疗法（Compression therapy）指对肢体施加压力，以治疗疾病的方法，可分为正压疗法、负压疗法或两种压力交替的正负压疗法。

（1）正压疗法：可分为正压循环疗法和体外反搏疗法。正压循环疗法可通过气囊的交替充放气实现从近端到远端或从远端到近端的顺序加压，达到促进静脉及淋巴回流、增加纤溶系统活性的目的。其适用于因创伤、淋巴回流障碍等导致的肢体水肿，预防因长期卧床或制动形成的下肢深静脉血栓。体外反搏疗法指以心电 R 波为触发信号，在心脏进入舒张期时，将四肢及臀部的气囊从远端到近端快速加压，提高主动脉舒张压，从而增加冠状动脉、脑动脉及肾动脉的血流量，促进侧支循环的建立，起到辅助循环的作用。其适用于冠状动脉狭窄、脑缺血、腔隙性梗死、椎基底动脉供血不足等。

（2）负压疗法：目前临床主要应用局部负压疗法治疗充血性心力衰竭或远端肢体缺血。

（3）正负压疗法：主要通过改变肢体外部压力、增加血管跨壁压力来促进肢体血液循环。其适用于已稳定的动脉栓塞所致循环障碍、四肢动脉粥样硬化、周围血液循环障碍、局部循环障碍引起的皮肤溃疡、压疮、组织坏死等。

4. 非侵入性脑刺激

非侵入性脑刺激指不依靠有创操作，利用磁场或电场作用于大脑特定部位，从而调节大脑皮层神经元活动的技术。临床上常见的非侵入性脑刺激技术包括经颅直流电刺激（Transcranial direct current stimulation，tDCS）和重复经颅磁刺激（Repetitive transcranial magnetic stimulation，rTMS）。

（1）tDCS：通过置于颅骨的电极产生微弱直流电（通常 $1\sim2$ mA）的一种非侵入性脑刺激方法，可通过改变皮质神经元的活动及兴奋性诱发脑功能变化，实现对脑功能的调控。tDCS 可能的作用机制包括改变皮层兴奋性、增加突触可塑性、调节皮质兴奋/抑制的平衡、调节局部皮层和脑网络联系。tDCS 可用于改善神经损伤患者的运动、言语、认知、吞咽功能，对疼痛、幻听、患侧忽略、精神障碍有一定的调控作用。tDCS 对昏迷患者具有促醒作用，对机械通气患者具有减轻呼吸困难的潜在作用。

（2）rTMS：利用时变的脉冲磁场作用于中枢神经系统，改变皮质神经细胞的膜电位，使之产生感应电流，影响脑内代谢和神经电活动，从而实现对大脑的神经调控。rTMS 可用于神经功能的监测，皮质脊髓束传导性及皮质兴奋性的评价，中枢神经损伤导致认知、言语、运动障碍的治疗，此外，rTMS 对重症颅脑损伤的昏迷患者具有促醒作用。

（三）注意事项

1. 物理因子治疗禁忌证

以下简要概括物理因子治疗禁忌证，重症患者需结合临床具体情况充分考量后应用。

（1）电疗法禁忌证：

1）带有心脏起搏器。

2）局部金属异物。

3）局部恶性肿瘤，活动性肺结核，急性化脓性炎症，出血倾向，严重心、肺、肾脏疾病。

4）孕妇腹部和腰骶部。

5）意识不清或认知障碍者须在治疗师监护下使用。

（2）光疗法禁忌证：

1）恶性肿瘤、高热、活动性肺结核、急性化脓性炎症、出血倾向。

2）闭塞性脉管炎、重度动脉硬化。

3）局部感觉或循环障碍。

4）皮肤癌变、色素沉着性干皮症、血小板减少性紫癜、光敏性疾病。

5）血友病、系统性红斑狼疮。

（3）压力疗法禁忌证：

1）肢体重症感染未得到有效控制。

2）近期肢体形成不稳定的深静脉血栓。

3）大面积溃疡性皮疹。

4）主动脉关闭不全、二尖瓣狭窄、梗死型心肌病。

5）有全身或局部出血倾向。

（4）非侵入性脑刺激禁忌证：

1）植入式电子装置或金属部件。

2）急性大面积脑梗死或有颅内压增高。

3）颅骨缺损未修补。

4）出血倾向。

5）局部皮肤损伤、痛觉过敏。

6）癫痫发作期。

2. 设备工作安全性

重症康复开展的场所一般存在大量电子医疗设备以监测、维持重症患者的生命体征，而多数物理因子治疗设备在使用过程中会产生电磁波，可能会干扰电子医疗设备的正常工作。因此，在实际临床应用中，应对设备工作的安全性进行充分考虑。

3. 患者生命体征监测

在物理因子治疗中应密切监测患者生命体征，明确暂时停止治疗的时机，具体指标见本章前述"运动康复"相关内容。

（赵科洪）

四、神经调控

（一）概述

神经调控指利用有创或无创性的技术，通过特定的设备，有针对性地将电磁刺激或化学刺激物输送到神经系统特定部位，对中枢神经系统、周围神经系统和自主神经系统邻近、远隔部位神经元或神经信号转导发挥调节作用。由于直接参与了神经环路的功能调制，又具有可逆可控的优点，近年来神经调控被越来越多地运用在重症康复中。

（二）临床应用

神经调控按照刺激系统可分为中枢神经调控、外周神经调控以及其他神经调控三类。

1. 中枢神经调控

中枢神经调控可分为有创神经调控和无创神经调控。

（1）有创神经调控（Invasive brain stimulation，IBS）主要包括脊髓电刺激和脑深部电刺激。

脊髓电刺激能够增强脑干网状激活系统的刺激输入，提高意识环路的兴奋性，增加脑血流量，对治疗术后及损伤后的疼痛、促进意识恢复有一定效果。脑深部电刺激的机制是通过刺激双侧中央丘脑即环路关键节点，来影响中央环路。研究发现其可以提高受脑损伤影响的神经活动水平，对治疗运动障碍、肌张力障碍、神经性疼痛等具有一定的效果。

有创神经调控虽被证实在促醒、止痛及运动功能恢复上有一定的效果，但却存在一些局限性，如技术门槛高、手术风险大、治疗费昂贵、不易被家属及患者接受等。

（2）无创神经调控（Non－invasive brain stimulation，NIBS）：近年来，无创神经调控越来越受到神经科学和康复医学等领域的重视，如重复性经颅磁刺激和经颅直流电刺激等，在治疗阿尔茨海默病、脑卒中、多发性硬化症、癫痫、耳鸣、成瘾、精神分裂症等精神及神经疾病中都有不错的表现。下面将着重介绍无创神经调控在重症康复中的应用。

①重复经颅磁刺激（Repetitive transcranial magnetic stimulation，rTMS）：rTMS在重症康复中常用于患者促醒、改善运动功能。rTMS指利用电磁感应原理，磁信号可以无衰减地透过颅骨在大脑中产生足够的电场，能够让神经元产生动作电位而刺激脑神经组织，从而起到调控皮层兴奋性的作用。众多研究已表明，rTMS在阿尔茨海默病、抑郁症、癫痫、帕金森和脑卒中的治疗中具有确切的临床疗效。

rTMS可用于意识障碍患者的促醒治疗。最小意识状态（Minimally conscious state，MCS）患者在接受rTMS治疗后大脑网络的有效连通性明显增强。对于提高意识水平的具体参数，目前尚无一致意见。一些研究认为，10 Hz的rTMS作用于背外侧前额叶皮层（DLPFC）能够提高神经性行为变化水平，对意识障碍患者有可能的促醒作用。我国目前对于慢性意识障碍患者，专家共识推荐使用5~20 Hz的rTMS作用于DLPFC、顶枕交接区或M1区，刺激强度为90%~100%的静息运动阈值，共刺激300~1500个脉冲，疗程为1~20天，也可针对病情恢复特点进行多疗程治疗。其作用机制可能是促进神经元之间的轴突修复，并激活受损脑区的神经元和周围神经通路的代偿作用，使各脑区恢复连接。

除了利用rTMS进行促醒治疗，rTMS还有恢复脑血管意外事件后患者的运动功能的治疗潜力。有研究在脑卒中急性期进行高频rTMS（10 Hz）、低频rTMS（1 Hz）及rTMS假刺激，结果显示，高频rTMS和低频rTMS均可通过激活早期运动皮质，从而改善患者的运动功能。rTMS的应用范围还未被探索完全，希望未来能够出现更多涉及rTMS应用的研究。

②经颅直流电刺激（Transcranial direct current stimulation，tDCS）：在重症康复中常用于患者促醒，改善运动、认知、言语功能，减少水肿与炎症。tDCS指由紧贴于头皮对应的大脑功能区的阴阳两极电极片产生恒定、低强度直流电（通常1.0~2.5mA），通过去极化或超极化静息膜电位调节神经元自发放电速率，从而改变大脑皮质兴奋性和影响局部脑血流。因此对于重度颅脑损伤、脑卒中后脑血流量/脑灌注压下降或失调导致的意识障碍患者而言，tDCS能够帮助保持脑灌注压、防治继发性脑损伤。

tDCS可用于对意识障碍患者的促醒治疗，方式有短时程和长时程两种。单次或数次短时程的tDCS后，患者的意识水平提高，表明调控脑的响应性较好，有机会使意识进一步恢复。但对于慢性意识障碍患者，难以依靠单次刺激恢复神经的可塑性和意识状态，凭借长时程tDCS的累积效应，可能帮助患者重塑意识网络。皮质的兴奋性由阳极刺激激活、阴极刺激抑制。tDCS的强度、靶点、时间均会对疗效产生影响。但目前使用tDCS治疗意识障碍患者的靶点、时间、参数及疗程尚无统一标准。常用的刺激参数方案为（1mA、20分钟、1次/天），（2mA、20分钟、1次/天）和（2mA、20分钟、2次/天）。在刺激靶点上，DLPFC、后顶叶皮层和左侧初级感觉运动皮层均被证实具有调控作用，其中DLPFC具有更好的循证医学依据。刺激天数有1、5、10和20天。

除了利用tDCS进行促醒治疗，研究证实tDCS还可以改善患者的运动功能。其机制是调节小脑皮质可塑性和小脑-运动皮层连接。此外，阴极tDCS还能降低脑卒中患者梗死区水肿和炎症水平，减少凋亡细胞数量，降低皮质谷氨酸、肌酸和牛磺酸水平。

③经颅交流电流刺激（Transcranial alternating current stimulation，tACS）：一种非侵入性的脑刺激技术，采用振荡电刺激，促进特定频段的神经活动，凭借皮质神经振荡活动恢复神经网络的连接。但目前的研究发现应用tACS虽然可以引起脑电图参数发生一些变化，但每次实验过程中或实验结束后都没有引起CRS-R评分的显著变化。关于tACS在重症康复中的具体作用及机制仍需要更进一步的研究。

2. 外周神经调控

外周神经调控中迷走神经电刺激、正中神经电刺激及三叉神经电刺激在昏迷促醒、改善意识障碍上有一定的效果。合理进行以上治疗有望减少昏迷持续时间，加速后续康复进程。

（1）迷走神经电刺激（Vagus nerve stimulation，VNS）：相关设备为一个脉冲发生器、一个刺激电极。脉冲发生器通过导线到达刺激电极向迷走神经周期性地发出电脉冲，阴极感应产生动作电位激活多种神经元，还可以通过各种途径传播到大脑。有研究显示，VNS 具有调节人类大脑活动和缓解意识障碍的治疗潜力，但是尚缺乏高质量的临床研究支持。

（2）正中神经电刺激（Median nerve stimulation，MNS）：一种无创神经调节技术，一对固定在腕部皮肤上的扁平金属圆盘电极产生电场，并通过神经轴突产生电流。国外的研究显示 MNS 对意识障碍、持续植物状态以及大面积脑梗死的患者，均有较好的促醒作用，且使患者各项功能得到改善并减少并发症。MNS 对于昏迷促醒的治疗部位多选取利手侧，治疗参数如下：电流强度 10～20mA，频率 40Hz，刺激脉冲 300 毫秒，20～30s/min，每天持续治疗 3～8 小时，2 周为 1 个疗程。

（3）三叉神经电刺激（Trigeminal nerve stimulation，TNS）：基础研究表明，TNS 在脑损伤后意识障碍大鼠中可产生神经保护作用，但是 TNS 在昏迷患者中是否有类似的神经保护作用仍需探索。国内有报道使用 TNS 干预 4 周后患者出现了觉醒，但关于 TNS 的疗效仍需进一步深入研究。

3. 其他神经调控

有研究发现低强度聚焦超声（Low intensity focused ultrasound，LIFU）及硬膜外皮质刺激（Extradural cortical stimulation，ECS）能够影响神经网络活动或增加大脑局部脑血流量，从而改善脑卒中后患者的运动、精神意识水平。具体的机制以及使用参数仍需要更多的研究探索。

（三）注意事项

神经调控在重症康复中的应用近年来受到越来越多的关注。有创神经调控不易推广，手术风险也较大。无创神经调控易被患者接受，安全性也较高，但使用时仍需要医务人员注意，不同的无创神经调控使用后患者也可能会发生一些不良反应。以 tDCS 为例，国外学者统计了 1998—2015 年发表的关于各种 tDCS 不良反应发生率的文章，结果显示，主要不良反应为瘙痒（70%）、烧灼感（40%）、头痛（40%）、刺痛（30%）、嗜睡（20%）、精力不集中（10%）和轻度疲劳（10%）。虽然这些不良反应基本上都是短暂性的，患者总体上耐受性很好，但是仍需要医务人员引起注意，并要求医务人员能够应对神经调控使用中及使用后可能出现的各种不良反应及突发情况。

我国神经调控在重症康复的应用中所面临的困境主要包括以下方面：第一，对治疗时机和方法的选择缺少共识；第二，缺乏统一的治疗技术标准（包括靶点、时间、强度、频率等）；第三，疗效还不能确定，目前高质量的研究还不够多、不够深入；第四，我国神经调控设备自主创新不足且定位精准度有待提高。

虽然存在上述困境，但随着我国对康复事业的重视力度不断加大、循证医学不断发展，相信未来神经调控在重症患者的应用中会有统一的标准。此外，希望科技创新使我们的设备更为精准有效。

为了使神经调控能更好地应用于重症患者，今后需要更多的多中心、随机、双盲、前瞻性设计，对疗效、机制、刺激参数进行大样本量的研究，以期早日更好地应用于临床，造福更多的重症患者。

（赵紫岐）

第三章　重症作业治疗技术

作业治疗主要通过有目的且有意义的作业活动，如日常生活活动、休闲娱乐活动、学习活动、工作活动等，使个体在参与不同的作业活动过程中获得功能锻炼，进而促进个体回归家庭、社会。因此，世界作业治疗师联盟将作业治疗定义为以患者为中心的，通过各种有意义的作业活动来促进个体健康及福祉的临床医疗卫生专业学科。在临床中，作业治疗师通常采用实践模型作为临床实践的指导，常用的模型有人－环境－作业模型（PEO 模型）以及人类作业模型（MOHO 模型）等，其中 PEO 模型为使用最为广泛且最为大众熟知的实践模型。

在重症康复的实践中，作业治疗师也可在实践模型（如 PEO 模型）的指导下，从患者的个人因素、作业活动以及环境因素这三大方面全面综合评估分析其功能障碍及功能特点，从而更有针对性地且多角度地进行治疗，以达到治疗目标。重症患者可能涉及的个人因素包括认知功能、运动功能、感知功能、心理情绪以及社会参与等，可能需要参与的作业活动有日常生活活动（自我照顾相关的活动，如进食、穿衣、如厕等）、器具性日常生活活动（如打电话、服药等）、休闲娱乐活动（如听歌、手工艺活动、画画等）、社交活动（如与他人的沟通交流）、睡眠以及其他活动（如学生可能需要参与学习性活动），可能需要考虑的环境因素包括各类辅具的应用（如沟通交流用辅具、治疗用辅具、促进参与活动的辅具）、社交环境及虚拟环境等。在个体生命体征稳定的基础上，结合临床用药以及其他临床相关治疗，作业治疗师可以通过躯体功能调节、活动参与以及环境改造这几个方面来辅助促进康复。

作业治疗在 ICU 中的应用早在 19 世纪 80 年代就开始了。据报道，早期作业治疗在 ICU 中通过改变重症患者长期卧床休息的现状、避免长期的感知觉障碍以及长期通气等所造成的不良后果来达到治疗目的。随着世界对作业治疗在 ICU 中的角色的认识不断提高，人们对作业治疗越来越认可，因而越来越多的专家学者对作业治疗在 ICU 中能够提供的服务也越加感兴趣，出现了很多相关领域的文章。研究证实，作业治疗在认知干预、社会心理干预、辅助技术及环境干预等方面具有重要的临床意义。

一、认知障碍

（一）概述

重症患者在转出 ICU 之后可能仍然存在认知障碍，被称之为 ICU 后认知障碍，是 ICU 后综合征中比较常见的症状之一。其主要表现为注意力不集中、记忆力下降、学习能力减弱、视空间功能障碍、执行功能下降及反应速度变慢等。影像学结果提示患者大脑出现非特异性损伤，而且损伤有可能是新发生的。研究证实，重症患者在转出 ICU 的 20 年内，认知障碍的发生率较高。

不同的研究中发现，ICU 中的谵妄发生率较高，且谵妄会直接影响患者的疗效及预后。谵妄不仅会延长患者机械通气的时间及住院周期，也会增加患者的死亡率和医疗费用。研究表明，在 ICU 中谵妄的发生及发展是 ICU 后认知障碍的相关影响因素，会影响患者的躯体健康、社会心理功能、自我管理能力、工作学习能力、社交参与能力以及生活质量，给家庭带来沉重负担，也增加社会成本。所以，对重症患者应尽早进行认知障碍相关评估，以尽早介入治疗。

（二）临床干预

1. 认知障碍相关评估

（1）谵妄评估：重症患者的认知障碍同谵妄有很大的相关性。临床上针对谵妄常常采用 Richmond 躁动－镇静量表（Richmond agitation－sedation scale，RASS）、ICU 思维混乱评估方法（Confusion assessment method for the ICU，CAM－ICU）以及重症监护谵妄量表（Intensive care delirium screening checklist，ICDSC）来进行评估。其中，CAM－ICU 对谵妄诊断的特异性较强，而 ICDSC 对排除谵妄的敏感性更高。此外，临床上也可使用谵妄认知测试（Cognitive test for delirium，CTD）以及谵妄分级量表（Delirium rating scale，DRS）进行谵妄评估。

RASS 总共分为十个等级，从－5 至＋4 代表其镇静躁动的程度。其中"0"代表"清醒且平静"的状态，0 级以上越来越躁动，0 级以下越来越镇静。在评估过程中，如果该患者 RASS≥－3 级，则继续进行 CAM－ICU 的评估；如果该患者 RASS 为－4 或－5 级，则说明该患者处于无意识状态，应停止评估，下次再重新进行该项评定。该量表具体内容见表 3－3－1。

表 3-3-1 Richmond 躁动-镇静量表（RASS）

等级	状态	具体描述
+4	攻击行为	有好斗及暴力行为，对工作人员有直接危险
+3	非常躁动不安	扯拽或拔除各种插管，有攻击性
+2	躁动不安	频繁的、无目的的运动，拍打呼吸机
+1	烦躁不安	焦虑，恐惧，动作没有攻击性
0	清醒且平静	能自发地注视照顾者
-1	昏昏欲睡	没有完全清醒，但对声音有持续的注意（睁开眼睛且能持续关注>10秒）
-2	轻度镇静	对声音刺激有短暂的清醒（眼睛睁开并持续关注<10秒）
-3	中度镇静	对声音刺激有运动或睁眼反应（没有眼神持续接触）
-4	深度镇静	对声音没有反应，但在身体刺激（触摸）下有活动或睁眼反应
-5	不可叫醒	对声音及身体刺激（触摸）完全没有反应

CAM-ICU 改编于 1990 创建的 CAM 评估方法，主要用于对重症患者进行评定。CAM-ICU 对谵妄的诊断主要依据 4 个诊断特征：特征 1，意识状态急性改变或波动；特征 2，注意力障碍；特征 3，意识水平改变；特征 4，思维混乱。若一个重症患者同时出现特征 1、特征 2，以及特征 3 或特征 4，则可提示该患者存在谵妄。其详细内容见图 3-3-1。

ICDSC 也是对重症患者常用的谵妄评估量表之一，其设计主要针对重症患者的相关环境，适用于重症后沟通交流有障碍的患者。

（2）认知功能评估：对重症患者认知功能的评估可选用的测评工具较多，临床常用的认知功能评估量表有简易精神状态检查量表（Mini-mental state examination，MMSE）、蒙特利尔认知评估量表（Montreal cognitive assessment，MoCA）。这两个量表常常用于临床上患者认知功能的筛查，通过其得分初步判断患者有无认知障碍。此外，画钟试验（CDT）、五边形相交试验（ITP）、倒数月份试验（MOTYB）、六项认知障碍试验（6-CIT）、向前空间跨度试验（SSF）等也是临床上针对重症患者可以采用的、比较简单快速的认知功能评估方式。五边形相交试验即为 MMSE 中空间结构板块的测试，主要用于考察患者听从指令以及空间结构方面的功能情况。画钟试验则是要求患者画出特定时间指示的钟面（如 10 点 15 分）。倒数月份试验要求患者倒数月份数，能够从 12 月正确倒数到 7 月即可得分。六项认知障碍试验是比 MMSE 及 MoCA 更加简易的认知筛查方法，从定向、注意及记忆多个方面来测评患者的认知功能。而向前空间跨度试验主要用于对无法言语表达的患者进行认知功能的评估，让患者复制测评者抽红色卡片的顺序，以确保其具备足够的认知功能。

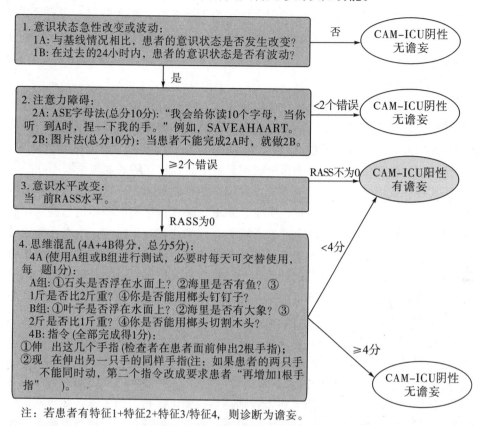

注：若患者有特征1+特征2+特征3/特征4，则诊断为谵妄。

图3-3-1　ICU思维混乱评估方法（CAM-ICU）

此外，对认知功能的评估还可以采用改良版艾登布鲁克认知评价（ACE-R）、牛津大学认知筛查（OCS）及修订版认知状态电话测评（TICS-m）等。洛温斯坦作业治疗认知评估（LOTCA）及神经行为认知状态测试（NCSE）则属于综合性认知功能评估量表，也有针对认知成分进行评估的工具，如针对记忆功能的韦氏记忆量表（WMS）、行为记忆测验法（RBMT）、数字广度测试（DST）、持续表现测试（CPT）、视觉广度测试（VST）、视觉学习测试（VILT）、雷伊复合图形（ROCF）、注意矩阵（AM）及雷伊听觉语言学习（RAVLT），以及针对执行功能的连线试验（TMT）、伦敦塔试验（TOL）、额叶功能评估量表（FAB）及韦氏成人智力量表（WAIS）等。

不同的认知功能评估量表针对不同的功能，即使都是针对记忆的测评，不同的量表针对的记忆类型也可能存在差异，且不同的认知测评各有优劣，因此选用合适的量表非常重要。

有研究认为，在 ICU 中，向前空间跨度试验及六项认知障碍试验有利于进行认知评估。因画钟试验及五边形相交试验为纸笔试验，患者的接受度并不高，而倒数月份试验虽然敏感性高且用时短，但其存在语言文化差异，在我国的使用率还有待提高。

2. 认知干预

在作业治疗中，认知干预往往可以从三方面进行：一是直接根据认知成分进行干预；二是通过完成作业活动一定程度上改善认知功能；三是从环境改造及辅助用具使用方面进行认知干预。

认知成分的直接干预指在临床上根据患者的具体认知障碍表现采取不同的方式。若其存在意识障碍，则干预方式主要以多感官刺激为主，以促进其意识的恢复。多感官刺激主要指通过视觉、听觉、嗅觉、触觉、味觉的多种信息输入，起到刺激大脑的作用。如家属跟重症患者聊天，回忆往昔欢乐时光；给患者播放其以前爱听的音乐、散文等；给患者不同味道的食物，蘸取少许让其尝试；给患者讲解当天发生的趣事；对患者的肢体给予一些抚触及挤压，以促进其感知觉恢复等。而对注意力障碍患者，则可根据其注意力障碍情况进行相应处理。因重症患者常常注意力难以集中且难以持续，故在临床中可主要进行专注力及持续力的训练。定向功能包括时间定向、地点定向以及人物定向。对定向障碍的患者进行治疗需要根据其障碍情况，分别对其时间定向（年、月、日，白天、黑夜，早、中、晚等）、地点定向（所处位置及常去地点等）、人物定向（周边的人物及关系等）进行训练。记忆力下降的重症患者则需要接受记忆相关的训练，如短期记忆力训练，记一定个数的文字、记电话号码、记扑克点数花色、记行进的路途顺序等。此外，也可根据患者本身的功能情况进行高级认知功能的训练，如问题解决能力、思维速度以及执行功能的训练等。

认知成分的直接干预虽然能够改善患者的认知功能，但其相对而言会比较枯燥，且其对生活自理、回归社会及回归工作不一定有效果，因此，临床上作业治疗师也会采用作业活动的方式进一步促进重症患者的认知功能恢复。作业活动是生活中所必需的且有意义和有目的的各种活动的总称。这些活动在完成时需要个体的多功能配合，如躯体运动、感觉、认知等功能的配合。所以，以作业活动为媒介进行治疗是一种综合治疗，不仅可以提高个体的生活、工作及学习的独立性，也可提高个体的认知及其他躯体功能。

重症患者认知障碍的预后会受到诸多因素影响，如疾病种类、损伤程度及病情发展过程等，因此无法保证每种治疗方式均能有效。对于认知成分直接干预及作业活动干预效果不理想的患者，作业治疗师也可以考虑结合环境改造及辅助器具的应用来促进其回归家庭及社会。这种治疗策略是代偿性的干预手段。如轻声说话并使用简单的词汇可以帮助患者更好地理解；反复提醒患者日期、地点及时间等可以提高其定向功能；减少环境中的干扰则有助于其集中注意力，也可使用耳塞、感觉提醒装置等。

（三）注意事项

重症患者由于各种原因，其生命体征不一定很稳定，甚至很多治疗都需要在监护装置的支持下才能进行。因此对其生命安全的监控尤为重要，因为重症患者的病情不一样，所需要的作业活动不一样，那么作业治疗师就必须掌握常用的监护指标以及疾病的基本认知，确保患者是在安全的前提下参与各种评估及治疗，同时作业治疗师应更加全面地去设计并安排患者的治疗。此外，评估及治疗在ICU中的开展也会受到病房环境的限制，因此如何去合理安排评估及治疗环境也是作业治疗师需要考虑的问题。

重症患者存在的认知障碍可能会干扰作业治疗师临床工作的进展。由于烦躁、躁动、攻击行为及理解能力受损等，其配合度下降，进而影响评估和治疗的开展，也可能造成突发安全风险，影响评估治疗效果。即使重症患者病情稳定转出ICU后，其认知障碍也不一定完全解除。因此，在针对这类患者在后续治疗中要注意认知障碍可能带来的安全风险。

由于重症患者的特殊性，环境要求也相对严苛，因而在重症患者的治疗中，家属很难参与进来。而家属是社会环境中很重要的一环，因此作业治疗师在开展临床工作时很希望有家属的配合，尤其是对认知障碍患者而言，家属的参与能显著提升治疗效果。基于这种特殊的环境，可以考虑将虚拟环境同社会环境融合在一起，如建立网络联系，促进家属的参与。

（马锡超）

二、运动障碍

（一）概述

重症患者因为疾病等原因可能出现不同程度的运动障碍，如脑血管疾病患者，由于中枢神经损伤，其对应的躯体部位运动控制可受到影响。此外，由于重症时间较长，长期卧床或制动同样可能引发神经肌肉功能减退。重症患者的获得性肌无力（Intensive care unit-acquired weakness，ICU-AW）就是其神经肌肉功能减退的常见表现。ICU-AW常常出现在没有找到明确病因的非特异性炎症的重症患者之中，而神经病变、神经损伤性疾病、危重型肌肉骨骼疾病或神经肌肉疾病患者中也容易出现ICU-AW。大部分ICU-AW患者会出现电生理学改变及组织细胞学改变，因此其有明确的损伤病灶。重症患者的ICU-AW发病率较高，大概在 40%，而机械通气患者中 ICU－AW 的发病率也有 25% 左右。ICU－AW 患者除了出现肌肉萎缩的表现，也容易出现脱机困难及反射减退等表现。这些原发和继发的运动障碍不仅影响患者的长期生存率、本身的躯体相关功能和生活质量，也给亲属及家庭带来较大压力，降低整个家庭的生活质量，给社会带来巨大负担。

在 ICU 中为患者提供早期且安全的康复训练，可有效预防 ICU－AW 的发生及发展，也可预防或改善躯体功能障碍，且其可行性及有效性已经过专家研究证实。因此，对重症患者早期进行康复训练可作为一种常规干预方式。其中，通过综合的康复训练，可以有效提高患者的多项功能，预防并减少可能出现的运动障碍。但综合的康复训练需要多学科的团队成员合作完成，其中就应该包括作业治疗师。而早期活动是康复训练中的一种具体干预策略。患者通过针对性的活动，可以促进能量消耗、充实时间、提高功能并预防运动障碍。

有研究证实，重症患者在插管 48 小时内接受早期活动及运动，与对照组相比其首次下床的时间明显提前，在 ICU 逗留的时间和住院周期都显著缩短。也有研究表明，早期对插管 1~2 天的重症患者中断镇静，并开展物理治疗及作业治疗后，相比常规康复治疗介入的患者，其谵妄的持续时间更短、机械通气或进行呼吸支持的时间更短、出院时功能恢复更好，这充分说明早期进行多类康复训练是安全且有效的。类似的结论也在其他研究中有所体现，包括国际化的多中心研究中也有相似的报道，且有研究直接指出床旁功率自行车对患者的功能改善有显著效果。

（二）临床干预

对重症患者运动功能的评估主要针对患者的肌力、主被动关节活动度、手功能、平衡以及移动能力等，若为神经系统疾病患者，则还会关注患者的肌张力。总而言之，重症患者的具体运动障碍也需要基于疾病本身来考虑。对重症患者运动功能的评估所采用的方式大同小异。临床上有专门针对重症患者运动功能的评估，如重症患者的躯体功能状态评定（Functional status score for the ICU，FFF－ICU）、ICU 躯体功能测试（Physical function ICU test，PFIT）、ICU 移动能力量表（ICU mobility scale，IMS）等。而其他运动功能评定包括握力测试、捏力测试、肌力测评及主被动关节活动度测试等。

作业治疗对重症患者运动功能的干预主要从个人、作业活动参与及环境三个方面来进行。重症患者的早期活动是基础且重要的训练内容。研究证实，重症患者的早期活动能有效改善患者的通气功能，尤其是肺通气的改善、血流比的优化、全身体液分布的恢复，从而减少长期卧床或长期制动可能带来的并发症。因此，重症患者的早期活动是特别推荐的临床干预方式，其循证证据等级较高。重症患者的早期活动包括：

（1）以直接运动功能训练为主的活动，如主被动关节活动度训练、全身肌力训练、平衡功能训练及手功能训练。

（2）以作业活动为主，如床上翻身和坐起、站立、移动、进食、穿衣、转移、休闲娱乐活动、工作学习活动等。

其中被动关节活动度训练适用于使用了镇静剂的患者、早期存在意识障碍的患者及完全无主动神经肌肉控制的患者，也可借助康复器械进行被动关节活动度训练，如床旁功率自行车训练。主动关节活动度训练及全身肌力训练适用于认知运动功能只有部分受到损害的患者。由于重症患者可能出现多部位肌力减弱或肌肉萎缩的现象，若不加以干预，可能增加撤机时间和住院周期，增加死亡率，引发后续许多功能的改变，如肌肉的进一步萎缩，关节变形，心血管系统、神经系统及呼吸系统等全身多个系统出现功能障碍。因此，重症患者的运动及活动应尽早开展，但应该在患者安全的基础之上进行。可以开展的训练有上下肢床旁功率自行车及四肢力量训练等。而重症患者上肢及手功能训练有捡豆子、插木棍、拼图等，这些训练可以在坐位完成，可以进一步改善患者的坐位维持能力。

常用的作业活动有日常生活活动，如床上翻身和坐起、进食、穿脱衣物、个人卫生、站立、功能性移动、上下楼梯、如厕、洗澡等；还有休闲娱乐活动，如打扑克、下棋、抄写诗句等；工作学习活动，如打字、签名、整理文件等。这些活动也需要根据患者本身的功能及耐力逐渐增加难度及强度。且早期活动，尤其是日常生活活动，可以显著改善患者的自理能力，提高其独立性，并减少谵妄的持续时长。

此外，对重症患者进行作业治疗时，往往需要借助环境来进一步加强疗效。如训练时借助不同的辅具调整活动的难度、选择不同的空间环境进行训练、利用家庭以及其他社会环境来强化患者的配合等。而在患者出院后也可根据其需求进行环境相关的干预。

（三）注意事项

重症患者在早期活动过程中要特别注意安全，且不同的疾病涉及的安全风险有所差异。重症患者在参与作业治疗时，有一些"准入"要求及"准出"要求，以避免其活动过程中出现危险，并帮助作业治疗师监控其安全。

针对呼吸系统损伤的患者，其"准入"要求为：血氧饱和度应不小于90%，吸入的氧浓度应不大于60%，呼吸频率应不超过40次/分钟，而呼气末正压应不大于10cmH$_2$O，且没有出现人机对抗，也没有不安全的气道隐患。其"准出"要求则相反。

针对心血管系统损伤的患者，其"准入"要求为：收缩压为90～

180mmHg，心率为 40～120 次/分钟，且平均动脉压为 65～110mmHg，没有新发不稳定性的深静脉血栓和肺动脉栓塞，没有新发的心律失常和心肌缺血，没有伴随血乳酸大于或等于 4mmol/L 的休克征象，且没有可疑的主动脉狭窄。其"准出"要求则相反。

针对神经系统损伤的患者，其"准入"要求为：RASS 等级为 -2 至 +2 级，且颅内压小于 20cmH₂O。一旦患者出现意识状态突然变差或烦躁不安，需立即终止治疗。

另外还有一些开始治疗的"准入"要求，如没有不稳定的骨折、没有严重内脏疾病（肝肾基础疾病）或新发进行性加重的肝肾功能损害、没有活动性出血、没有发热。若治疗过程中患者突然自诉心慌、呼吸困难、疲劳，或出现跌倒以及监护装置的连接脱落等，也应停止治疗。

（马锡超）

三、感知觉障碍

（一）概述

1. 定义

大脑对直接作用于感觉器官的客观事物个别属性的反应为感觉，感觉信号经过分析综合后形成一个整体的映像，即感知觉。感知觉能力是大脑基于感觉能力之上的整合能力，因此，任何感觉功能障碍和大脑对信息的加工再处理功能障碍都可能引起感知觉障碍。对于重症患者来说，感知觉十分重要，其关系到患者的运动功能及日常生活活动能力。

2. 感知觉障碍的分类

感觉障碍分为感觉缺失、感觉减退、感觉过敏、感觉异常、感觉过度、感觉倒错、感觉错位、疼痛和特殊感觉障碍（即嗅觉、味觉、视觉和听觉的障碍）。

知觉障碍分为单侧忽略、失认症、失用症、感知综合障碍、错觉、幻觉等。

3. 诊断

感觉障碍通过体格检查诊断，包括浅感觉（痛觉、触压觉、温度觉）检查、深感觉（位置觉、运动觉、振动觉）检查和复合感觉（皮肤定位觉、两点辨别觉、图形辨别觉、实体辨别觉）检查。

知觉障碍多通过观察法发现，然后通过问诊或有针对性的检查进行诊断。如单侧忽略可用二等分实验、临摹实验、阅读实验等；失认症可用日常物品让患者辨认其形状、颜色、名称，或用熟悉人的照片让患者说出其名字。

（二）临床干预

1. 感觉输入

（1）良肢位摆放：长期卧床患者需要每2个小时转换一次体位，偏身感觉障碍患者应多进行患侧卧位摆放，以增加患侧感觉输入。

（2）触压觉刺激：多抚摸患者、用泡沫球或徒手按摩患者、给患者擦拭身体时给予触压觉刺激。

（3）温度觉刺激：用装有冷水（5~10℃）和热水（45~50℃）的试管交替刺激。

（4）振动觉输入：音叉振动后放置骨突处，或使用按摩中的滚法或摇法达到振动肌肉的效果。

（5）本体感觉输入：叩击、挤压和牵伸关节，是一种保护感觉的训练，可使用针刺、冷热、深压。让患者去体会每一种感觉的特点，然后分别进行多种感觉刺激，按闭眼-睁眼-闭眼的顺序反复强化训练，通过训练使患者重新建立感觉信息处理系统。训练时手法应轻柔，使用工具如针头、护具，避免由于患者感觉缺失而造成伤害。经常检查患者感觉缺失部位有无红、肿、破溃等异常现象，如有伤口应及时处理。

2. 感觉重建

（1）动态触觉训练：在患者注视下用柔软的物体，如棉签、铅笔末端的橡皮头在感觉缺失或减退区域移动，让患者体会物体移动、物体摩擦的感觉。

（2）静态触觉训练：当患者训练出动态触觉后再用物体压在某个地方让患者感受。之后提升难度，可在来回摩擦移动时给予一个压点，让患者注意什么位置、什么时候产生的压点。

（3）辨别觉训练：对手部进行多种感觉刺激或让患者手持不同物品，让患者闭眼感受，并从形状、材质、柔软度、温度等方面描述物品，然后让患者睁开眼睛观察。

训练选择的物品应从较大、较容易辨别的日常物品开始，逐渐过渡到形状复杂、体积小的物品。应根据患者感觉恢复顺序进行训练，即30Hz振动觉、动态触觉、静态触觉、256Hz振动觉、辨别觉。

3. 感觉脱敏

（1）教育：向患者解释感觉过敏是正常现象，代表着神经再生。教育患者减少心理恐惧，有意识地多使用敏感区可以减轻感觉过敏现象。但需要保护自己，触摸前先判断要接触的物体是否安全，避免造成伤害。

（2）脱敏技术：在敏感区先用柔软的、光滑的物品（如绸缎、软布）和粗糙的物品（如毛巾）交替摩擦 1～2 分钟，再逐渐增加材质的粗糙性、摩擦力量、摩擦时间和频率。患者适应后可采取不同的接触方法进行脱敏治疗，包括振动刺激、橡胶锤叩击、冷热水交替刺激等方法。

训练过程中应注意患者的反馈，多对患者进行心理暗示和心理疏导。避免使用刺激性过强的物品，以免对患者造成心理或身体上的伤害。

4. 单侧忽略的治疗

（1）改善性策略：

①加强忽略侧感觉刺激，对忽略侧肢体进行冷热刺激、拍打、按摩、挤压、刷擦等感觉刺激。

②使用半边遮挡眼镜，将双眼忽略侧的一半露出。

③忽略侧肢体进行旋转训练、视觉扫视训练，或在忽略侧肢体上佩戴感知提示仪器。

④站在患者忽略侧不断提醒患者注意其忽略侧。

⑤让患者做双手参与性活动、双手对称性活动或双手交叉性活动。

（2）环境改造：在忽略侧放音乐、放置颜色鲜艳或能引起患者兴趣的物品。

5. 视觉感知失调的治疗

（1）空间关系失调：将不同颜色和形状的积木摆放在不同的位置，要求患者形容出两块积木的位置。让患者在地图上画出某两点之间的路线。

（2）物体识别困难：让患者注视某一物品，说出这个物品的颜色、形状、大小，可能是什么触感，然后思考这是个什么物品。作业治疗师一开始可加以提示。训练应从患者最熟悉或最常用的物品开始。

（3）主客体关系失调：让患者在一堆颜色不同或形状不同的物品中找出特定物品。逐渐加大难度，让患者寻找同种颜色物品中的某个物品。

（4）深度感知失调：在距离患者相同的位置处放置两个杯子，然后移动其中一个，向患者描述这个杯子是靠近患者移动还是远离患者移动，让患者感受这种深度的变化，之后拿起两个杯子让患者判断孰近孰远。

6. 失用症的治疗

（1）结构性失用症：让患者按要求用火柴、积木等构成不同图案，让患者对家庭常用物品进行有次序的排列。

（2）运动性失用症：直接教患者某一项具体活动应如何完成，或患者在做某一项活动时，作业治疗师在一旁多加提示。

（3）意念性失用症：指导患者想象活动流程，之后让患者练习日常生活活动，如果患者有困难，可把活动分解成若干步骤，如要完成把餐具从盒子里拿出来的活动，可以先把餐具盒打开，再把筷子、勺子依次拿出来，最后把盖子盖上。

开始训练时可先由作业治疗师演示，患者模仿，之后作业治疗师给予一定的提示，最后由患者独立完成。由易到难、由平面到立体、由作业治疗师辅助到患者独立完成。

（三）注意事项

（1）以上技术需要在患者生命体征稳定，符合早期活动的指标时进行。

（2）除了感觉输入治疗，其他技术均需要患者处于意识清醒状态，相对配合治疗，甚至有时要求患者给出反馈，且肢体运动功能相对较好。

（3）应注意保护感觉障碍患者，避免作业治疗师操作不当或患者自身活动造成伤害。

临床上对于有感知觉障碍的重症患者应多先关注其感觉障碍，因为感觉障碍对患者的影响更大，且感觉是知觉的基础。临床上多采用脱敏治疗来缓解感觉过敏、感觉异常、感觉过度、感觉倒错患者的不适。对于感觉减退和感觉缺失患者多在采取保护措施的基础上进行感觉输入，强化患者的感觉传入通路。

（4）查阅文献发现临床上对重症患者的感知觉关注较少。其原因是：

①诊断困难。涉及感知觉障碍的患者多为脑卒中、脑外伤、脑部肿瘤患者，这类患者在 ICU 时多有意识障碍或认知障碍，能够给出的反馈有限。

②活动受限。患者可能有留置管、不适合坐起、有肢体的运动障碍等，在此阶段多无法完成日常生活活动。

③医生和作业治疗师会更多关注患者认知、心肺和运动功能。

对于有感知觉障碍的重症患者，可以根据其损伤的神经功能区预判患者可能出现何种感知觉障碍，从而提前做出感知觉障碍的康复干预。能够配合的患者通常会先进行感觉康复，如果患者转归较好，可能会对知觉康复有所帮助。

（陈银）

四、社会心理作业治疗技术

（一）概述

抑郁和焦虑是许多患者在入住 ICU 期间和之后会经历的心理障碍，这是一个世界范围的问题，即使患者出院回家后，抑郁和焦虑也可能出现。如果患者在 ICU 住院后无法出院回家，并且如果他们的日常生活活动和工具性日常生活活动需要中度以上水平的帮助，他们会出现更严重的抑郁症状。此外，ICU 中的大多数患者经历过中等程度的焦虑，因为他们通常无法控制身边的环境和日常生活，因此导致焦虑症状的发生。

社会心理作业治疗指作业治疗师在以患者为中心的原则下确定影响患者正常参与日常生活的各种因素（包括动机、行为、能力和环境），设计并利用个体或团体形式的、有意义和有目的的作业活动，来克服他们参与日常生活时存在的障碍，帮助他们重新获得自尊、自信和自立。

生活是由有意义的作业活动组成的，如做饭、画画、散步、园艺或与孩子嬉戏。作业治疗师认为，每天的作业参与影响着个体心理和身体健康，而心理疾病则会影响一个人参与活动的能力。在重症康复治疗中，作业治疗师的职责就是与患者、家属及其他医务人员共同合作制订全面的治疗方案。

（二）临床应用

1. 培养患者的沟通技巧

ICU 的许多患者常常通过手势和嘴唇动作来沟通，但由于这些动作具有主观性，有时会出现专业人员的错误解读，给患者带来困扰和挫败感。作业治疗师需要鼓励患者在整个治疗过程中主动使用各种交流方式表达内心的恐惧、沮丧和需求，即交流训练。根据患者的情况灵活选择表达方式，如口头交流、点头示意或眨眼等，文字、语音生成设备（即通过选择可用身体部分、指针、鼠标、操纵杆，或眼动控制设备，为有语言障碍的人补充、代替说话或书写）。但尽量鼓励患者开口说话进行交流。另外，可以对无法用语言表达基本需求的患者培训使用移动设备进行交流或者进行其他所需活动。

2. 协助患者处理压力和情绪

患者在 ICU 通常处于多种不良状态，如机械通气、使用镇静剂、气管切开、压疮、水肿、定向障碍、意识水平低等。患者会产生痛苦和无力感，加上 ICU 中的设备噪声、侵入性医疗操作、长时间被日光灯照射及伤口的疼痛等，这些都会使患者情绪恶化，产生压力和焦虑。因此医院更需要提供人性化的治疗服务，将 ICU 的技术资源与人道主义相结合。作业治疗师可以协助患者处理压力和情绪并制订应对策略，采用压力管理、心理社会教育和音乐治疗等方法对患者及家属的焦虑和抑郁进行干预。

（三）注意事项

（1）国内作业治疗师在 ICU 参与工作的机会有限，ICU 内的医务人员对作业治疗缺乏具体认识。在部分国家或地区，作业治疗在 ICU 中的干预已有多年并取得不错的疗效。国内作业治疗在急性重症的介入仍少有报道。

（2）重症患者的病情危重且复杂，为在安全的前提下进行 ICU 内作业治疗，作业治疗师需要提前做好准备工作，包括查询患者的相关病历、了解 ICU 内医疗设备及其作用和可能对患者造成的影响等。

（陶英霞）

五、作业活动技术

（一）概述

美国作业治疗师协会（American Occupational Therapy Association，AOTA）在 2017 年修改了作业治疗在急性期/早期介入中的角色内涵，其强调作业治疗的目标是全面关注患者在康复过程中以作业为基础的活动，并进行以患者为中心的评估和治疗，来提高患者参与活动的积极性。

作业活动指人们在适当的时间和空间，利用自己的能力去完成"想要做""需要做"和"期望做"的事情，可概括为日常生活活动、工作/生产力活动及休闲活动三个方面，是作业治疗的核心治疗手段。作业治疗师会协助患者选择、参与和应用有目的和有意义的作业活动，提高患者躯体、心理和社会等方面的适应能力和功能，以获得最大的生活独立能力并提升生活质量。而在重症康复中，根据患者的实际需要，作业治疗师更侧重于恢复患者的日常生活活动能力。

日常生活活动能力是维持一个人日常生活所必需的基本活动技能，是决定患者康复程度及是否能及早回归社会的重要因素。日常生活活动训练是作业治疗的主要工作内容，作业治疗师首先通过指导患者在现有身体条件下完成基本的日常生活活动或工具性日常生活活动。然后，可以根据患者能力和需要逐步开展休闲活动和工作/生产力活动的相关治疗。

（二）临床应用

患者日常生活活动的独立程度一直是作业治疗的工作重点，日常生活活动训练不仅可以降低患者对他人照顾形成的依赖性，提高自身的躯体功能，还能从侧面提升个人的自信和自尊感。因此，在患者病情稳定的情况下，日常生活活动训练也可以用于重症患者的早期功能锻炼，即使在使用呼吸机期间，在病情允许时也可以进行日常生活活动训练，包括指导患者自行穿衣、进食、洗漱、床上直立位坐姿、床边站立等。通过反复的训练，恢复日常生活活动能力，从而提高远期的生活质量。

1. 床上活动

床上活动是日常生活活动中较基本也是较重要的内容之一，功能障碍患者通常从床上活动开始训练，即通常所说的"床边训练"。床上活动主要包括床上翻

· 187 ·

身、桥式运动、床上坐起与移动等。

（1）床上翻身是患者基本的日常活动，是完成穿衣、站立、转移等其他基本日常生活活动的前提条件。一般卧床患者均应定时翻身，变换体位。白天每2小时1次，夜间每3小时1次。翻身可促进血液循环，防止压疮、关节挛缩的形成，也可改善呼吸功能，有利于呼吸道分泌物的排出。在病情允许的情况下尽量让患者主动翻身。患者应学会向健侧或患侧翻身，由于难度差异，一般先学习向患侧翻身，再学习向健侧翻身。

（2）桥式运动在提高床上生活自理能力的同时，有助于训练骨盆的控制能力，也是床上移动、坐起的基本保证。

（3）床上坐起与移动是患者独立进食、洗漱、排便的前提条件，与此同时能激励患者增强自信心，为日后下床活动做好准备。在病情允许时，卧床患者先倚靠辅助物坐起，然后练习长坐位、端坐位平衡。患者坐位平衡良好后可尽早进行坐起训练，不但可以增强肌力，提高机体平衡能力，改善关节功能状态，还可预防坠积性肺炎、直立性低血压、器官功能低下等并发症。

2. 转移活动

转移活动指人的整个身体在不同地方的位置变化，是一个人做到生活独立的基本前提条件。它包括站立与坐下、床椅之间的转移及轮椅活动、室内外行走，同时还包括进入厕所与浴室等转移活动。转移活动的前提条件是患者必须具备一定的坐位平衡能力，即要求身体在进行每项作业时配合重心的转移。这种姿势变化可以增强患者主动训练的意识，也是从坐位过渡到站位的必备条件。

（1）站立与坐下：由坐位站起、由立位坐下及站立位的静态平衡和动态平衡训练。

（2）床椅之间的转移及轮椅活动：床椅之间的转移包括床与扶手椅、床与轮椅之间的转移。轮椅活动包括乘坐轮椅进入厕所与浴室等。

（3）室内外行走：在不同材质地面上行走，室外行走还包括上下坡和上下楼梯等。

3. 生活自理能力训练

对于有功能障碍的成年患者来说，生活自理是其恢复正常生活方式的关键，也意味着在每天的日常活动中不再需要别人的帮助，学会自己照顾自己，重新恢复往日的自信。生活自理能力训练主要内容包括穿衣、进食及个人卫生训练等。

（1）穿衣包括穿脱不同样式的上衣、裤子、鞋、袜，还包括穿戴支具、矫形器和假肢等。

（2）进食指用合适的餐具将食物由容器送到口中，整个过程包括咀嚼及吞咽。

（3）个人卫生训练内容主要包括洗漱（洗脸、洗手、刷牙、洗澡等）、修饰

（梳头、剪指甲、女性患者做发型或使用化妆品、男性患者刮胡子等）、大小便的控制及便后清洁等。

进行日常生活活动训练前，首先要进行日常生活活动能力的评定，一般作业治疗师会通过访谈、现场观察和标准化评定来了解日常生活活动能力。根据评定结果，了解患者目前的功能水平、病程阶段，找出影响其日常生活活动能力的主要问题，提出相应的训练目标，制订出可行的训练计划，有步骤地实施训练方案。日常生活活动训练应由易到难，从简单到复杂，突出重点。训练中，可将每一动作分解成若干个部分进行练习，熟练后再结合起来整体练习。日常生活活动训练时间最好与患者作息时间相吻合，如进食在中、晚餐中训练，更衣应在早晨或晚间训练。患者在进行日常生活活动训练时，可适时充分地配合其他治疗性活动和功能锻炼，以促进患者机体体能的恢复，增加关节活动度，增强肌力和提高动作的协调性等。日常生活活动训练可以使患者重新获得已失去的日常生活活动能力，减少对他人的依赖，参与家庭生活活动，减轻家庭负担，提高生活自理能力，帮助其建立新的活动技巧。患者应积极主动参与日常生活活动训练的全过程，训练中作业治疗师应指导患者保护好关节，保持良好姿势，必要时使用辅助用具，减少体力消耗以节省体能，使患者能充分发挥其潜能，克服身体或心理的障碍，积极面对人生。

基本的日常生活活动和工具性日常生活活动对患者的生活自理能力都至关重要。但工具性日常生活活动依赖性反映了更高阶的功能损害，这是由于成功完成任务所需的认知需求更高。重症患者在出院前可以由作业治疗师根据个案情况，结合角色和出院后的功能需求进行针对性的工具性日常生活活动训练，实现良好过渡。

（三）注意事项

日常生活活动训练不仅要求作业治疗师进行细致的指导和监督，而且需要患者的主动参与及家属或陪护人员的积极配合。由于患者病情不同，日常生活活动训练的起点不同，故训练的内容也各不相同，如有的患者可以独立站立、行走，有的则需要乘坐轮椅活动或卧床。有时患者的要求也各不相同，有的不仅要求能独立生活，还要求更多地参与家务、社会活动等。加之患者地区、民族、年龄、性别、职业、生活方式及社会环境不同，要求也不一样。因此，作业治疗师必须依据实际情况，综合各方面因素，从实际出发，制订符合患者个体情况的训练方案，开展针对性的日常生活活动训练。

在执行训练方案时，应根据患者的情况提供适宜的暂停与休息，并密切关注患者的生命体征变化。如出现不适表现，应暂停治疗，严重者须及时通知护士与医生。

（陶英霞）

六、环境改造及辅助技术

（一）概述

作业治疗指重症康复团队在明白患者的身体功能及需求、环境需求的前提下，为患者提供专业的服务，以促进其回归家庭、社会。作业治疗师会根据患者身体功能及需求，对其周围环境进行适当改造，或借助安全与省力的辅助技术等，消除居家和社区生活的障碍，有助于患者安全地进行必要的日常生活活动，同时减轻对照顾者的依赖，并预防环境设置不当造成的二次伤害（如跌倒）。

1. 环境改造（Environmental modification）

对环境进行适当的调整，使调整后的环境能够适应患者当下的生活、学习、工作和休闲娱乐等活动的需要。环境改造也是作业治疗的核心治疗手段之一，可改善患者生活的安全性、独立性和提高生活质量，也是患者能够真正回归家庭和社会的重要条件。为使居家环境能符合患者出院返家的需求，有利于发挥最大的生活独立性，作业治疗师通过交流访谈、拍摄居家照片或视频、与患者进行模拟居家环境执行活动的情景演练等方式，评估患者的居家生活习惯、社区环境并了解潜在的风险，进而提供合适的居家环境改造建议。

2. 辅助技术（Assistive technology）

辅助技术指运用能够促进、维持、重建或替代患者的能力或身体机能，促进其独立生活并充分发挥其潜能的多种技术、产品设备和服务系统。常用的辅助技术包括辅助器具和辅助技术服务。

（1）辅助器具（Assistive technology device，ATD）指能够有效地预防、减轻、补偿或抵消残损、残疾或残障的设备或技术系统。

（2）辅助技术服务（Assistive technology service，ATS）指协助患者在选择、获得或使用辅助器具过程中的服务，包括需求评估、经费取得、设计、定制、修改、维护、维修、训练及技术支持等。

（二）临床操作及应用

1. 院内的环境改造

院内的许多因素，如过度噪声、自然日光下降、夜间曝光、躯体的束缚以及隔离等都可能成为潜在的危险因素。通过合适的环境改造减少环境噪声、增加空气质量、完善家属探访、改造舒适的物理环境、缓解紧张的气氛，不仅可以有效地降低患者因为特定环境出现的紧张和不适感，还能加速治疗的进程，且在一定程度上减轻医务人员和家属的压力。

（1）物理环境：

①减少噪声、不适的光线和气味引起的环境压力。

②在交通密集区使用降噪天花板和地毯。

③尽可能使用自然光或全光谱灯饰。

④睡眠时段降低光线强度。

⑤患者的床位或体位具备舒适的视角。

⑥病房空间可以使用柔和的颜色，如蓝色、绿色等，提高视觉兴趣。

⑦融合一些艺术元素，增强美学吸引力。

（2）社会环境：提供相对自由的家庭探访、家属参与的照护方案，如设置隐私的探访单间等。

（3）其他：音乐治疗、芳香疗法、抚触、催眠、瑜伽等手段都可以在一定程度上作为辅助治疗来减轻院内复杂环境造成的压力。

2. 出院后的环境改造

作业治疗师在环境改造中的作用是复杂多样的，循证医学证明出院后的环境改造可以显著减少患者跌倒的次数、降低受伤风险、减轻生活依赖。根据患者的功能情况和治疗目标制订最适合患者的环境改造方案。

（1）作业活动的调整：准确评估患者的功能水平和所涉及的大部分作业活动，将复杂的作业活动简单化，以匹配患者目前的功能状况。如患者无法完成整个作业活动，可以简化活动内容或步骤以适应患者的功能情况。

进行活动前提前计划好整个活动的流程和步骤、所需的时间和工具，使得目标作业活动清晰明了，并让有功能障碍的患者反复训练。如将穿衣活动分解成若干步骤，按步骤反复训练，形成习惯性动作。

根据患者的活动能力，适当降低患者完成活动的质量和数量要求，以利于患者独立完成作业活动。如允许患者使用比平时更长的时间完成刷牙活动，允许患者使用电动牙刷完成刷牙活动，同时也允许患者完成刷牙活动的质量没有平时那样好。也可以通过改变活动形式节省患者的体力，如外出购物时不必手提物品，可以使用小推车，其间可以多次休息。

适当调整活动的社会属性，活动可以单独完成或多人合作完成，必要时可以通过多人协作完成原本只需要一人就可完成的活动。作业治疗师可对活动的合作性和竞争程度进行适当的调整。

（2）物品的改造：物品改造的目的是使物品更实用、方便使用或拿取，同时应注意物品的外观与周围环境或个人风格是否符合，是否能有效地弥补环境缺陷。另外，物品的使用也要符合患者认知、感觉和运动功能水平。如在厕所加装高度合适的扶手，可以弥补患者肌力和关节活动度的不足，对于有认知障碍的患者，可以在扶手上加一些简单的指引或图片，便于患者理解扶手的使用方法。

（3）辅助技术的应用：辅助技术的应用在一定程度上可以预防、减轻、补偿或抵消残损、残疾或残障，为患者的生活自理提供一个有效和重要的帮助，以减少患者对他人的依赖。

①代替和补偿，如肌电手可代替部分患者丧失的上肢功能，助视器、助听器可补偿视、听功能。

②提供保护和支持，如矫形器可用于骨折、肌腱神经断裂的早期固定和保护。

③增强运动能力以减少并发症，如轮椅、助行器及假肢等可以提高行走和站立能力，减少长期卧床造成的全身功能衰退、压疮和骨质疏松等并发症。

④提高学习和交流能力，如助听器、交流板、电脑等可用于提高视、听功能障碍者的学习和交流能力。

⑤节省体能，如助行器的使用可减少患者步行时的体能消耗。

⑥节约资源，可缩短住院时间，减少人力、财力、物力浪费。

⑦改善心理状态，患者可借助助行器，重新站立和行走，脱离终日卧床的困境；使用交流板和书写辅助器具可顺利地与人交流等，大大提高患者生活的勇气和信心，进而改善其心理状态。

⑧提高生活自理能力，日常生活中使用的辅助器具（如穿衣钩、改装牙刷、改装筷子和转移板等）能够提高患者衣、食、住、行、个人卫生等方面的生活自理能力。

⑨增加就业机会、减轻社会负担，截瘫患者借助轮椅和其他辅助器具，可以胜任一定的工作。

⑩提高生活质量，运动能力的增强、生活自理能力的提高、心理状态的改善可使患者便捷地参与家庭与社会生活、娱乐及工作，从而提高生活质量。

（4）环境物理结构的改造：环境物理结构的改造包括非房屋结构和房屋结构的改造。非房屋结构的改造指作业治疗师找一些安全的地方存放可能引起绊倒的物品、家具，或重新摆放物件，以增加更多的空间方便日常生活活动。房屋结构的改造（如厨房、卧室、厕所、地板、通道和楼梯等的改造）往往是为了增加患者活动的安全性，如在厨房和浴室铺设防滑垫、在通道和楼梯上安装扶手、拓宽门的宽度以便于轮椅的进出、厕所安全设置的环境改造等。

3. 智能家居控制系统

随着社会的发展、人们需求的日益增长，功能更广泛和使用更方便的智能家居控制系统不断出现。智能家居控制系统可以提供高效、舒适的家居环境，确保患者的生命安全；集中或远程调节居家环境的温度、湿度及风速等，同时检查空气成分，提高空气质量；调节音响、电视等娱乐设施，愉悦心情；合理利用太阳能和周围环境的变化，尽可能地节约能耗，合理利用资源；提供现代化的通信、信息服务；帮助患者利用身体残存能力对家庭生活环境进行一定的控制，从而提高他们的生活自理能力，如开关家用电器、打电话、开关门、升降床的高度、使用电脑、驱动轮椅、紧急呼叫等。

4. 康复医疗机器人

康复医疗机器人主要包括辅助日常生活的机械手、移动式康复机器人、家庭和单位之间的交互设备及智能控制界面等。辅助日常生活的机械手可以替代患者手臂的功能。如果将机械手安装在轮椅上，则可以在任何地方使用。轮椅是下肢失去步行能力老年人的主要交通工具。各类传感器和高效的信息处理及控制技术在轮椅上的应用，使轮椅成为高度自动化的移动式康复机器人。结合轮椅与小车结构的移动式康复机器人，不仅能在平坦的地上行走，还可以上下楼梯。日本的医用搬运工 RI-MAN 移动式康复机器人，不仅有柔软、安全的外形，手臂和躯体上还有触觉感受器，使它能小心翼翼地抱起或搬动患者。从长远来看，移动式康复机器人能取代护工照顾老人或体弱多病者。

（三）注意事项

（1）一个有效的环境改造及辅助技术设计必须考虑日常工作流程的要求且在使用周期内足够灵活，以适应不断变化的医疗实践和更新的技术。

（2）在环境改造过程中，作业治疗师需要收集关于患者的人－作业－环境适应等方面的信息，从而了解患者的个人、作业活动和环境所受的限制，这些限制可能会影响他们的作业活动表现。

（3）顾及患者及其家属的喜好以及文化背景等因素，咨询患者本人是否能接受依赖辅助技术生活的现实，有无独立生活的要求，有无对环境改造的愿望，对环境改造的方案以及对实施进展情况是否满意等。

（4）各类环境改造和维护有无足够的经济来源支持也是需要重点考虑的因素。

（陶英霞）

第四章　重症语言治疗技术

一、吞咽障碍

（一）概述

（1）吞咽障碍的定义：由于下颌、双唇、舌、软腭、咽喉、食管等器官结构和（或）功能受损，不能安全有效地把食物输送到胃内。

（2）ICU获得性吞咽障碍的定义：在ICU期间，重症患者由于气管插管或气管切开、中枢神经功能受损、神经肌肉疾病等导致的吞咽障碍。其潜在机制包括口咽和喉部创伤、神经肌肉功能减弱、胃食管反流、喉感觉减退、呼吸和吞咽不协调等。有研究表明，重症患者ICU获得性吞咽障碍的发生率为3%～62%，其中有41%～83%的机械通气患者在拔管后出现不同程度的吞咽障碍。吞咽障碍可导致误吸、呼吸机相关性肺炎、再插管等不良事件发生率的增高，进而延长患者住院时间，降低生存质量，增加社会及家庭负担。

（3）语言治疗师的角色：语言治疗师的评估和干预满足了患者日益复杂的沟通、吞咽和气管切开插管需求。语言治疗师采用软管喉内镜吞咽功能评估和吞咽造影检查，确定摄食时机，识别早期喉部损伤，给予说话瓣膜使用建议，对撤机和气管切开插管的时机确定发挥至关重要的作用。

（4）标准：

①重症患者必须每周有五天的时间接受语言治疗师的治疗。

②所有接受气管切开的患者必须由语言治疗师评估沟通和吞咽功能。

③所有存在沟通和（或）吞咽困难的重症患者必须及时获得语言治疗师服务。

④所有在ICU工作的语言治疗师必须经过适当的培训，熟悉相关设备的使用。

（5）建议：

①为了提供服务，每个床位的最低人员配备水平为0.1WTE（相当于全日

制)。可能需要更高级别的 WTE,取决于当地具体情况。

②患者应根据个人需要使用通信辅助设备,以便促进互动和康复。

③语言治疗师应对病情复杂且长期住院患者进行合适的气管切开管理和非计划拔管干预。

④语言治疗师应作为多学科团队中不可或缺的一员在 ICU 开展工作,参与所有多学科团队查房、气管切开管理,参与临床治理小组审计、政策制订等。

⑤当患者从 ICU 转移到另一个单元或病房时,吞咽相关治疗计划应包含在医疗交接中。

⑥考虑对存在喂养风险的患者进行吞咽功能评估,以明确其误吸风险和最佳口服喂养性状。

(二) 临床干预

有研究表明,气管切开>72 小时、带管时间>7 天是吞咽障碍的危险因素,因此,早期对吞咽功能的评估尤为重要。良好的评估工具可以有效地判断患者是否存在吞咽障碍及其严重程度,提供吞咽障碍的解剖和生理学依据,明确是否需要改变营养方式以改善营养状态,为进一步检查和治疗提供依据。

1. 吞咽功能评估试验及量表

(1) 洼田饮水试验 (WST):由日本洼田俊夫在 1982 年提出,主要通过饮水来判断患者有无吞咽障碍及其严重程度,敏感度为 42%～92%,特异性为 9%～91%。

①让患者单次喝 3ml 水,如没有问题,再一次性喝 30ml 水,观察有无呛咳、饮水后声音变化、患者反应、听诊情况等。

②评价标准 (分级)。

a. Ⅰ级,一次喝完,无呛咳。

b. Ⅱ级,分两次以上喝完,无呛咳。

c. Ⅲ级,一次喝完,有呛咳。

d. Ⅳ级,分两次以上喝完,且有呛咳。

e. Ⅴ级,常常呛住,难以全部喝完。

③诊断标准。

a. 正常,在 5 秒内喝完,分级在Ⅰ级。

b. 可疑,饮水喝完时间超过 5 秒,分级在Ⅰ～Ⅱ级。

c. 异常,分级在Ⅲ、Ⅳ、Ⅴ级。用勺饮用,连续两次均呛住为异常。

(2) 改良饮水试验:

①筛查试验 1。敏感度最好 (95.8%),任意程度的意识水平下降、饮水后声音变化、自主咳嗽减弱、饮一定量水时发生呛咳、限时饮水试验,这其中有一

种异常即认为有吞咽障碍。

②筛查试验2。特异性最好（70.7%），先湿润口腔，然后空吞咽，观察30秒内的空吞咽次数，小于3次为异常。一般50岁以上中老年人吞咽5次，80岁以上高龄者吞咽3次为正常。

③3盎司饮水试验（3 ounce water swallowing test）。特异性、敏感度＜80%，作为联合评估手段更有效。

④在意识清醒、能坐直并拿住杯子的状态下，从杯中饮用3盎司（≈90ml）的水，评估饮水过程中患者有无可疑误吸体征，如清嗓、咳嗽、音质改变等，若出现任何一项，即被认为有吞咽障碍。

（3）吞咽功能评估量表（Gugging swallowing screen，GUSS）：该量表分为间接吞咽功能评估量表和直接吞咽功能评估量表。间接吞咽功能评估量表主要评估患者是否清醒、咳嗽清痰能力、吞咽唾液的情况，满分5分，通过后才可进行直接吞咽功能评估。直接吞咽功能评估量表主要评估患者进食不同性状食物的情况，分三步，依次进食糊状、液体、固体食物，每步满分5分，通过后方可进行下一步。观察患者进食时是否有吞咽延迟、不自主咳嗽、流涎等情况，全面了解患者吞咽障碍的严重程度。

赵丽敏等人研究GUSS在长期气管插管患者拔管后吞咽功能评估中的应用，结果表明GUSS信度具有很好的内部一致性及跨形式一致性，可推广至不同的评定者；具有很好的内容效度及效标关联效度，能够真实有效地测量其所要测量的目标；最佳临界值为18分，此时敏感度、特异性最好，分别为86.4%、82.5%。与标准吞咽功能评估量表（Standardized swallowing assessment，SSA）在评估长期气管插管患者拔管后吞咽功能时的综合评价能力相似，但GUSS敏感度更高，对临床的指导意义更大。肖树芹等人研究在脑卒中患者中应用GUSS评估吞咽困难情况时，将SSA作为效标效度的校标，评定两者间信度为0.926，校标效度为0.72，该研究同时比较有吞咽障碍和无吞咽障碍患者评估的GUSS评分差异是否存在统计学意义，结果显示GUSS可以有效区分患者是否存在吞咽障碍，区分效度好。

（4）SSA：最早于1996年由Ellul J等人提出，专门评估患者吞咽功能水平。该量表包括三步：第一步观察患者意识、呼吸、咽反射、自主咳嗽等基本情况，总分为8~23分；第二步嘱患者吞咽5ml水，观察患者吞咽和喉功能的情况，总分为5~22分；若第一步与第二部评估无异常，第三步再嘱患者吞咽60ml水，观察患者吞咽所需时间、有无呛咳等情况，总分5~12分。量表总分数越低，代表吞咽功能越好，反之越差。

魏亚倩等人的研究显示，中文版GUSS-ICU床边吞咽评估量表具有较好的效标关联效度、敏感度、特异性，预测效能较好，且操作更简单省时，对长期气管插管患者拔管后的吞咽功能评估具有一定的临床指导意义。

2. 临床吞咽评估

临床吞咽评估（Clinical swallow evaluation，CSE）包括全面病史、口颜面功能和喉部功能、进食评估三个部分。其中第一部分全面病史评估包括病史查阅、主观评估、沟通/认知评估等。第二部分口颜面功能和喉功能评估包括唇、下颌、软腭、舌等与吞咽有关的解剖结构的完整性、对称性、感觉敏感度、运动功能，咀嚼肌的力量，吞咽反射、咽反射、咳嗽反射，音质/音量的变化，发音控制/范围，主动的咳嗽/喉部的清理，喉上抬能力的评估。第三部分进食评估指让患者依次进食糖浆、水、布丁 3 种性状的食物，进食量分别为 5ml、10ml、20ml，评估患者是否出现安全性问题（咳嗽、音质改变、血氧饱和度下降）及有效性问题（唇部闭合、口腔残留、咽部残留、分次吞咽）。

3. 仪器评估

（1）软管喉内镜吞咽功能评估（Flexible endoscopic evaluation of swallowing，FEES）最早在 1988 年，由美国 Langmore SE、Schatz K、Olson N 三位学者提出。软管喉内镜进入患者口咽部和下咽部，观察会厌、会厌谷、舌根、咽壁、喉、梨状隐窝等结构以及这些结构在呼吸、发音、咳嗽、屏气和吞咽食物时的运动情况。该方法通过观察吞咽前后咽喉部运动功能及食物滞留情况，来评估吞咽过程中的食物运送情况。FEES 能检测到气管插管或手术后导致的喉返神经损伤。作为吞咽功能评估的一部分，FEES 能直接观察唾液、套管充气/放气、说话瓣膜对吞咽安全性的影响。FEES 还可用于评估感觉功能，通过送气通道发送气体脉冲接触黏膜，要求患者确认触觉刺激来评估患者的感觉功能，吞咽造影录像检查无此功能。

（2）吞咽造影录像检查（Video fluoroscopic swallowing study，VFSS）被认为是诊断吞咽障碍的金标准，可对整个吞咽过程进行详细的评估和分析，通过观察侧位及正位成像可对吞咽的不同阶段（包括口腔准备期、口腔期、咽期、食管期）的情况进行评估，也能对舌、软腭、咽喉的解剖结构和食物的运送过程进行观察。它不仅可以发现吞咽障碍的病因及其部位、严重程度和代偿情况、有无误吸等，还能为制订治疗策略（如进食姿势和体位）和观察治疗效果提供依据。VFSS 侧位成像主要观察滞留/残留、反流/溢出、渗漏/误吸、环咽肌功能障碍、造影剂阻滞、吞咽时序紊乱、结构异常。正位成像主要观察吞咽动作的对称性和残留。

4. ICU 吞咽相关评估流程（图 3-4-1）

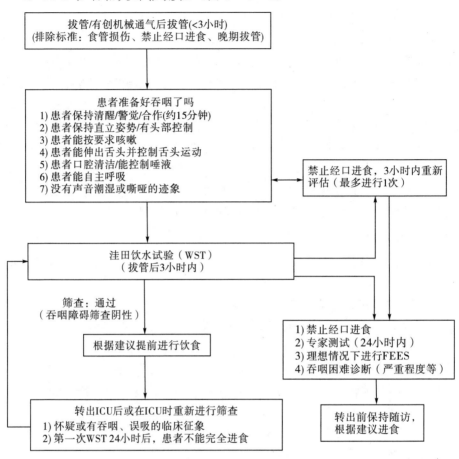

图 3-4-1　ICU 吞咽相关评估流程

5. 干预

干预本质上可分为康复干预或补偿干预。康复干预为吞咽提供生理改善，包括口腔感觉刺激、口腔运动训练、吞咽训练，以及非营养性吸吮。补偿干预可能不需要患者主动参与，也不需要改变食物性状或环境因素（如患者体位）。

（1）咽部深部神经肌肉刺激（Deep pharyngeal neuromuscular stimulation, DPNS）：利用冰柠檬直接刺激咽部，着重刺激特定刺激点使舌根收缩、腭咽闭合、喉抬高、咽壁收缩、声带闭合，触发吞咽反射和唾液分泌，达到恢复咽部肌肉功能、增强咽反射的目的，使吞咽功能恢复。

（2）冷刺激：用冰棉棒刺激口腔腭舌弓，提高知觉敏感度，减少口腔过多唾液分泌，给予脑皮质和脑干警觉刺激，提高对进食的注意力。

（3）嗅觉刺激：又称"芳香疗法"。利用黑胡椒、薄荷脑、辣椒素，引起皮层重塑，诱发吞咽反射，降低渗漏发生率，使喉关闭时间提前，提高舌骨位移幅度，改善吞咽功能。

（4）味觉刺激：将不同味道的食物放置在舌部相应味蕾区，糖放舌尖、苦放舌根、酸放舌侧、辣放舌面，增强喉上神经和舌咽神经咽支的感觉传入，提高吞咽皮质至颏下肌群的传导通路兴奋性，提高咽缩肌皮质代表区的兴奋性。

（5）说话瓣膜（Speaking valve）：在气管套管口安放一个单项通气阀（说话瓣膜），可用来改善吞咽、通气和说话功能，为拔除气管插管创造条件，恢复吞咽与交流功能。窦祖林团队研究报道，气管切开后伴吞咽障碍、发音不能患儿佩戴说话瓣膜结合吞咽训练，可减少误吸、改善环咽肌开放程度、恢复发音。

（6）改善吞咽与呼吸不协调的训练：先吸气，再屏气吞咽，最后咳嗽。

（7）神经刺激：咽部电刺激（PES）、重复经颅磁刺激（rTMS）、经颅直流电刺激（tDCS）。PES是最常用的方法，1次/天，10分钟/次，连续3天。神经元活动的增加通常发生在刺激后30分钟。这种刺激通过增加唾液中P物质的释放，在中枢水平改善吞咽反射，在外周水平通过使口腔和口咽部的神经变得敏感，使吞咽反射得到改善。这种方法对神经源性吞咽障碍特别有效。

（三）注意事项

（1）吞咽功能评估试验及量表不能取代临床吞咽评估及仪器评估。

（2）研究发现咽反射状态对洼田饮水试验评估吞咽功能的准确性存在影响。建议临床中可将咽反射检查作为洼田饮水试验的补充检查手段，为早期明确患者的吞咽障碍情况提供一定帮助。

（3）临床吞咽功能评估适应证包括：

①患者进行事先筛查未通过，转诊行临床或仪器评估。

②医生根据患者的医疗诊断或营养状况，直接转诊做临床吞咽功能评估。

③患者的主诉（进食时频繁呛咳或窒息感、吞咽时哽噎感、进食时间延长、吞咽疼痛、吞咽困难，或进食时液体从鼻子流出来）会促使医生转诊做临床吞咽功能评估。

（4）进行容积-黏度测试（V-VST）时尽可能地保护患者不发生误吸，吞咽安全性问题征象的检出是影响该方法测试顺序的主要因素。一般原则为稠度越小，食物体积越大，吞咽障碍发生的风险越高。

（5）深入对气管拔管后呼吸-吞咽协调的研究对于进一步了解有利于安全吞咽的参数非常重要。

（6）临床应用时，VFSS和VESS两种检查方法可互补使用。

（7）语言治疗师对VFSS的准备工作包括：

①指导患者签署知情同意书和对操作过程进行讲解。

②选择、准备造影用对比剂。

③指导患者进行体位摆放和个体化的喂食培训。

④在检查过程中观察患者吞咽障碍特点，有选择性、系统性地选取治疗性策略。

⑤完成 VFSS 的报告撰写，主要针对非经口进食的推荐，进食食物的质地、容积的选择以及必要的治疗策略建议。

(8) VFSS 禁忌证：凡是存在咽、食管阻塞，高误吸风险，患者意识不清，完全不配合等情况应当禁行 VFSS。

(9) 气管拔管后常见吞咽障碍，可能涉及多种机制，应支持系统筛查。语言病理学家是现代 ICU 团队的一部分，在重症监护和气管切开团队中发挥着关键作用。语言病理学家在机械通气期间和术后患者的临床管理中提供认知交流和吞咽功能的临床专业知识。

（张银）

二、言语/语言障碍

（一）概述

ICU 中需要机械通气的患者通常会遇到言语/语言障碍。患者的功能恢复需要语言病理学家的参与。

(1) 言语定义：言语（Speech）是音声语言（口语）形成的机械过程。为使口语表达声音响亮、发音清晰，需要有正常的构音器官结构和与言语产生有关的神经、肌肉的活动作为基础。当这些结构以及相关的神经或肌肉发生病变时，患者就会出现说话费力或发音不清甚至完全不能发音的情况。

(2) 言语障碍定义：发音困难，嗓音产生困难，气流中断，或者言语韵律出现困难。代表性的言语障碍为构音障碍，包括脑卒中、脑外伤、脑瘫、帕金森病等所致的运动性构音障碍和构音器官形态结构异常所致的器质性构音障碍，如腭裂。

(3) 语言（Language）定义：人类社会中约定俗成的符号系统。人们通过应用这些符号达到交流的目的，包括对文字语言符号的运用、接受以及使用姿势语言和哑语。

(4) 语言障碍定义：在口语、书面语或其他符号系统的理解、运用方面出现障碍。代表性的语言障碍是脑卒中和脑外伤所致的失语症和大脑功能发育不全所致的语言发育迟缓。临床上，语言障碍往往影响语言在大脑中的加工和产生，所以语言障碍对人们生活和工作的影响更大，致残率也较高。

（5）言语/语言相关评估：这是语言治疗师重要的工作内容，评估内容包括言语/语言障碍表现及相关病史，为制订训练计划提供依据。临床上，机械通气患者言语/语言障碍问题突出，有研究表明早期评估非常重要，能有效稳定患者情绪，减轻心理负担，促进其康复。

a. 失语症评估：包括口语表达（自发表达名字、年龄、居住地、系列数数）、复数（词、简单句）、听理解（听指五官、听指简单物品等）、命名（简单物品命名、身体部位命名、列名、颜色命名）、阅读（朗读、理解）、书写（写名字、简单词、简单句）评估。视情况也可采用汉语标准失语症检查、汉语失语症心理语言评价等。

b. 构音障碍评估：包括构音器官（包括呼吸、喉、口颜面、腭、下颌等）和构音功能（包括会话、单词检查、音节复述、句子复述等）评估，视情况也可采用 Frenchay 评估。

（二）临床干预

1. 失语症治疗

（1）强听觉刺激：听觉模块是语言加工重要的部分，同时是失语症的主要障碍所在，需要施加反复的、高强度的听觉刺激。

（2）适当刺激：确保刺激能输入大脑，因此要难度适中，以患者稍感困难，但又稍加努力即能完成为宜。

（3）多途径刺激：在施加听觉刺激的同时，结合其他途径（视、触和嗅等）的刺激。

（4）充分刺激：对施加的刺激要求引发相应反应，当没有反应或反应错误时，首先认为是刺激量不够，此时并不需要纠正，而是继续增加刺激，当刺激足够时，往往会引出正确反应。

（5）正确强化：如果反应正确，需要强化之；如果反应错误，首先按照充分刺激的原则处理，继而考虑修正刺激方式。

（6）其他还有功能重组法、模块模型法、认知加工法、强制诱导法（CIAT）、旋律音调法（MIT）、计算机辅助治疗等。

2. 构音障碍治疗

发声训练（包括松弛训练、呼吸训练、节奏训练、构音器官改善训练、韵律训练以及辨音训练）、音乐疗法等。

3. 辅助与代替沟通（Augmentative & alternative communication，AAC）系统

AAC 系统为存在言语/语言障碍的人提供沟通策略、技术和干预措施，包括

使用手势、手动标志、图片通信板和（或）语音输出通信设备。患者可以与AAC系统支持者保持有效的、功能性的沟通。AAC系统的主要目的就是给暂时或永久性言语/语言障碍的患者提供有效便利的沟通方式。在日常生活中谁都有可能使用AAC系统。当你患重感冒的时候，因为嗓音嘶哑难以说话，一张纸和一支笔就是你的AAC系统；而对于一个还没有习得新的语言能力的喉切除术后的患者，与家人、医生沟通时的一个眼神、一个手势，都可以说是他的AAC系统；著名的天体物理学家霍金教授，也是使用自己轮椅上附带的AAC系统在各大高等学府进行演讲。在使用AAC系统前，语言治疗师必须要考虑患者的年龄、性别、受教育程度、宗教背景、认知功能、肢体功能等个人因素，选择适合患者，并且最方便患者操作的AAC系统。

4. 口部肌肉训练

其目的是改善患者口腔感知觉，抑制异常的口腔运动模式，帮助患者建立正常的口腔运动模式。口部肌肉训练主要包括口腔感知觉障碍治疗和口腔运动障碍治疗。

口腔感知觉障碍根据患者口腔触感程度分为三类：感知觉超敏、感知觉弱敏、感知觉敏感性混合。一般通过对患者视觉、听觉、嗅觉、味觉、触觉等方面进行刺激，运用冷热刺激、触摸刺激、食物刺激、视觉反馈刺激及异物刺激等达到改善患者口腔感知觉的目的，从而使患者超敏的部分降低敏感度，弱敏的部分提高敏感度，最终促使其敏感度达到正常水平。另外对于儿童构音障碍的患者，采用口部探索游戏训练方法有助于重建婴幼儿期的口部运动模式，习得新的口部运动技能。

口腔运动障碍治疗主要包括下颌运动、唇运动和舌运动。下颌运动：主要针对下颌运动受限、下颌运动过度和下颌转换运动障碍等进行治疗，常采用下颌抵抗法、下颌控制法、下颌分级控制训练和下颌自主运动来解决下颌的运动障碍问题。唇运动：唇肌张力过高和唇肌张力过低造成圆唇运动、展唇运动、圆展交替、唇齿接触等运动出现运动不足或缺乏，导致双唇音或唇齿音构音不清，此时可进行唇运动，主要采用肌张力过高治疗法、肌张力过低治疗法、促进唇运动的自主控制/训练治疗法。舌运动：主要针对舌前后运动范围受限、舌精细分化运动发育迟缓、舌尖运动发育不良、舌两侧运动发育不良、舌肌张力低下、舌肌张力过高、口部触觉敏感性障碍、舌器质性问题、口部习惯问题等进行治疗，同时促进舌的敏感度达到正常水平，扩大舌的运动范围，使舌基本的运动模式形成，提高舌运动的灵活性和稳定性，为准确构音奠定较好的生理基础。

5. 重复经颅磁刺激（Repetitive transcranial magnetic stimulation, rTMS）

高频rTMS有易化局部神经细胞的作用，使大脑皮质的兴奋性增加；低频

rTMS有抑制局部皮质神经细胞活动的作用，使皮质的兴奋性下降，从而使大脑皮质发生可塑性改变，促进语言功能的恢复。

6. 经颅直流电刺激（Transcranial direct current stimulation，tDCS）

由于其不良反应小、刺激面积大、操作简单，在失语症的治疗中具有独特的优势。tDCS由放置于颅骨外的两个表面电极片构成，以微弱直流电作用于大脑皮质，它的短时效应是降低阳极或提高阴极神经元的静息膜电位的阈值。阴阳两极间形成的恒定电场对皮质神经元产生影响，促使钠-钾泵的运转和局部跨膜离子浓度发生变化，这些非突触改变带来了tDCS治疗后的持续作用。电极片放置于颅骨外的不同部位时tDCS可以对失语症患者的命名、理解、阅读及书写能力产生不同的影响，并对与失语症有关的其他认知障碍显示出特定的治疗效果。可根据患者情况选择使用tDCS，颅内有金属物的患者禁忌使用。

（三）注意事项

（1）AAC系统只能辅助有沟通能力的患者，对于沟通能力存在障碍的患者AAC系统的辅助能力有限。

（2）对重度言语/语言障碍的成人患者首先要对患者的家属进行训练方法以及如何与患者沟通的指导。对中度和轻度的成人患者可以直接对本人进行指导，使他们能充分配合训练。

（3）替代方式：当重度言语/语言障碍很难恢复正常的交流水平时，如部分完全性失语症患者、重度脑瘫儿童，可考虑使用替代交流方式，最简单易行的是使用交流板，也可以使用高科技的言语交流系统等。

（4）对颅内有金属物的患者禁忌使用tDCS，癫痫患者使用rTMS有较大争议。

（张银）

三、计算机辅助系统和虚拟现实技术

（一）计算机辅助系统

1. 概述

随着计算机技术的飞速发展，康复方面的计算机辅助系统逐渐兴起并得到持续发展。计算机辅助系统可以对患者进行系统的功能障碍评估，针对评估的结果给予合理的治疗方案。采用计算机辅助系统进行测试和训练，使神经行为测量更加客观、规范、定量化，全部测试由计算机控制，从而消除由主试者偏移带来的系统误差。每次测试时由计算机随机从测试项目库中抽取一定数量的题目进行测试，克服了以前的测量方法难以消除的"学习效应"，使同一受试者前后重复测验得以实现。

由于近年来计算机辅助系统灵活性及成本效益的大幅度改善，许多医生都意识到计算机辅助系统是一种有效的康复治疗手段。计算机辅助系统在康复治疗中的优点已被越来越多的人所认同，其优点主要有：

（1）能够用标准化格式严格控制出现的刺激，并且能够比语言治疗师或观察者更准确、真实、客观地记录各种数据。

（2）可提供多种鲜艳夺目、更具吸引力的刺激方式，有助于集中患者的注意力。

（3）有无限的耐心及较好的灵活性，能够根据患者的不同状况及需要提供各式各样的治疗方案。这些方案在患者眼中既具有一定的挑战性，但又不会太难以致其在训练时遭受挫折，患者可按照自身的具体情况随时调整康复进度。

（4）能够即时、准确地提供一份客观判断结果反馈给患者，从而进一步改善患者参与训练的积极性，进而提高训练疗效。

2. 临床操作及应用

有学者将基于计算机辅助系统的语言治疗定义为一种提供预定义治疗任务的软件，包括教学特征（如动画谈话导师、使用合成语言提供模型或指导）、动机特征（如使用动画、基于游戏的活动）和定量特征（如基于游戏的活动）。基于计算机辅助系统的语言治疗项目已被证明对语音意识、阅读、儿童语言管理有益。

基于计算机辅助系统的认知康复自20世纪80年代初以来就被证明在治疗脑损伤、痴呆或精神分裂症患者的认知障碍方面是有效的。基于计算机辅助系统的认知康复主要涉及注意力、记忆力、执行力、眼手协调能力及视空间能力5个方面，研究者根据不同需要设计个体化软件。计算机辅助系统可以根据患者认知障碍涉及的领域提供适合的康复方案，并根据患者的训练情况提供即时的视觉、听觉及个性化的反馈信息，从而整合患者的需求及治疗情况，设定合适的进度安排，以增强患者参与治疗的积极性。在De Luca等人的研究中，神经生理学测试显示，与只接受传统治疗的对照组相比，经过计算机辅助系统的认知康复训练，脑损伤患者在注意力、记忆力等认知方面有明显的改善，表明基于计算机辅助系统的认知康复是优化脑损伤后康复结果的一种有效方法。

（二）虚拟现实技术

1. 概述

虚拟现实技术是一种计算机生成技术，可以人工模拟逼真的环境，提供"令人信服的幻觉和一种进入只存在于计算机中的人工世界的感觉"。为了实现这样的错觉，虚拟现实技术需要一个位置跟踪器来感知用户的动作及其特征，允许实时更新通过 3D 可视化系统（如电脑、智能手机）显示的虚拟内容。相应参数可以在显示形式（2D 或 3D、混合或增强虚拟现实）、显示设备 [屏幕、头戴式显示器（HDM）]、跟踪/传感工具（眼球追踪、Kinect、LEAP）和其他功能（分辨率、显示尺寸、视野）等方面有所不同。虚拟现实技术可以根据沉浸程度，即虚拟现实系统提供的客观感觉逼真度来区分，主要分为以下三类。

（1）非沉浸式：用户使用传统工作站的键盘和鼠标在 3D 环境中导航。

（2）半身临其境：要求受试者站在受力平台上观看投射在大屏幕上的 3D 虚拟图像。这些系统也可能依赖于某些形式的手势或位置识别系统，以实现更自然的交互。

（3）完全沉浸式：相应设备投射出虚拟环境，覆盖用户的整个视野。

2. 临床操作及应用

新兴的虚拟现实技术在医疗系统中的广泛应用开始于 20 世纪 90 年代后期，涉及创伤后应激障碍、疼痛、焦虑和抑郁及饮食失调管理。作为一种康复工具，与传统疗法相比，虚拟现实技术可以更容易地模拟功能任务。虚拟现实技术能够在受控的、安全的、生态有效的环境中模拟真实的场景，甚至可以让人"忘记"自己在训练环境中。此外，虚拟现实技术允许个性化治疗，可根据患者的需要调整运动难度。虚拟现实技术几乎可以完全控制康复过程中发生的一切。虚拟现实技术还提供了一种有趣的体验，通常包括不同的游戏元素。上述特点促进了基于虚拟现实技术的康复工具的使用，增强了患者的认知功能和运动功能，提高了日常生活活动能力。

研究显示，虚拟现实技术在神经康复中的作用在不同的神经疾病患者中是不同的。大多数研究显示，对于脑卒中患者，虚拟现实技术的干预可能改善他们的记忆和视觉空间能力。也有研究表明虚拟现实技术在治疗脑卒中患者的焦虑和抑郁方面十分有效。针对外伤性脑损伤患者的研究显示，虚拟现实技术的干预有良好的结果，改善了执行力、注意力和视觉空间能力。此外，有研究表明，脑组织具有可塑性，存在突触再联系，在虚拟环境中，中枢神经系统会收到增强的反馈信号，从而引起神经可塑性的变化，这也是认知功能恢复的原因。

3. 总结

虚拟现实技术与传统康复治疗技术相比有很多优势，比如：虚拟现实技术可以提供多种治疗场景和刺激，患者可以在安全的环境中进行康复治疗；可以根据患者的实际情况进行有针对性的训练，而且同样的场景和任务可以重复进行；可以迅速得到治疗效果的反馈信息并对治疗数据进行存储，有利于医生及时掌握患者的病情变化并对治疗方案做出相应的调整；有利于开展远程医疗，为行动不便和医疗资源匮乏地区的患者提供方便；由于虚拟环境与真实世界高度相似，患者在虚拟环境中习得的各项技能可以更好地运用于现实生活中。

虽然虚拟现实技术有很多优点，但是，由于其尚在起步阶段、系统的交互性欠佳、设备比较昂贵、无法普及等，还不能代替传统的康复治疗技术，仍然是传统康复治疗技术的一种辅助手段。随着科技的飞速发展和理论知识水平的提高，相信虚拟现实技术必然会在康复治疗中大放异彩。

（马睿）

四、认知康复技术

（一）概述

认知康复（Cognitive rehabilitation，CR）指通过系统治疗来改善受损神经系统功能，通过强化、促进和重新学习以前学到的或新的模式来增强认知功能。

认知康复基于修复和代偿机制，治疗师与患者及家属一起制订个体化的目标和达到目标的策略方法，强调增强残留的认知技能及应对缺乏的认知技能。认知康复的实施通常要结合患者的日常生活，其主要目的不是提升患者的认知功能，而是维持和改善患者在日常生活中的独立性和关键个体功能，其干预对象主要为认知障碍导致日常生活活动能力或社会功能受损的患者。患者通过学习与重复练习，掌握相关技术并应用到相应的环境中，提升其日常生活活动能力。

（二）临床操作及应用

1. 认知功能训练

认知功能训练主要通过具体的认知指导计划和实践来改善认知功能，以起到预防或延缓认知功能下降的作用。已有大量研究显示认知功能训练对日常生活活动能力等方面有改善作用，这说明认知功能训练对于认知障碍患者的病情恢复有一定的帮助。

（1）恢复性认知训练：最直接的目标是认知妥协，旨在通过神经可塑性机制增强或恢复认知功能。一种常见的恢复性认知训练是有组织地反复进行特定的认知任务练习和智力练习，这些练习可能是计算机化的，可能不是计算机化的，也可将其作为提高特定认知领域能力的手段。

（2）补偿性认知训练：最直接的目标是功能妥协，弥补认知缺陷，从而减少这些缺陷对日常功能和生活质量的影响。相关策略可以包括内部策略（如使用视觉图像、分割或缩写弥补记忆困难，使用结构化的解决和规划方法弥补执行功能障碍）、外部策略（如使用日记、计时器和导航设备）或环境策略（如建立一个安静的工作空间，没有视觉上的干扰）。

（3）生活方式干预：主要针对可修改的风险和保护因素。告知患者个人健康生活方式的益处和不健康生活方式的负面后果，鼓励患者改变他们的生活方式，以维持这些风险和保护因素之间的平衡。健康生活方式可以包括定期的体育锻炼、健康的营养、经常参与刺激认知的活动、减少吸烟和酗酒等。生活方式干预可以直接让患者参与健康的生活方式，也可以通过教育、鼓励和其他行为策略（如动机性访谈）改变生活方式和行为。

（4）心理治疗干预：直接针对认知障碍患者的精神症状（如焦虑、抑郁、失眠）。与生活方式干预不同，这种方法结合了更传统的心理治疗技术，处理伴随的神经精神症状，包括放松练习、专注技巧、控制压力、缓解疲劳和睡眠不良的技能，以及认知行为技术。

无论采用何种方法，所有认知功能训练都旨在减少认知障碍的症状，延迟或防止进展为痴呆或增加患者向正常认知方向的转化率。以上 4 种方法在实际工作中常存在交叉重叠，临床上既需要开发标准化的干预措施，又需要制订个性化的认知康复干预措施，这在未来是一项值得挑战的研究。

2. 非侵入性脑刺激

较常使用的是经颅直流电刺激（tDCS）、经颅重复磁刺激（rTMS），其均将微弱电流应用于头皮特定区域，可用于调节膜电位，从而改变神经活动。rTMS 的作用机制是刺激脑源性神经营养因子（BDNF）。tDCS 可以诱导神经生理指标的调节、运动性能的改变、脑电图的变化，它对神经系统兴奋性调节的基本机制是通过不同的刺激引起静息膜电位去极化或超极化改变，阴极 tDCS 降低神经兴奋性，而阳极 tDCS 增加神经兴奋性。

3. 传统康复治疗手段

中医认为，认知障碍的基本病机是以肾虚为本、血瘀痰浊为标，病位在脑。故治疗上应以活血化瘀、开窍醒神、补肾填精为主。对于认知障碍，临床上取穴以督脉穴位为主。督脉上行属脑，总督一身之阳经，有调节阳经气血的作用，故将其称为“阳脉之海”。

4. 注意力训练

（1）视觉跟踪训练，要求患者在头部固定的情况下，双眼注视前方移动的物体或指定颜色的灯光，减少视觉跳漏。

（2）猜测游戏，要求患者明确小球颜色，分别用 2~3 个不同的透明水杯盖住小球，嘱患者回答小球颜色及所在水杯，将透明水杯换为纸杯，重复上述问答，逐渐增加小球数量及颜色以增加难度。

（3）删除游戏，要求患者按要求删除带有指定数字或颜色的数字。

5. 记忆力训练

（1）短文复述，根据患者教育背景提供一段简单短文，在规定时间内要求患者背诵复述。

（2）背/倒背数字，为患者提供 5~8 位数字，要求患者在规定时间内背出数字。为患者提供 3~5 位数字，要求患者在规定时间内倒背出数字，错误时立即停止并纠正。

（3）图片记忆，提供 9 张照片，分别告知患者照片中人物姓名、地点等信息，要求患者在不同间隔时间后回答指定照片信息，正确则增加间隔时间，错误则立即停止并纠正。

（4）词语配对，分别提供容易辨别的反义词、同义词、从属词，以及难度较大的抽象/具体词各 2 组，嘱患者在规定时间内完成正确配对。

6. 计算力训练

根据患者教育背景给予患者多位数加减法训练，并通过模拟购物来强化应用能力。

7. 视空间功能训练

①嘱患者按要求完成各种平面图形和立体结构的观察及绘制。

②划消试验，嘱患者将一张数字表上的数字从第一行开始，尽量快地划去指定数字，避免漏划及错划。

8. 执行功能训练

嘱患者按照口头或文字指令完成相应操作或动作，如分蛋糕、按指定路线行进。

9. 定向力训练

通过地点卡片、日历等工具，训练患者对不同地点、不同方位、不同时间认知的准确性，逐步提升时间、空间定向力。

（三）总结

综上所述，从国内外对认知障碍患者的临床研究现状来看，基础性研究居多，认知功能评定方法趋于完善，但是药物治疗、作业治疗、运动疗法以及其他物理因子治疗等的应用性研究还亟待加强。此外，虽然用于认知障碍的治疗方法众多，但其作用仍然有限，仅能在一定程度上改善或延缓认知功能的减退，因而做好对血管性危险因素等可干预因素的预防和治疗，仍然是根本的防治措施。

（马睿）

五、音乐疗法

(一) 概述

1. 背景

目前关于音乐疗法尚无统一定义。美国音乐疗法协会（American Association of Music Therapy，AAMT）认为，音乐疗法是一种临床的、以证据为基础的、使用音乐干预手段实现个性化目标的、获得专业人员批准的项目。我国学者认为，只要是有目的、有计划地应用音乐作为手段以达到促进患者身心健康目的的治疗方法和治疗活动，都应属于音乐疗法的范畴。目前，公认相对权威的音乐疗法定义是，音乐疗法是一个科学系统的治疗过程，在这个过程中治疗师使用音乐体验的各种形式，以及音乐在治疗师与患者之间作为动态变化力量而发展起来的关系，帮助患者恢复健康。

一项研究对四个意识障碍患者采用正电子发射断层显像（PET）进行研究，患者接受音乐疗法后大脑额叶、海马和小脑中示踪剂的吸收增加。Sihvonen AJ 等人的研究也表明每天听音乐可以帮助康复，听声乐比器乐或有声读物更能促进语言记忆恢复，尤其是对于失语症患者。一项功能性磁共振成像（fMRI）研究结果表明，声乐组有选择地增加了左颞区的灰质体积和功能连接。同时有研究表明，每天听音乐可能是避免阿尔茨海默病患者记忆和认知功能下降的有效工具。除此之外，每天听音乐可以通过影响心率变异性（HRV）为心血管系统带来好处。有系统评价表明音乐对 HRV 有积极影响（$P<0.05$）。音乐是对心脏的一种刺激，可增加副交感神经活动和 HRV。

2. 作用机制

目前，关于音乐疗法机制方面的研究还比较薄弱，国内外研究中的分析机制大体可概括为以下 3 个方面。

（1）大脑边缘系统学说：神经生理学研究表明，轻松愉快的音乐能够促进大脑释放乙酰胆碱和去甲肾上腺素等神经递质，从而改善大脑皮质功能；可作用于下丘脑和大脑边缘系统等神经中枢，对情绪进行双向调节；另外还能通过大脑边缘系统调节躯体运动植物神经功能，促进身心健康。

（2）脑干网状结构学说：脑干网状结构可以整合身体复杂的血管运动反应和非条件反射，也能对脑血管的张力和脑组织的营养进行调节，拥有对一切刺激产生反应的能力。轻松愉快的音乐可作用于脑干网状结构，提高或降低中枢神经系统的活动水平，对特殊和非特殊投射系统、内脏和内分泌机能、心理过程、醒觉和注意力产生影响，对大脑皮质与脑干网状结构之间的关系进行协调，从而改善个体神经、内分泌等系统功能。

（3）共振学说：共振学说认为人体的每个细胞都在做微小振动。音乐作为一种和谐的声波具备一定的规律和变化频率，当其与人体内部的振动频率、心理节奏相一致时，会引起肌肉、脑电波等的和谐共振，从而激发能量，协调机能，促进个体身心健康发展。

（二）临床操作及应用

1. 旋律音调疗法（Melodic intonation therapy，MIT）

MIT 是一种针对严重失语症患者的语言生成疗法，是一种使用语调（说话的起落）或节奏（说话的节拍或速度）诱导口头表达的方法，利用患者保存的功能和未受损右半球区域的语言能力去改善其语言的表达。临床训练时，常用一些富有旋律的句子做吟诵训练，使患者学会使用夸张的韵律、重音、旋律来表达正常的语言。MIT 鼓励患者使用哼唱功能模仿典型的旋律或节奏模式，表达出单词、短语或句子，并逐渐延长目标话语的长度，尤其对于听力理解良好，但语言表达受损（表达性失语症）的患者，治疗十分有效。

MIT 对失语症和脑卒中患者的言语功能可产生积极影响。有研究采用 MIT 干预 Broca 失语症患者，把富有韵律的单词和简单词汇翻译成有旋律的音调模式，由易到难地教患者吟唱，患者一边吟诵和重复词汇，一边用手敲打，伴随着每个音节产生节奏。结果表明，MIT 可以使左半球损伤导致 Broca 失语证的患者的语言更流利。国内有学者对 22 例 Broca 失语症患者进行早期 MIT，应用一些富有韵律的句子做发音训练，使患者学会使用夸张的韵律、重音、旋律来表达正常的语言。治疗前、后采用中国康复研究中心汉语标准失语症检查表评价其疗效。结果显示，患者训练后在理解、复述、读、说、阅读、计算方面较治疗前有显著改善，说明早期 MIT 能改善构音功能和阅读能力。较新的一项随机对照试验证明，MIT 相比言语治疗对非流利性失语症患者的语言功能恢复更有效。干预组接受 MIT（30 分钟/天，每周 5 次，持续 8 周），对照组接受相同疗程的言语治疗。干预组的听力理解能力（对错、单词识别、顺序排列）和重复次数优于对照组。在命名方面，干预组在自发命名方面明显优于对照组。这些结果表明，MIT 是一种有效的音乐疗法，对非流利性失语症患者的言语功能恢复有效且有价值。

2. 改良旋律音调疗法（Modified melodic intonation therapy，MMIT）

MMIT 指在 MIT 基础上，添加音乐元素，使音乐整合旋律音调来完成治疗。

Slavin D 等人研究使用 MMIT 增加自发语言的表达。参与者参加了两个 50 分钟的个人会议和一个 4 小时/周的社交计划，训练周期为 12 周。在研究完成时，参与者言语失用症状减轻，还表现出听觉理解能力提高，参与者自发说话时完整句子的数量增加。语言分析显示各项语言参数（平均发声长度、自发发声总数和说出的不同单词数）都得到了改进，结果表明 MMIT 可能会改善言语功能和表达技能。

3. 定向音乐支持训练（Directed music—supported training，SIPARI)

SIPARI 是一种基于嗓音具体应用的音乐治疗技术，该方法主要包括唱歌（Singing）、语调（Intonation）、韵律（Prosody）、呼吸〔Breathing（德语：Atmung)〕、节奏（Rhythm）和即兴（Improvisation），它们构成了治疗的基本要素。同 MIT 一样，也是采用音乐的组成元素来治疗失语症，并积极提升失语症患者右半球余下的语言功能。这种治疗概念侧重于改进语言运动的规划、编程和排序，特别强调认知能力的训练，如执行功能。

在 Jungblut M 等人的一个五年研究里，他们对三名伴有言语失用严重受损的慢性非流利性失语症患者进行三个周期的 SIPARI。在第一个周期后，患者的额外病灶周围激活，特别是在左上颞叶的回后部，同时言语功能显著改善。第三个周期后患者在背外侧前额叶皮层区域产生了明显激活，即左额中回、上回及前扣带回。

4. 语音音乐疗法（Speech music therapy for aphasia，SMTA)

用于失语症的 SMTA 也是采用音乐元素提高语言表达能力的。SMTA 是一项结合语言和音乐疗法的治疗计划，相比于 MIT，SMTA 使用了更多音乐元素（动态、节奏和节拍）。

SMTA 的特点是利用重新组成的旋律而不是依赖自发语言的提取，它的目标在于开发患者表达新单词和句子的能力。临床实践表明对左半球颞叶缺血导致脑卒中的失语患者，SMTA 可以提高患者语言的流利性，训练后患者自发语言评分明显提高。SMTA 的目的在于提高运动性失语患者日常交流中语言的流利性，帮助完全性失语患者自主说话，认识自己。

5. 五元素音乐疗法

五元素音乐疗法指使用五种不同的音乐曲调进行治疗，如角、征、宫、商、羽。它旨在平衡阴阳、调节气血、维持动态平衡、保持身心健康。五元素音乐作为一种特殊疗法，对改善负面情绪和身体症状有一定作用。

有研究分析总结了五元素音乐疗法对脑卒中后出现失语症患者的语言功能的改善效果，有六项随机对照试验符合纳入标准，包括 516 名患者，并通过 meta 分析和质量分析进行评估。与西方音乐疗法或常规护理相比，五元素音乐疗法在重复（$SMD=1.96$；95% CI 0.55～3.37）、自发言语（$SMD=1.29$；95% CI 0.53～2.04）和命名（$SMD=1.11$；95% CI 0.80～1.43）上均体现出优势（$P<0.05$）。

6. 其他疗法

治疗性团体合唱也是音乐疗法中一种常用的治疗方式，常被应用于帕金森病患者的治疗中。帕金森病经常导致言语、声音和认知方面进行性恶化，这些会影响患者的幸福感和生活质量。治疗性团体合唱可以改善与帕金森病相关的沟通障碍，并增加患者与照顾者之间的社交互动及幸福感。Tamplin J 等人为帕金森病患者和照顾者准备了 12 个多月的 ParkinSong 集体歌唱课程，参与者的语音响度和与语音相关的生活满意度得到改善。另一项研究发现，与对照组相比，ParkinSong 干预参与者的声音强度（$P=0.018$）、最大呼气压力（$P=0.032$）和与语音相关的生活满意度（$P=0.043$）均有显著改善。

（三）注意事项

音乐疗法作为一种发展相对成熟、安全、方便实施而又成本低廉的非药物干预方法，具有较高的社会、经济效益及推广应用价值，值得进一步推广应用。音乐疗法提高了患者与周围环境的联系能力，各项研究表明音乐疗法在患者促醒、认知、心理、运动功能方面均有一定作用。

但目前的文献仍具有一定局限性，如多为小样本量研究，干预时间较短，缺少大样本量的随机对照实验，没有清晰的实践指导方针并且在效果评价中缺乏对客观生理指标的采集等。因此，国内外学者仍需不断探讨和完善音乐疗法在脑神经患者中的应用效果，结合不同文化特点，对音乐疗法加以优化，促进音乐疗法在脑神经患者治疗中的长远发展。

（刘洪红）

第五章　重症中医治疗技术

一、概述

中医历经几千年的发展，自身具备完善和丰富的理论体系。中医用于诊治重症的历史悠久，上溯先秦，下迄明清，近现代发展尤为迅速，且独具特色。中医诊治危急重症疗法众多，包括针刺、艾灸、拔罐、按摩推拿、刺血疗法、穴位贴敷、中药内服、中药灌肠等。中医以整体观对重症患者的免疫功能、胃肠功能等进行调节，在控制炎症、改善免疫及凝血功能等多方面具有较好效果，可降低治疗成本并提高患者生存质量。本章归纳整理了部分中医治疗技术在重症中的临床应用。

二、临床应用

（一）针刺技术

1. 针刺在重症镇痛镇静中的应用

（1）选穴：内关、合谷、印堂、百会。

（2）操作：选用 0.30mm×40.00mm 一次性无菌针灸针，内关与合谷均直刺 10~20mm，予轻微提插捻转，平补平泻法。采用 0.30mm×25.00mm 一次性无菌针灸针，印堂针尖向下、百会向前，与皮肤成 15°角刺入 5~10mm，予轻微提插捻转，平补平泻法，以得气为度。

2. 电针在治疗急性重症胰腺炎胃肠营养不耐受中的应用

（1）选穴：足三里（双）、中脘。

（2）操作：双侧足三里选用 0.30mm×50.00mm 一次性无菌针灸针，垂直进针 10~20mm，采用上下左右捻转手法得气。中脘选择 0.25mm×50.00mm 一次性无菌针灸针，垂直进针 8~10mm，采用左右捻转手法得气。

3. 针刺在治疗重症肌无力中的应用

(1) 选穴：百会、内关、膻中、中脘、气海、天枢、合谷、太冲。除了百会、膻中、中脘、气海，余穴均取双侧。配穴：眼睑下垂加攒竹、阳白、丝竹空三穴透刺鱼腰，睛明、申脉、照海；复视加睛明、风池、光明；颈软无力加天柱、颈夹脊；上肢无力加肩髃、曲池；下肢无力加风市、阳陵泉、足三里、三阴交；咀嚼无力加地仓、颊车；吞咽无力加舌下三针；胸腺瘤加胸 1 至胸 7 夹脊。

(2) 操作：选用 0.30mm×40.00mm 一次性无菌针灸针，气海、足三里、三阴交得气后予捻转补法；膻中、内关、合谷、太冲得气后予捻转泻法；睛明针刺后不提插捻转；申脉、照海、光明得气后予捻转补法；余穴得气后予平补平泻法。

4. 针刺促醒

(1) 选穴：十三鬼穴（水沟、上星、风府、承浆、颊车、少商、大陵、劳宫、曲池、隐白、申脉、会阴、海泉）。

(2) 操作：选用 0.30mm×40.00mm 一次性无菌针灸针，根据不同部位分别进针 0.3~1.0 寸，行常规平补平泻手法，得气后留针持续刺激 30 分钟。

5. 针刺在治疗肺炎中的应用

(1) 咳嗽、胸闷、气喘者。

a. 选穴：肺俞、膻中、大椎，配穴气海、定喘、孔最、鱼际、合谷、足三里。

b. 操作：选用适当长度一次性无菌针灸针，毫针泻法，得气后留针 30 分钟（每 10 分钟行针 1 次）。

(2) 腹胀、腹泻等胃肠功能障碍者。

a. 取穴：足三里（双）、上巨虚（双）、中脘、气海、天枢（双），伴恶心呕吐者取内关（双）。

b. 操作：选用适当长度一次性无菌针灸针，进针后行平补平泻法，得气后留针 30 分钟（每 10 分钟行针 1 次）。

(3) 高热者。

a. 取穴：合谷（双）、曲池（双）、大椎、肺俞（双）、风门（双）。

b. 操作：选用适当长度一次性无菌针灸针，采用毫针泻法，针刺得气后留针 20 分钟，大椎点刺拔罐拔出适量血液。

(二) 艾灸技术

1. 艾灸在治疗 ICU 患者压力性损伤中的应用

(1) 选穴：压力性损伤在肘部、肩胛的患者，循手太阳小肠经取肩贞穴与小海穴；压力性损伤在足底、尾骶部的患者，循足太阳膀胱经取承扶穴、委中穴与会阴穴；压力性损伤在髋、膝和踝关节外侧的患者，循足少阳胆经取绝骨穴、环跳穴与阳陵泉穴。

（2）操作：选用微烟艾条进行艾灸，使用三步法施灸，依次为温和灸、回旋灸、雀啄灸，每个穴位施灸 10 分钟。

2. 艾灸在治疗肺炎中的应用

（1）选穴：合谷（双）、太冲（双）、足三里（双）、神阙。

（2）操作：合谷、太冲、足三里用清艾条温和灸 15 分钟（每个穴位），神阙用温灸盒灸 15 分钟。

3. 艾灸在治疗脓毒症胃肠功能损伤中的应用

（1）选穴：神阙、中脘、关元、天枢（双）、足三里（双）。

（2）操作：选用微烟艾条进行温和灸治疗，每日 1 次，每次 20 分钟。

（三）穴位贴敷技术

1. 穴位贴敷在治疗重症胃肠功能障碍中的应用

（1）药物组成：大黄 30g，芒硝 50g，枳实、厚朴各 20g。

（2）操作：将上述中药研细并均匀混合，每次取其粉末 5~10g，用醋调匀，置于敷贴纸上，评估贴敷部位皮肤情况，采用拇指同身寸法，正确取穴，将药物敷在患者的神阙、中脘、天枢、足三里穴，6~8 小时后取下。

2. 穴位贴敷在治疗肺炎中的应用

（1）药物组成：白附子、细辛、川芎、吴茱萸等。

（2）操作：将上述中药研细并均匀混合，制作成药饼进行贴敷（贴前穴位常规消毒），选取天突、大椎、肺俞、定喘、膏肓、膻中、丰隆，每次贴 6~8 小时，敏感者可适当减少贴敷时间。

3. 穴位贴敷在治疗慢性阻塞性肺疾病急性加重期中的应用

（1）药物组成：白芥子 15g，川芎 15g，川椒目 15g 及适量全蝎。

（2）操作：将上述中药研细并均匀混合，用温姜汁调和搅拌并加入适量冰片，选取双侧肺俞、肾俞、脾俞予以贴敷，每次 1~2 小时，每日 1 次。

4. 穴位敷贴在治疗中重度癌性疼痛中的应用

（1）药物组成：白芥子 10g、生附子 10g、乳香 10g、肉桂 10g、没药 10g、延胡索 10g、冰片 10g。

（2）操作：将上述中药研细并均匀混合，加入食醋 5ml 混合，调成糊状放于敷料上（70mm×70mm），在阿是穴上贴敷，2 天 1 次，1 次留置时长为 2~6

小时。

（四）按摩技术

1. 穴位按摩在治疗肺炎中的应用

（1）选穴：三关、天枢、膻中、肺俞、太渊、中府、肾俞、脾俞、大肠俞、列缺、中脘、足三里、鱼际、尺泽、太阳等。

（2）操作：手太阴肺经、手阳明大肠经、足阳明胃经、足太阴脾经、足太阳膀胱经、任脉、督脉等，根据中医辨证，每次选择 3～5 个穴位或经络，每次每穴位点揉或经络推揉 50 次。

2. 子午流注穴位按摩在治疗重症腹泻中的应用

（1）选穴：双侧足三里、三阴交、合谷。

（2）操作：每天卯时（5 时至 7 时）、未时（13 时至 15 时）各按摩 1 次，取双侧足三里、三阴交、合谷，每个穴位按摩频率为 120 次/分钟，按摩 5 分钟。

3. 按摩推拿在重症机械通气中的应用

（1）选穴：天枢、神阙、百会、合谷、中脘。

（2）操作：用一指禅法按压穴位，每个穴位按压 1～3 分钟，再以揉法顺时针按摩，每个穴位 1～3 分钟，以患者感到酸麻胀感为度，20～30 分钟/次，3 次/天。

4. 子午流注穴位按摩在治疗重症患者胃潴留中的应用

（1）选穴：中脘、天枢、足三里、上巨虚。

（2）操作：以患者肚脐作为按摩中心以顺时针方向按摩腹部，每次按摩 10～15 分钟，按摩速度 10～15 次/分钟，2 次/天。根据子午流注，即胃经辰时（7时至 9 时）、小肠经未时（13 时至 15 时），对患者的中脘、天枢、足三里、上巨虚穴分别按摩，每穴约 2 分钟，每次 8～10 分钟。

（五）刺血技术

1. 手十二井穴刺络放血在治疗重症谵妄中的应用

（1）选穴：手十二井穴（双侧少商、商阳、中冲、关冲、少冲、少泽）。

（2）操作：选用 1.6mm×65.0mm 三棱针，在放血前从手指的根部向指尖推挤按压，使血液局部聚集于指尖针刺部位，消毒后操作者用左手捏住操作手指，右手持针快速点刺穴位，深度 0.5～1.0mm，轻轻挤压使每个穴位出血量约0.25ml，至少 2 滴，然后再用消毒棉签按压针刺部位，每日 1 次。

2．耳穴刺血在治疗急性、亚急性高血压中的应用

（1）选穴：耳尖。

（2）操作：患者取坐位或侧伏坐位，先以手指按摩耳郭使其充血，取单侧耳尖穴（耳郭上方，折耳向前，耳郭上方的尖端处），采用75％乙醇对耳郭局部皮肤进行常规消毒后，单手固定耳郭，另一只手持一次性末梢采血针对准耳尖穴刺入，随即出针，轻压针孔周围，使其自然出血，随后以消毒干棉球按压针孔，双耳交替放血，每侧控制出血量在3～5滴，每滴如黄豆大小，结束后以棉球按压针孔，以7天为1个疗程。

3．刺血技术在治疗脑卒中后吞咽障碍中的应用

（1）选穴：金津、玉液及咽后壁。

（2）操作：点刺金津、玉液时，令患者张口伸舌，用吸舌器将舌体提起，暴露舌下青筋，三棱针点刺出血3～5ml为度。点刺咽喉壁时，令患者张口，使用一次性长针点刺咽喉壁5～8下，少量出血，每2日治疗1次。

4．刺血技术在治疗急性脑卒中中的应用

（1）选穴：十宣（患侧）、涌泉（患侧）、少冲（患侧）、百会。

（2）操作：用三棱针直接在穴位处刺破皮肤，使之出血，挤血3～5滴，不宜过量，每日1次。

（六）中药内服疗法

1．中药内服在治疗急性胰腺炎中的应用

（1）肝郁气滞证：柴胡疏肝散合清胰汤加减。药物组成：柴胡12g、香附10g、炒枳壳12g、白芍12g、陈皮10g、川芎10g、生大黄（后下）6g、法半夏6g、黄芩10g、延胡索12g、郁金10g、丹参15g、檀香6g、砂仁（后下）6g、甘草3g。加减：湿热重有黄疸者，加茵陈、金钱草、龙胆草；疼痛甚者，加川楝子、枳实、佛手；兼痰湿郁阻者，加苍术、浙贝母清化痰湿；兼血瘀者，加桃仁、红花活血化瘀；气郁化热者，加栀子、金银花、连翘清解郁热；因胆道蛔虫病引起者，加乌梅、苦楝根皮。

（2）肝胆湿热证：茵陈蒿汤合龙胆泻肝汤或清胰汤加减。药物组成：茵陈15g、龙胆草3g、大黄（后下）6g、栀子10g、柴胡12g、枳实12g、木香（后下）10g、黄连6g、延胡索15g、黄芩10g、车前子（包煎）10g、通草3g、生地黄10g、当归12g。加减：黄疸明显者加虎杖、金钱草利胆退黄；热重者，加蒲公英、败酱草、金银花；食积者，加焦三仙、莱菔子；便秘者，加芒硝；血瘀者，合失笑散；恶心呕吐明显者，加竹茹、陈皮、枇杷叶清热止呕；有结石者，加金钱草、海金沙、鸡内金利胆排石。

（3）腑实热结证：大柴胡汤合大承气汤加减。药物组成：柴胡 12g、枳实 12g、半夏 6g、黄芩 10g、生大黄（后下）10g、芒硝（冲）12g、白芍 12g、栀子 10g、连翘 10g、桃仁 6g、红花 6g、厚朴 10g、黄连 6g。加减：为结胸里实证者，加甘遂、芒硝；口渴明显者，加生地黄、玄参；腹痛剧烈者，加蒲黄、五灵脂、延胡索通络止痛；呕吐重者，加紫苏梗、竹茹；若高热不退，可合用五味消毒饮。

（4）瘀热（毒）互结证：泻心汤或大黄牡丹汤合膈下逐瘀汤加减。药物组成：大黄 10g、黄连 6g、黄芩 10g、当归 12g、川芎 10g、桃仁 6g、红花 6g、赤芍 15g、延胡索 15g、生地黄 10g、丹参 15g、厚朴 12g、炒五灵脂 6g、牡丹皮 10g、水牛角（先煎）15g、芒硝（冲）10g。加减：瘀重者，加三棱、莪术；便血或呕血者，加三七粉、茜草根；毒热重者酌情合用黄连解毒汤、犀角地黄汤、清胰解毒汤、安宫牛黄丸。

以上方药均以水煎服，每日 1 剂，一次 150ml，每日 3 次。

2. 中药内服在治疗急性脑卒中中的应用

（1）风痰阻络证：化痰通络方加减或半夏白术天麻汤加减。化痰通络方加减：法半夏、生白术、天麻、紫丹参、香附、酒大黄、胆南星等；半夏白术天麻汤合桃红四物汤加减：半夏、天麻、茯苓、橘红、丹参、当归、桃仁、红花、川芎等。

（2）痰热腑实证：星蒌承气汤或大承气汤加减。星蒌承气汤加减：生大黄（后下）、芒硝（冲服）、胆南星、瓜蒌等；大承气汤加减：大黄（后下）、芒硝（冲服）、枳实、厚朴等。

（3）阴虚风动证：育阴通络汤加减或镇肝熄风汤加减。育阴通络汤加减：生地黄、山茱萸、钩藤（后下）、天麻、丹参、白芍等；镇肝熄风汤加减：生龙骨（先煎）、生牡蛎（先煎）、代赭石（先煎）、龟板（先煎）、白芍、玄参、天冬、川牛膝、川楝子、茵陈、麦芽、川芎等。

（4）气虚血瘀证：补阳还五汤加减，生黄芪、全当归、桃仁、红花、赤芍、川芎、地龙等。

（七）耳针疗法

1. 耳穴贴压在治疗肺炎中的应用

（1）耳穴：肺、气管、交感、肾上腺、角窝中、皮质下、神门、大肠、内分泌等。

（2）操作：常规消毒，中药王不留行籽贴压于所选耳穴，用手指逐个按揉所取穴位，共持续 15~20 分钟。每天按揉 3~4 次，3~5 天更换 1 次，左右耳穴交替选用。

2. 耳穴贴压在治疗重症胃潴留中的应用

(1) 耳穴：交感、皮质下、脑干、胃、脾。

(2) 操作：常规消毒，中药王不留行籽贴压于所选耳穴，用手指逐个按揉所取穴位，共持续 15~20 分钟。每天按揉 3~4 次，3~5 天更换 1 次，左右耳穴交替选用。

（八）醒脑开窍针刺法

1. 穴位选择

主穴：内关、人中、三阴交。配穴：极泉、尺泽、委中。内关取双侧穴位，三阴交取患侧穴位，对于不能耐受针刺人中者，可用上星、百会、印堂替代人中；吞咽障碍者加双侧风池、翳风、完骨；眩晕者加双侧天柱；指关节屈伸障碍者加患侧合谷；言语不利者加金津、玉液点刺放血；足趾内翻加丘墟透照海；肝阳上亢者加太冲；风痰上扰者加丰隆、风池；肝肾阴虚者加太溪；气虚血瘀者加气海。

2. 操作方法

患者取仰卧位，选择一次性使用无菌针灸针（规格：0.30mm×25.00mm，0.30mm×40.00mm），在选取好的穴位处行常规消毒后，先直刺双侧内关，位于腕横纹中点直上 2 寸，两筋间，直刺 0.5~1.0 寸，采用提插捻转结合的泻法，双侧同时操作，施手法 1 分钟。然后刺人中，位于鼻唇沟上 1/3 处，向鼻中隔方向斜刺 0.3~0.5 寸，采用雀啄手法（泻法），以流泪或眼球湿润为度。再刺三阴交，位于内踝直上 3 寸，沿胫骨内侧缘与皮肤成 45°斜刺，进针 0.5~1.0 寸，采用提插补法，以针感传到足趾，下肢出现不能自控的运动、患肢抽动 3 次为度（仅刺患侧，不刺健侧）。极泉，于腋窝中央下 2 寸的心经上取穴，避开腋毛，在肌肉丰厚的位置取穴，直刺 1.0~1.5 寸，施以提插泻法，以上肢抽动 3 次为度。尺泽，令患肢屈肘 120°，术者用手托住患肢腕关节，直刺进针 0.5~0.8 寸，用提插泻法，以针感从肘关节传到手指或手外旋抽动 3 次为度。委中，令患者仰卧，抬起患肢取穴，术者用左手握住患肢踝关节，以术者肘部顶住患肢膝关节，刺入穴位后，针尖向外 15°，进针 1.0~1.5 寸，用提插泻法，以下肢抽动 3 次为度。

3. 治疗时间

每次 30 分钟，在留针后 15 分钟行针 1 次，每日 1 次。

（九）中药灌肠疗法

中药灌肠疗法治疗急性胰腺炎：大承气汤合大柴胡汤加减，水煎液保留灌肠。处方：炒枳实30g、柴胡30g、大黄30g、莱菔子30g、木香20g、延胡索30g、白芍30g、黄连15g、黄芩30g、蒲公英30g、火麻仁30g、姜半夏15g、芒硝20g、甘草15g、厚朴30g、大血藤30g、牡丹皮30g。加水500ml，煮沸后文火煎5分钟，过渣，冷却至40℃保留灌注，保留时间1~2小时，每日早晚2次。加减：呕吐严重者，加紫苏梗、竹茹。

三、注意事项

中医药治疗重症的方法众多，临床应用中应基于中医整体观，系统全面地评估患者病情，灵活选择最佳中医干预方法，实时观察患者病情变化，根据病情变化调整中医干预方案，实践中西医优势互补，提高临床疗效及治愈率。

（李庆兵）

第四篇　重症康复护理

第一章　重症康复护理管理

一、概述

（一）重症康复

重症康复指针对重症患者在病情允许的范围内为提高患者的身体、心理和社会功能所进行的康复治疗。重症康复的对象包括罹患神经系统、骨骼肌肉系统、心血管系统、呼吸系统疾病，出现术后和创伤并发症，器官移植后出现一个或多个器官衰竭的患者，如脑外伤伴意识障碍、肿瘤并发病灶器官功能衰竭的患者等。

（二）护理管理

世界卫生组织将护理管理定义为，系统化地调动和利用护理人员、其他相关人员或设备、社会活动和环境的潜在能力，来提升人类健康水平的过程。其任务是对护理工作进行计划、组织、控制、协调以及提高护理工作的质量，为患者提供优质的护理服务。

（三）重症康复护理管理

目前我国尚未明确定义该词汇。重症康复护理管理指对重症患者实施包括护理人员、其他相关人员或设备、社会活动和环境在内的护理管理，从而提高其健康水平的过程。

二、临床应用

（一）组织管理架构

建立多学科管理小组，小组成员主要包括康复医生、物理治疗师、作业治疗师、康复专科护士、语言治疗师、心肺物理治疗师、营养师、照顾者（家属、职业陪护）。

（二）重症康复护理小组工作模式

1. 成立重症康复护理小组

组长由有医院 ICU 工作经验的护士担任，另包含 2 名康复专科护士（其中 1 名为当天主夜班护士），或 1 名康复专科护士（当天主夜班护士）和 1 名规培或实习学员。

2. 查房

每日进行床旁医护治一体化查房，主管医生、护士、相关治疗师床旁汇报患者专科评估情况，因病施治，共同制订康复措施。若患者为多重耐药感染，则控制查房人数少于 3 人，避免交叉感染。

3. 护理人员培训

每月进行 1 次基于循证指南的重症康复专科知识培训；每月进行 1 次专业技能考核，主要涉及重症患者需要的、常见的专科护理操作，包括气管切开护理、口腔护理、深静脉置管护理、开放式吸痰、心肺复苏、除颤等。

（三）医院感染控制管理

1. 组织系统

基于医院整体情况，建立基于"科室主任—医疗主任—学科护士长—护士长—组长/感控护士—重症康复护理人员"的六级组织系统。

2. 具体实施管理办法

（1）手卫生：严格按照医院感染管理要求执行手卫生，把握洗手时刻及洗手时间。

（2）合理使用抗菌药物：感染或疑似感染患者应正确留取相关微生物标本，根据药敏试验结果针对性使用抗菌药物。

（3）消毒管理：做好仪器消毒和环境消毒。

（4）多重耐药菌感染患者管理：疑似多重耐药菌感染患者在入院 48 小时内应留取小便、痰、伤口分泌物等进行培养，明确耐药种类，根据疾病的传播途径采取相应的隔离及预防措施，如单间隔离、角落隔离等。

（5）医院感染检查：相关护士每周对医务人员标准预防措施落实情况进行监督检查。

（四）抢救管理

1. 抢救原则

认真负责、处理及时、记录完整。重症患者一旦出现可能危及生命的情况，当班人员应以最快的速度组织和实施抢救，任何人不得以任何理由延误抢救，确保抢救工作顺利进行。医生到来之前，护理人员根据病情给予紧急处理。

2. 抢救人员及职责

（1）抢救小组及组织安排：患者发生危急重症情况需要抢救时，立即成立抢救小组。医疗组长负责组织完善医疗文书、医患沟通、指导抢救，并及时将抢救情况与医疗主任沟通；住院总/主治医生（医疗助手）负责组织抢救、多科会诊、转科和死亡处置；一线医生配合抢救，负责医嘱处置、书写抢救记录。对于特殊患者或需跨科协同抢救的患者应及时向医务部汇报，以便组织有关科室共同进行抢救工作。ICU护士长或护理组长根据参与抢救的人员情况合理分配角色，掌握患者病情变化情况，并遵医嘱实施抢救性措施；责任护士准备抢救车及物资，安置心电监护设备，遵医嘱建立静脉通道、给药等；另一名护士记录患者病情变化、各项治疗情况、医嘱，负责标本送检、呼救等对外联络工作。如果参与抢救的护士不足，ICU护士长或护理组长调动普通病房护士参与抢救。

（2）夜班、节假日值班抢救：由病房值班二线医生负责指导抢救，担任住院总/主治医生（医疗助手）角色，职责同上，值班医生负责医嘱处置和书写抢救记录。二线护理管理人员、夜班高年资护士、低年资护士分别充当上述护士相关角色。

3. 抢救物资

（1）常用抢救物资：每个床单元除基础设备外，还需准备除颤仪、心电图机、呼吸机和抢救车，抢救车内放置一定数量的抢救用品和药物。

（2）抢救物资管理：各类急救物资应做到"四定"（定种类、定数量、定位放置和定人管理）。每日白班由总务护士对抢救仪器性能进行检查，负责清洁卫生，并将检查情况记录在专用记录本上。如有异常，报告护士长，及时补充或通知维修科检修。每日夜班由夜班护理组长负责抢救物资的管理，如发现异常，应粘贴醒目标识并标明故障原因，交由总务护士处置。急救物品每月检查一次效期，抢救使用后应及时登记、检查、补充和封存。

4. 抢救流程

（1）一旦患者发生危急重症情况需要抢救，当班护士应先保护患者和现场，避免患者受到其他伤害；立即呼救、通知主管/值班医生，主管/值班医生通知住院总/主治医生（医疗助手），必要时住院总通知医疗组长或二线医生。

（2）护士在医生到来之前根据病情给予紧急处理，准备抢救物资，疏散同病房家属，创造安静、安全的抢救环境。在抢救过程中，护士在执行医生口头医嘱时，应复述一遍，核对无误后执行，同时做好各项抢救记录。

（3）抢救过程中，医生与患者家属沟通病情、处置过程、处置结果等，疏导家属情绪。

（4）抢救完毕，整理抢救现场，清点抢救物资，及时补充。抢救结束后 6 小时内医生补录医嘱、书写病程，护士书写、整理护理记录，必要时办理转科手续或进行死亡处置。

（五）危急值报告及处置

1. 危急值报告

危急值报告电话的接听人员应为医务人员。接听人员有义务向检验检查报告方陈述自己的姓名及胸牌号。接听报告后向检验检查报告方复述一遍，确认信息正确无误。

2. 危急值登记

接听人员将危急值记录在《临床检验检查危急值报告登记本》上，包括床号、姓名、住院号、危急值项目、危急值结果、报告科室及电话、检验检查报告方姓名及胸牌号。

3. 危急值处置

将危急值结果及时如实告知主管医生或值班医生，医生接到危急值结果后及时识别，做出相应处理意见，并在《临床检验检查危急值报告登记本》上记录处置建议及签名，护士遵医嘱处理。

4. 危急值记录

医生书写病程，护士书写护理记录，包括患者检验结果、症状、体征、处理措施等。

5. 危急值复查

遵医嘱复查，并记录复查结果。

（六）护理记录书写

（1）护理记录书写应客观、真实、及时、准确、规范、完整，并体现康复专科特色。

（2）书写时使用规范医学术语，语句通顺，标点符号、计量单位书写正确。

（3）护理记录督查：实习/规范化培训/进修护士书写的记录应由带教注册护

士审核修改。上级护士应对下级护士书写的护理记录进行检查，责任护士每天检查一次所管床位患者护理记录，全病房护士每月 2 次交叉检查他人护理记录，护理组长每周检查一次组内患者的护理记录，质控护士长定期抽查。若发现错误及疑问，与当班责任护士联系沟通，及时更正，确保护理记录的准确及完善。

三、注意事项

虽然抢救技术发展日新月异，患者存活率明显提高，但目前我国重症康复护理管理中仍存在一些问题亟待解决，如院内感染控制、早期康复护理、出院后延续护理、重症康复护理医学生培养等。重症康复护理作为康复护理的新分支，未来应加强重症康复护理人才的培养，为重症患者提供个性化的特色康复护理服务，积累循证医学证据，为康复护理的发展添砖加瓦。

（刘祚燕）

第二章　体位管理

一、概述

体位即患者休息和适应医疗护理需要时所采取的卧床姿势，在临床上与诊断、治疗和护理有着密切的关系。正确的体位管理不仅能减轻患者的痛苦，而且能帮助减轻症状、治疗疾病、预防长期卧床引起的并发症。体位分为以下几类：仰卧位、侧卧位、半卧位、俯卧位、端坐位、头高足低位以及头低足高位。

重症患者由于受到意识状态、镇静剂、肌松剂或外科手术的影响，常需要长期卧床。长期卧床会导致很多不良后果，包括肺不张、肺炎、低氧血症、静脉血栓、压力感受器缺失导致的晕厥、压力性溃疡等。采取合适的体位对于预防因长期卧床引起的并发症及提高治疗疗效有重要的意义。

二、临床应用

重症患者体位管理的原则，首先，应从生理学、力学方面考虑，尽量采用适合患者的舒适体位；其次，变换体位前后必须查看患者的生命体征是否适宜，并且要询问患者的感受，必要时向患者说明变换体位的目的。

（一）仰卧位

仰卧位又称平卧位，根据病情或者检查、治疗的需要可分为三种类型：去枕仰卧位、中凹卧位（休克体位）、屈膝仰卧位。

1. 去枕仰卧位

（1）姿势：去枕仰卧，头偏向一侧，两臂放于身体两侧，两腿伸直，自然放平。右心力衰竭、肺水肿、颅内压增高的患者不宜采用此体位。

（2）适用范围：

①昏迷或全身麻醉未清醒的患者。可避免呕吐物误入气管引起的窒息或肺部并发症。

②椎管内麻醉或脊髓腔穿刺后的患者。可预防颅内压降低引起的头痛。

2. 中凹卧位（休克体位）

（1）姿势：用枕头抬高患者的床头 10°~20°，抬高下肢 20°~30°。

（2）适用范围：循环血量不足、血管扩张致静脉回流减少的患者，如休克或血流动力学不稳定及下肺野有病变的患者。抬高床头，有利于保持呼吸道通畅，改善通气功能，从而改善缺氧症状；抬高下肢，有利于静脉血回流，增加心排血量而使休克症状得到缓解。

3. 屈膝仰卧位

（1）姿势：患者仰卧，头下垫枕头，双臂放于身体两侧，两膝屈起，并稍向外分开。

（2）适用范围：胸腹部检查或行导尿术、会阴护理等的患者。该卧位可使腹部肌肉放松，便于检查或暴露操作部位。检查或操作时注意保暖及保护患者隐私。

（二）侧卧位

1. 姿势

患者侧卧，脸朝向一侧，臀部稍后移，两臂曲肘，一手放在枕头上，一手放在胸前，髋关节、膝关节稍屈曲，呈迈步状。必要时在两膝之间、胸腹部、后背部放置软枕，以扩大支撑面、增加稳定性，使患者感到舒适与安全。

2. 适用范围

（1）灌肠，肛门检查，配合胃镜、肠镜检查等。

（2）预防压力性损伤：侧卧位与平卧位交替，便于护理局部受压部位，可避免局部组织长期受压。

（3）臀部肌肉注射时，下腿弯曲、上腿伸直，可使注射部位肌肉放松。

（4）适用人群：要根据重症患者的肺部情况和血流动力学的稳定性来综合判断。有研究表明患者患单侧肺疾病（肺炎、肺不张）时，取患侧卧位会产生通气与血流灌注的不匹配，导致低氧血症。所以单侧肺部疾病患者应采取健侧卧位。

3. 禁忌证

肺脓肿、肺出血及间质性肺气肿患者禁忌健侧卧位。肺脓肿及肺出血患者宜采用患侧卧位，可防止引流物阻塞健侧肺，而间质性肺气肿患者采用患侧卧位的目的是预防肺过度膨胀。

(三) 半卧位

1. 姿势

患者仰卧，先抬高床头 30°~45°，同时摇起膝下支撑，以防患者下滑，也可将枕头放于膝关节下使腿屈曲。低血压、医嘱禁忌等情况禁用。

2. 适用范围

(1) 某些面部及颈部手术后的患者，采取半卧位可减少局部出血。

(2) 胸部疾病、胸腔创伤或心脏疾病引起呼吸困难的患者采取半卧位，由于重力作用，部分血液滞留于下肢和盆腔，回心血量减少，从而减轻肺淤血和心脏负担。同时使膈肌位置下降、胸腔容量扩大，减轻腹腔内器官对心肺的压力，减少呼吸时的阻力，增加吸气肺扩张时胸膜腔的负压，有利于肺扩张和改善通气功能，使呼吸困难的症状得到改善。

(3) 腹腔、盆腔手术后或有炎症的患者采取半卧位，可使腹腔渗出液流入盆腔，便于引流。因为盆腔腹膜抗感染能力较强，而吸收能力较弱，所以可以防止炎症扩散和毒素吸收，减轻中毒反应。同时，采取半卧位还可以防止感染向上蔓延引起膈下脓肿。此外，腹部手术后患者采取半卧位可松弛腹肌，减轻腹部手术切口缝合处的张力，缓解疼痛，有利于切口愈合。

(4) 疾病恢复期体质虚弱的患者采取半卧位，有利于患者向站立位过渡，使其逐渐适应体位改变。

(5) 鼻饲不能配合坐位的患者采取半卧位有利于食物通过幽门进入小肠，减少胃内容物潴留，从而有效减少反流和误吸，可预防食物反流、腹胀、吸入性肺炎。鼻饲后半小时，观察患者无呕吐、食物反流呛咳等胃肠道并发症时，可将床头调整至 0°。

(四) 俯卧位

1. 姿势

患者俯卧，两臂屈肘放于头的两侧，两腿伸直；胸下、髋部及踝部各放一软枕，头偏向一侧。俯卧位时纵隔临近胸骨，它对背侧肺组织的压力作用消失。休克、急性出血、复合伤、怀孕、颅内高压、近期腹部手术、脊柱不稳定患者禁忌。

2. 适用范围

(1) 腰、背部检查或配合胰、胆管造影检查。

(2) 脊椎手术后或腰、背、臀部有伤口，不能平卧或侧卧。

(3) 胃肠胀气所致腹痛的患者采取俯卧位，可使腹腔容积增大，缓解胃肠胀气所致的腹痛。

（五）端坐位

1. 姿势

患者坐起，身体稍向前倾，床上放餐板，餐板上放软枕，患者可伏桌休息。将床头抬高 70°～80°，背部放置一软枕，使患者同时能向后倚靠，抬高床尾15°～20°。

2. 适用范围

左心力衰竭、心包积液、支气管哮喘发作的患者由于极度呼吸困难，被迫日夜端坐。

（六）头高足低位

1. 姿势

患者仰卧，将整个床面向床尾倾斜。

2. 适用范围

（1）颈椎骨折患者做颅骨牵引时，该体位可产生反牵引力。

（2）减轻颅内压，预防脑水肿。

（3）颅脑手术后。

（七）头低足高位

1. 姿势

患者仰卧，枕头横于床头，以防止碰伤头部。抬高床尾 15～30cm。此体位容易使患者感到不适，不可长时间使用，颅内高压者禁用。

2. 适用范围

（1）肺部分泌物引流，利于痰液咳出。

（2）十二指肠引流，利于胆汁引流。

（3）妊娠时胎膜早破，防止脐带脱垂。

（4）跟骨或胫骨结节牵引，利用人体重力作为反牵引力，防止下滑。

（八）体位适应性训练

利用电动起立床对重症患者进行立位前的适应性训练。

1. 姿势

患者去枕仰卧，利用安全带将患者安全固定于床面，根据病情调整角度，循序渐进，密切观察患者生命体征变化。

2. 适用范围

（1）因重型颅脑外伤有意识障碍或昏迷、植物状态的患者，直立训练可以减少背部压力，预防压力性损伤，还可以预防直立性低血压和下肢深静脉血栓，减少回心血量，缓解心力衰竭。

（2）骨科系统疾病患者，早期循序渐进地进行下肢负重训练，可增加局部血液循环，促进骨折愈合。下肢部分负重状态下可开展功能性康复训练，预防肌肉萎缩，加速康复进程。

（3）神经系统疾病，如脑出血、脑缺血、脑外伤等患者，通过重力对关节肌肉的挤压，促进本体感觉的输入，提高躯干和下肢的负重能力，对下肢肌张力偏高引起的足内翻等异常模式起到一定的矫治作用。

（4）各种疾病引起的心肺功能下降的患者，体位适应性训练可改变膈肌收缩的前负荷，配合呼吸训练，提高呼吸肌力量，改善心肺功能。电动起立床可以通过调节，使整个床面向床头倾斜，完成头低足高位，或通过调节完成多种体位的变换。

（5）中老年腿部行动不便需要辅助站立者，通过增强颈、胸、腰及骨盆在立位状态下的控制能力，为自主立位及平衡的保持奠定基础。

3. 禁忌证

（1）病情不稳定，且病情有反复者。

（2）发热在38℃以上者。

（3）下肢有未愈合的骨折、静脉血栓不稳定者。

（4）有严重心脏病、心力衰竭和血压不稳、低血压休克危险的患者。

（5）肿瘤急性期者。

（6）关节肌肉韧带损伤，组织内有血肿或创伤者。

（7）双下肢关节严重变形者谨慎使用。

4. 注意事项

治疗中如患者出现以下状况则立即停止治疗：

（1）患者生命体征变化，如脸色变白、冒冷汗、肢体无力、意识不清等。

（2）患者体力不支，出现不适情况。

（3）患者下肢有剧烈疼痛。

三、注意事项

（一）目前护理标准

目前护理标准是 2 小时翻身一次，然而有研究指出，有约 97％的重症患者没有得到 2 小时翻身一次的护理，因为在实际工作中很难严格做到，有时也因为治疗、检查等需要患者维持仰卧。

（二）特殊情况患者翻身

（1）有管道的患者，翻身前须检查管道是否固定在位，将管道安置妥当，翻身后检查管道，勿扭曲，保持通畅。

（2）手术后患者翻身前先检查敷料是否脱落、浸湿，若有需要先更换再翻身。

（3）颅脑损伤患者，头部翻转不可过剧，取健侧卧位或平卧位。

（4）颈椎和颅骨牵引的患者翻身时不可放松牵引。

（5）石膏固定和伤口较大患者翻身后注意避免患处受压。

（霍彩玲）

第三章　人工气道管理

一、概述

各种中枢神经系统疾病（如颅脑损伤、脑血管意外等）可导致患者出现不同程度的意识障碍，常常出现舌根后坠，需要建立人工气道并给予呼吸支持。人工气道的建立分为经口或经鼻插管，以及气管切开。气管切开又称气管造口术，指通过手术的方式将颈段气管切开，然后插入气管套管形成人工气道，是用于解除和预防较严重喉阻塞引起的呼吸困难或窒息的一种急救技术。人工气道可便于呼吸道分泌物的吸出，防止昏迷患者的口鼻腔分泌物及呕吐物误吸入肺，还可为机械通气提供密闭的通道。做好人工气道的管理，可保持患者呼吸道通畅，预防肺部感染。

二、临床应用

1. 经口插管

操作简单，可用于紧急情况下置管，插管长度为（22±2）cm，吸痰较容易，但会增加清醒患者的痛苦感，不容易进行口腔清洁，导管也容易移位，固定不稳妥，甚至脱出。

2. 经鼻插管

操作较经口插管复杂，不容易迅速插入，插管长度为（27±2）cm，患者较能耐受，容易进行口腔清洁，导管也容易固定稳妥，但并发症相对较多。

3. 气管切开

气管切开适用于咽喉部炎症、肿瘤、异物、外伤或瘢痕性狭窄等引起的急、慢性喉梗阻者；各种原因引起的昏迷、下呼吸道炎症、胸部外伤或术后不能有效咳嗽排痰致下呼吸道分泌物堵塞者；需要长时间应用呼吸机辅助呼吸者；某些头颈、颌面部、口腔等部位的手术，为了便于气管内麻醉及防止血液、分泌物进入下呼吸道而需预防性气管切开者。

气管切开术后的护理要点有如下几方面。

（1）病室环境要求：

①患者安排在靠近护士站的危重症病房或单人房间。

②室内要求空气洁净、湿润、温暖。

③室温维持在 18～22℃，湿度 60%～80%。

④每天进行空气消毒 2 次。

⑤每天开窗通风 3 次，每次 30 分钟。

⑥床档、床栏和地面每天用含氯消毒液擦拭 2 次。

（2）体位护理：

①全麻患者术后应去枕平卧 6 小时。

②手术之初患者一般取侧卧位，以利于气管内分泌物排出。

③要经常转换体位，防止压疮并使肺各部位呼吸运动不停滞。

④无禁忌证者可抬高床头 30°～45°。

⑤翻身时，应尽量使头、颈、躯干处于同一轴线，防止套管旋转角度过大，影响通气而致患者窒息。

（3）床旁急救物品准备：同号套管、气管扩张器、外科手术剪、止血钳、换药用具及敷料、生理盐水、负压吸引器、氧气吸入装置、手电筒等。

（4）气管套管固定：气管套管以一条系绳固定于颈部，为避免患者颈部皮肤被系带绳勒伤，可将系带绳穿于压脉带中使用，也可在患者颈部有异常皮肤的地方予以泡沫敷料保护。套管的系带绳应打死结，松紧适宜，以容 1 指为宜。人工气道气囊存在漏气的风险，需要定时补气，使用专用气囊测压表监测气囊压力是否安全、有效，每 4 小时监测 1 次气囊压力，使气囊压力在 25～30cmH_2O，以发挥气囊的最佳作用。气囊压力过大会造成气管黏膜缺血坏死，甚至导致气囊破裂造成导管脱出。气囊压力过小会使气管导管固定不稳妥，容易滑脱。

4. 吸痰

人工气道的建立可导致会厌暂时失去作用，咳嗽反射减弱，清除呼吸道分泌物的能力降低，破坏呼吸道的正常生理功能。因此，行人工气道通气的患者大多需要通过吸痰管进行负压吸痰，以辅助清除呼吸道内的过多分泌物。

（1）吸痰时机及吸痰熟练程度：正确、有效的吸痰能保证患者呼吸道通畅，但吸痰也是一项具有潜在危险性的操作，操作不当会造成气道黏膜损伤、低氧血症、心搏骤停甚至死亡。因此，护士应该熟练掌握吸痰技巧，吸痰时机的选择很重要，当气管-支气管有痰鸣音、血氧饱和度下降、患者面色发绀、呼吸机报警（高压或低潮气量）时需要及时吸痰。

(2) 吸痰无菌原则：

①先吸尽气管内分泌物再吸口鼻腔内分泌物。

②坚持由内向外的原则。

③注意手卫生。

④吸痰管一次一更换。

(3) 吸痰方式：

①开放式吸痰可增加感染的机会，易导致患者缺氧。

②密闭式吸痰能使吸痰前后肺内压相对稳定。

(4) 吸痰方法：吸痰前先予以高流量吸氧 3~5 分钟，以提高肺泡内氧分压，湿润吸痰管，迅速、准确、轻柔地用吸痰管抽吸分泌物，在无负压的情况下，先插入 10~15cm 后再放开负压，螺旋形提拉吸痰管使痰液顺利吸出，每次吸痰时间不得多于 15 秒，如分泌物过多，一次吸不净，应予以高流量吸氧后再吸引。吸痰过程中要密切观察患者病情，如心率、呼吸、血压、血氧饱和度等，患者血氧饱和度有明显改变时，应立即停止吸痰，及时报告医生。

(5) 吸痰管选择：

①吸痰管外径不超过气管套管内径的 1/2。

②选择硅胶吸痰管，损伤气道黏膜的概率小。

(6) 吸痰压力选择：成人不超过 150mmHg，新生儿、婴儿 80~100mmHg。

(7) 吸痰深度的控制：成人气管插管者、气管切开者的平均浅部吸痰深度分别为 16.87~31.63cm、8.22~14.78cm，平均深部吸痰深度分别为 36.13~46.31cm、17.37~24.51cm。浅部吸痰指吸痰管插入气管插管或气管切开导管末端，对气道损伤小、安全，但痰液清除能力差。深部吸痰指将吸痰管插入至感觉有抵抗（即气管隆突处），再回提 1cm，虽吸痰量大，但气道损伤也大。深部吸痰并不能明显改善患者的氧合情况，反而由于吸痰管直接接触气道黏膜或隆突，更容易引起支气管痉挛、心率缓慢、黏膜损伤，甚至出现坏死性支气管炎、支气管穿孔等，推荐采用浅部吸痰。

5. 气道湿化

气道湿化是人工气道管理的重要组成部分，是用人工方法来提高吸入气体湿度，达到稀释痰液、保持黏液纤毛正常运动的一种物理疗法。不管采取何种湿化方式，均要求气管近端的温度为 37℃、相对湿度为 100%，这是理想的状态。若痰液稀薄，可顺利吸出或咳出痰液，导管内无痰栓，患者安静且呼吸通畅，表明气道湿化达到了满意的治疗效果。科学有效的气道湿化能提高机械通气效果，对患者康复、减少临床并发症有着显著的作用。

(1) 湿化液的选择：

①氯化钠溶液。研究表明 0.9% 氯化钠溶液（生理盐水）可以适当稀释痰

液，使得患者痰量明显增加且堵管率较低，故在人工气道湿化管理过程中，生理盐水被广泛应用于临床实践。然而使用生理盐水湿化气道会引起刺激性咳嗽，显著降低患者氧分压；同时水分蒸发使气道呈现高渗状态，导致痰液黏稠而难以排出，增加肺部感染率，甚至引起支气管炎、肺水肿等并发症。鉴于此，临床上不建议使用生理盐水进行常规气道湿化。0.45%氯化钠溶液为低渗液，对气道的刺激较小，且水分蒸发后的浓度更符合人体生理需要，不但减少了并发症的发生，而且提高了气道湿化的安全性及可靠性。因此，目前临床上提倡使用0.45%氯化钠溶液进行气道湿化。

②灭菌注射用水。灭菌注射用水属低渗液，在患者呼吸过程中水分蒸发，最终留在气道内的水分浓度符合人体生理需要，易于渗透和进入细胞，能起到较好的湿化效果。但同0.45%氯化钠溶液相比，其不良事件发生率高，且长期使用该溶液易出现过度湿化，使分泌物的量超过肺和支气管的清除能力，进而影响肺通气和换气。使用该溶液湿化应注意密切监测其湿化效果及有无并发症的发生。

③1.25%碳酸氢钠溶液。1.25%碳酸氢钠溶液具有皂化功能，易形成弱碱性环境，有利于痰痂软化及痰液排出，还能抑制真菌生长，可有效预防肺部真菌感染，但其进入气道后易引起支气管痉挛，引起刺激性咳嗽，且存在呼吸性碱中毒的风险，因此呼吸性碱中毒的患者慎用。

④盐酸氨溴索溶液。盐酸氨溴索溶液是一种溶解性的祛痰药。其作用主要包括抑制炎性细胞因子的释放；增加浆液腺的分泌及减少黏液腺分泌，并提高纤毛的运动能力，从而降低痰黏度，以促进排痰；促进肺泡表面活性物质合成，以改善患者的肺通气和换气功能。

（2）气道湿化方式：

①无菌湿纱布覆盖。用灭菌注射用水、生理盐水或硼酸溶液浸湿的无菌纱布覆盖于气管切开处，使患者吸入气道的空气得到过滤和湿化。此方法简易方便、成本低，但湿化效果不佳。

②间断气道湿化法。指间断性向气管滴入湿化液的方法，即使用5ml注射器向气道内注入湿化液（3～5ml），每次间隔1～2小时，可明显缓解气道干燥，但无法持续湿化。若一次性滴入液体较多，可引起患者出现刺激性咳嗽，造成气道阻力增加，弱化湿化效果。

③持续气道湿化法。指持续性向气管滴入湿化液的方法，临床常使用输液器、微量泵或输液泵进行持续气道湿化，可有效湿化气道，减少痰痂形成，降低气管导管堵管率，减少刺激性咳嗽、气道黏膜出血等相关并发症的发生。

④雾化吸入湿化法。

a. 氧气雾化吸入：借助高流量氧气流在毛细管口形成的负压将液滴激发为细小雾滴，再由高流量氧气将气雾微粒吹入下呼吸道，可达到湿化、解痉平喘、抗炎消肿等目的。该法产生的雾粒均匀分布于气道且刺激性小，在一定程度上提高了患者的湿化耐受力及睡眠质量，其湿化满意度高，且湿化不足发生率、气管导管堵管率和气道黏膜出血率均较低。在临床应用中应注意出雾口与气管套管口紧密连接，保证患者能够充足有效地进行雾化吸入，以尽可能达到最佳湿化效果。

b. 超声雾化吸入：应用超声波的声能将药液转变为细微的气雾，再通过吸气将气雾吸入。该法具有雾量大小可调、雾粒小而均匀等特点。但超声雾化的药液在气道分布并不均匀，易导致湿化不充分。并且大量水蒸气的吸入将气体稀释，还会引起患者氧分压及血氧饱和度下降。在临床应用中，应做到多重耐药菌感染患者专人专用，避免交叉感染的发生。

⑤热湿交换器。又称人工鼻，是模拟鼻的功能制作而成的过滤装置，由数层吸水和亲水材料编织的细孔网纱结构组成，将患者呼出的热量和水分保留在人工鼻内，再对下一次吸入的气体进行加温和加湿。对于痰液多、黏稠的患者，因痰液喷出易黏附在过滤膜上造成气道阻塞，应及时更换人工鼻。

⑥加热湿化器。通过加热湿化器产生水蒸气，然后水蒸气与吸入气体混合，从而达到加温加湿的目的。该法气道湿化效果良好、肺部感染率低，但可能会引起呼吸道灼伤、阻力增加、管路中的水过度冷凝等，导致感染和液体污染的风险增高。目前加热湿化器多联合文丘里装置，将文丘里装置、双加热呼吸湿化器、螺纹管路（含加热导丝）和雾化面罩按照通气顺序连接，可增强气道湿化的效果，降低气管套管堵管率，且更符合人体的生理需求。目前该法在国外应用较为普遍，但在国内应用尚不成熟，需加强相关知识的学习，以推广其使用。

（3）湿化液温度：应保持气管近端的湿化液温度为 37℃。温度过高，水蒸气过分饱和，气道纤毛活动消失，会出现喉痉挛、发热、出汗等症状；温度过低，纤毛活动受到抑制。

（4）依据患者痰液黏稠度及时评价气道湿化效果。Ⅰ度（稀痰）：痰液稀薄，呈米汤或泡沫样，吸痰后吸痰管内壁无痰液滞留；Ⅱ度（中度黏痰）：痰液外观较Ⅰ度黏稠，吸痰后有少量痰液滞留在吸痰管内且易被冲洗干净；Ⅲ度（重度黏痰）：痰液外观明显黏稠，常呈黄色，吸痰管常因负压过大而塌陷，内壁上滞留大量痰液不易冲洗。Ⅰ度和Ⅱ度之间的痰液湿化效果最佳。

6. 辅助排痰

（1）手法：将手指合拢成杯状，依靠手腕的力量，均匀有节奏地叩击。

（2）顺序：从下至上，由两侧向中间叩击。

（3）频率：每一肺叶叩击 1~3 分钟，每分钟 120~180 次。

（4）力度：叩击力量适中，以患者不感觉疼痛为宜。

（5）观察：密切观察患者反应。

7. 切口护理

临床实践中护理不规范是引起切口感染的主要原因，而切口感染是诱发呼吸道感染的重要因素之一。因此，规范的切口护理对人工气道治疗非常重要。应保持切口清洁干燥，防止切口感染，外套管下垫专用纱布，每日进行气管切口护理，若雾化吸入致纱布潮湿或吸痰致纱布污染应及时更换。注意观察切口有无感染等征象，必要时留取分泌物培养。若气管切开患者颈部皮肤有损伤，可用泡沫敷料衬垫。

（1）用物准备：治疗盘（内放 2 个治疗碗、8 个酒精棉球、8 个生理盐水棉球、1 张开口纱、2 把无菌镊子）、吸痰管数根、治疗巾一张、弯盘一个。

（2）操作程序：

①洗手，戴口罩、帽子，备齐用物到床旁。

②向清醒患者解释，取得合作，并摆好患者体位（平卧、低半卧较好）。

③操作者站于患者右侧，充分暴露气管切口（以切口为中心不少于 15cm）。

④予以吸痰一次。

⑤取下患者颈部的开口纱。

⑥用 6 个酒精棉球消毒患者气管切口周围皮肤，一个棉球用一次，由外到内半弧形消毒，由对侧到近侧。

⑦用 2 个酒精棉球消毒双侧导管绳带。

⑧用 2 个生理盐水棉球消毒导管外表面。

⑨用 6 个生理盐水棉球消毒气管切口。

⑩置开口纱于气管切口。

⑪调整患者体位。

⑫根据情况决定是否需要吸痰。

⑬用物处理。

⑭关心患者，注意患者生命体征变化。

8. 气管套管护理

注意观察气管套管是否脱出、阻塞，外套管固定要适宜，每班护士及时检查固定有无松动，内套管应每日取出清洁、消毒一次。

9. 意外拔管护理

（1）预防措施：

①选择气管套管时，型号、大小应合适。

②气管套管系带绳必须打死结固定于颈后部，系带绳松紧以能容 1 指为宜。

③更换敷料、清洁消毒内套管时，应一手固定外套管，另一手拔出内套管。

④对小儿、有精神病症状及躁动的患者，应给予约束，以免自行拔出气管

套管。

⑤气管切开术后 48 小时内，应备气管切开包于床旁。

（2）应急处理措施：

①一旦确定气管套管脱落，立即用气管撑开钳撑开气管切口。

②立即通知医生，协助医生紧急插入气管套管，或重新行气管切开术。

③医生未到之前，护士应持续撑开气管切口并给予氧气吸入。

④其他医务人员应迅速准备好抢救药品和物品，如患者发生心搏骤停应立即予以心脏按压。

⑤密切观察患者病情变化，及时处理并发症。

⑥做好各项记录。

10. 拔管护理

（1）拔管指征：

①患者病情稳定。

②呼吸肌功能恢复。

③咳嗽有力。

④能自行排痰。

⑤解除对气管套管的依赖心理。

（2）堵管实验：一般第一天塞住管径的 1/3，第二天塞住 1/2，第三天全堵塞，若堵管 24~48 小时后患者无呼吸困难，能入睡、进食、咳嗽即可拔管。

（3）拔管后伤口处理：拔管后的瘘口用 75％酒精消毒，用凡士林纱布加无菌纱布覆盖，并用胶布固定。观察伤口有无漏气及分泌物渗出，2~3 天后再换药，一般 3~5 天即可愈合。早期拔管可降低气管感染、溃疡等并发症的发生率。

11. 口腔护理

人工气道的存在为口咽部定植菌进入下呼吸道提供了机会，增加了患者肺部感染的发生率。口腔护理使用最多的是生理盐水（73.5％），其次才是氯己定溶液（56.8％）。用氯己定溶液清洁口腔可有效减少 ICU 成人呼吸机相关性肺炎的发生。一天两次为患者进行口腔护理，可减少感染的发生。

三、注意事项

人工气道的管理对于临床护理实践有很好的指导作用，目前，其实还没有统一的管理标准，医务人员在人工气道管理方面的依从性并不高，导致理论与实践之间存在很大的距离，应加大执行和监督力度，确保医务人员真正践行实践指南，熟练掌握人工气道管理工作技巧，可提升人工气道管理护理水平，降低并发症发生率，改善患者恢复效果，缩短机械通气时间、住院时间等。

（吴典点）

第四章　咳嗽与排痰管理

一、概述

　　保持呼吸道通畅、及时清除呼吸道分泌物是预防和减轻重症患者肺部感染的重要护理措施之一，保持呼吸道通畅的首要措施是促进痰液的排出，促进痰液排出可以应用咳嗽训练与排痰技术，以降低重症患者肺部感染的发生率，增强呼吸肌力量，提高活动耐力，增加肺内气体交换。常用的咳嗽训练与排痰技术主要有爆破性咳嗽、哈气咳嗽、咳嗽刺激、主动循环呼吸技术、叩击法、震颤法、振动正压呼气排痰法等。

二、临床应用

（一）咳嗽训练

　　咳嗽是人体的一种保护性呼吸反射动作，有效咳嗽能促进排出呼吸道分泌物，防止分泌物滞留引起肺炎、肺不张、胸膜腔积液等严重并发症。当患者有自主咳嗽行为能力时，我们可以采取以下方法。

　　（1）爆破性咳嗽：患者取坐位，上身前倾（该体位时咳嗽可产生较高的胸腔内压和气流速度，效果更佳），指导患者做5～6次缓慢深吸气，屏气3秒，迅速打开声门，用力收缩腹肌做爆破性咳嗽2～3声将气体排出，或用自己的手按压上腹部，帮助痰液咳出。重复以上动作2～3次，正常呼吸几分钟后重新开始，必要时结合叩击。

　　（2）哈气咳嗽：患者取坐位，上身前倾，指导患者做5～6次缓慢深吸气，屏气3秒，迅速打开声门，用力收缩腹肌做哈气咳嗽2～3声将气体排出，或用自己的手按压上腹部，帮助痰液咳出。重复以上动作2～3次，正常呼吸几分钟后重新开始，必要时结合叩击。

　　（3）咳嗽刺激：患者咳嗽反应弱，或无法掌握有效咳嗽的方法时，可以通过按压胸骨上窝上的气管来刺激咳嗽。患者取半卧位并深吸一口气，操作者用右手以轻柔的力量按压胸骨上窝，并同时行横向滑动，引起咳嗽反射，如此反复进行，直至将痰液咳出。此方法仅用于神志清楚的患者。操作时用力不宜过大过猛，以免损伤气道。在操作过程中，应注意观察患者的神态、面色、脉搏等，防止发生意外。

（4）有效咳嗽体位：

①半卧位，保持躯干直立，身体前倾，颈部稍微屈曲。

②坐位，两腿上置一枕头，顶住腹部，咳嗽时身体前倾，头颈屈曲。

③侧卧位、屈膝位，有利于膈肌、腹肌收缩和增加腹压，经常变换体位有利于痰液咳出。

（5）注意要点：

①避免阵发性咳嗽，连续咳嗽几次后应注意正常呼吸片刻。有脑血管破裂、栓塞或血管瘤病史者应避免用力剧烈咳嗽。深吸气可能诱发咳嗽，可断续分次吸气，争取肺泡充分膨胀，增加咳嗽频率。

②根据患者体型、营养状况、咳嗽的耐受程度，合理选择有效咳嗽训练的方式、时间和频率。咳嗽训练宜在晨起、餐前 1～2 小时或餐后 2 小时、晚上睡觉前进行，持续鼻饲患者操作前 30 分钟应停止鼻饲。

③痰液黏稠不易咳出的患者，可先用雾化吸入稀释痰液，或应用支气管舒张剂，必要时先吸痰再雾化。

④无心肾功能不全者每日饮水 1500ml 以上，避免进食甜食。

⑤对有伤口的患者进行训练时，指导患者用双手或枕头轻轻按压伤口两侧减轻疼痛，必要时使用止痛药。可让患者取屈膝仰卧位，以借助腹肌、膈肌力量咳嗽，当患者咳嗽时有剧痛，可让患者深吸气，张口并保持声门开放，然后再哈气咳嗽。

⑥对颈椎损伤的患者进行训练时，护士双手重叠置于患者剑突远端上腹区，嘱患者深吸气，向内、向上施加压力以替代腹肌力量，帮助患者咳嗽，促进排痰。若出现发绀、气促、痰液梗阻，立即吸痰吸氧。

⑦对有痰而咳嗽刺激不明显的患者进行训练时，可用拇指和中指按压总气管，以刺激气管引起咳嗽。

（6）有效咳嗽排痰的评价指标：痰量减少，每日＜25ml；病变部位呼吸音改善，无湿啰音；患者对治疗反应良好；血氧饱和度好转；X 线检查结果较之前有所改善。

（7）主动循环呼吸技术（Active cycle of breathing techique，ACBT）：

①定义，ACBT 是一种短期而有效的呼吸道清理技术，主要由呼吸控制、胸廓扩张运动和用力呼气技术组成。与传统理疗相比，ACBT 具有迅速清除呼

吸道分泌物、增强咳嗽排痰能力、训练肺功能并让患者感到舒适的特点。

②目的，呼吸控制可防止血氧饱和度下降，预防气管痉挛。胸廓扩张运动能够减少肺组织的塌陷、增加患者的肺通气量，从而松动患者分泌物。用力呼气技术可以促进分泌物的排出。

③适应证，需要将蓄积分泌物从中央气道移除或留取痰标本；存在肺不张；预防术后肺部并发症的发生；用于哮喘、肺囊性纤维化、COPD、急性呼吸衰竭等疾病的气道廓清治疗；用于胃食管反流、支气管痉挛、肺疾病急性发作的患者，避免因胸部叩击引起血氧饱和度下降。

④禁忌证，ACBT 没有绝对的禁忌证。病情危重的患者需要医务人员协助，对于术后或分泌物较少的患者，训练时间可以缩短。

⑤操作要点，

a. 呼吸控制（BC）：让患者取舒适坐位，放松上胸部和肩部。患者一手置于胸骨柄限制胸部运动，另一手置于肚脐以感受腹部起伏。吸气，胸部保持不动，腹部鼓起。缓慢呼气，呼出所有气体。

b. 胸廓扩张运动（TEE）：指患者的主动吸气，包括深吸气，同时可配合叩击或振动。患者将一只手置于胸部，深吸气，在吸气末屏气 3 秒，然后缓慢呼气。

c. 用力呼气技术（FET）：做 1～2 次呼气动作开放声门，然后由中等肺活量持续呵气至低肺活量。正常吸气，然后憋气 1～3 秒。随后胸腔和腹肌收缩，同时声门和嘴打开。用力、快速地将气体呼出。

训练时应注意：胸廓扩张阶段应配合叩击或振动，重症患者应该在出现疲劳前终止 ACBT，ACBT 应根据患者和治疗周期情况进行调整。

教会患者掌握 ACBT：教会患者按照 BC→TEE→BC→FET 进行循环，每个循环包括 BC 和 TEE 各 3～4 次、FET2～3 次；教会患者呼气就像往窗户吹雾一样，也可让其吹纸巾，或在进行呼气时在胸部两侧扇动手臂（鸡式呼吸），可提高 FET 的效果；告知患者 1～2 次 FET 后需要暂停 5～10 秒，同时进行 BC，以防止气流阻塞的加重，若患者存在支气管痉挛或气道不稳定，或患者虚弱且容易疲劳，需要暂停 10～20 秒。

（二）排痰技术

（1）叩击法：确定痰液位置后，使患者取坐位或卧位，但是要保证叩击区域向上。然后，将干毛巾覆盖在叩击区域上，操作者手指并拢，掌心呈杯状，掌指关节屈曲 120°，利用腕关节的力量在患者呼气时在相应肺段的胸壁部位进行有节奏的叩击（叩击时发出的声音应该空而深，若出现类似拍打实体的声音，则表明手法错误）。

①操作要点，

a. 叩击顺序：由肺底自下而上，由外向内，从背部第 10 肋间间隙，到胸部第 6 肋间隙。

b. 叩击手法：迅速而有节奏，以每分钟 100～180 次为宜，每个部位 2～5 分钟。

c. 叩击时机：患者吸气、呼气时。

d. 用物准备：痰杯、纸巾、听诊器、床、枕头。

②注意要点，

a. 叩击前做好健康教育，讲解过程及配合要点，取得患者的理解与配合。

b. 评估患者病情、意识状态、咳嗽能力、生命体征、血气分析、痰液检查结果、配合能力等；听诊双肺呼吸音，阅读胸部 X 线片，以确定肺部体征及体位。

c. 根据患者病情取侧卧位或坐位，使患肺在高处。

d. 叩击时建议联合体位引流，根据患者耐受情况，决定操作时间及次数。

e. 叩击后鼓励患者有效咳嗽，必要时吸痰。

f. 叩击宜在餐前 30 分钟或餐后 2 小时进行，以免发生呕吐。

g. 叩击应避开乳房、脊柱、骨突、肾脏等部位。

h. 操作中注意观察患者，若出现呼吸困难，立即停止，给予吸痰吸氧。

i. 叩击时避免让患者感到不适，操作时隔一层衣物，减少对皮肤的刺激。

j. 注意叩击的力度要适中，用力不可过猛，以免肋骨骨折、肺泡破裂。叩击的声音应空而深，节奏应平稳。

k. 若患者需要叩击的部位自己可触及，应鼓励其自我叩击。

（2）震颤法：

①操作者双手掌重叠，肘部伸直，并将手掌置于需要震颤的部位。

②吸气时手掌随胸廓扩张慢慢抬起，不施加任何压力，从吸气最高点开始，在整个呼气期手掌紧贴胸壁，施加一定的压力并做轻柔的上下抖动，即快速收缩和松弛手臂及肩膀（肘部伸直），震荡患者胸壁 5～7 次，每个部位重复 3～4 个呼吸周期。

③在呼气时给予快速、细小的压力振动。

（3）叩击联合震颤指通过外力叩击胸壁、振动小气道使分泌物松动，以促进痰液等分泌物排出的一种排痰技术。

①适应证，久病体弱、长期卧床、排痰无力、建立人工气道、痰液黏稠不易咳出、慢性气道阻塞、发生急性呼吸道感染及急性肺脓肿、长期不能清除肺内分泌物的患者。

②禁忌证，

a. 胸廓骨折、近期脊柱损伤或脊柱不稳、严重骨质疏松。

b. 胸壁疼痛剧烈、明显呼吸困难或不愿配合。

c. 病情不稳定、体力无法耐受、大咯血、肺栓塞或可能导致病情恶化的其他临床情况。

③听诊，我们首先要做的是确定痰液的位置。可以通过 X 线片判断痰液的位置，也可通过听诊器寻找痰鸣音来确定痰液的位置。呼吸音以外的附加音（如湿啰音）在正常情况下并不存在。湿啰音：呼吸道内有稀薄的液体，呼吸时气体通过液体形成水泡后随即破裂所产生的声音，类似于水烧开时的声音。

a. 听诊顺序：由前胸到侧胸及背部，一般由肺尖开始，自上而下，左右对称的部位对比，每个部位听 1~2 个呼吸音（肺尖：锁骨内侧 1/3 上方2~3cm 处或锁骨上窝；肺底：锁骨中线、腋中线、肩胛线第 6、8、10 肋间隙；肺门：胸骨左、右缘第 2 肋间）。

b. 听诊方法：让患者微张口，做深呼吸或咳嗽，前胸、侧胸的每个肋间，至少应听诊 3 个部位，后胸的每个肋间至少听诊 2 个部位，左右对称部位进行对比听诊。每个部位听诊 1~2 个呼吸周期。另外，听诊的范围可根据实际的情况扩大一些，可适当增加听诊点。

（4）振动正压呼气排痰法：正压呼气（Positive expiratory pressure，PEP）指呼气时对抗一定的阻力，产生气道内正压。这可使等压点向肺外周气道移动，阻止小气道的提前陷闭，减少痰液的滞留，并且可以通过旁路通道，增加气体流动，促进痰液的排出。振动 PEP 排痰法即在 PEP 的同时产生振动气流，引起呼吸道的振动，使痰液易于脱落排出。振动 PEP 排痰器有 Flutter、Quake 及 Acapella。

①Flutter，Flutter 产生于 1992 年，是一种小型、手持且可产生 PEP 的排痰器，外形呈烟斗状，一端是硬质塑料制成的口型含嘴，另一端是一个塑料质地的保护盖，内含高密度不锈钢球。Flutter 原理为钢球在外驱力（呼气）与自身重力的作用下上下振动，产生振动气流，该气流与呼吸道发生共振，使气道壁分泌物因振动而松动，间歇性增加支气管内压及呼气气流，保持呼气期气道开放，使痰液上下运动，促进痰液清除。Flutter 呈不同角度摆放时，钢球产生的重力作用不同，使其在应用时易受体位的影响。

②Quake，Quake 是近年来新出现的一种小型、手摇式排痰器，呈烟斗状，由手持、主体和软性手摇柄构成，可有效促进患者的痰液排出。其工作原理为阻碍呼气形成振动气流，通过控制手摇柄速度控制振动频率。当手摇柄摇动慢时，产生的阻力大、振动频率小；摇动快时，产生的阻力小、振动频率大。

③Acapella，Acapella 是一种新型振动 PEP 排痰器，有促进排痰、开放气道

的作用，且可同时输送雾化治疗药物，进一步促进痰液稀释排出。Acapella 振动频率的范围与纤毛运动频率基本一致，能促进纤毛运动和呼吸道振动从而加强排痰。Acapella 适用于高龄、长期卧床患者，对于长期吸烟、咳痰困难、呼吸功能低下及整体健康状况不良的慢性呼吸系统疾病人群尤其适用。其使用不限体位，站、坐及卧位均可，操作简便且容易握持，无需耗电。

（5）机械振动排痰法：振动排痰机的低频作用力可以到达细小支气管，无需患者进行体位配合，节律、频率比较恒定，还可以根据患者的病情进行调节，操作简便，不增加临床人员的工作量，排痰效果十分显著。机械振动排痰法不受患者体位的影响，力量均匀、持续，频率稳定，患者身体摆动较少，不易发生脱管，患者的耐受程度较好。振动排痰的同时也可使患者肌肉松弛，刺激局部的血液循环，放松肌肉，缓解平滑肌痉挛，增强咳嗽反射。

三、注意事项

应根据患者病情选择合适的咳嗽训练和排痰技术，咳嗽训练和排痰技术与早期肺康复训练联合，能促进患者肺扩张，改善呼吸肌肌力，减少咳痰量、咳嗽次数，减慢呼吸频率。痰液的有效排出可抑制炎症，降低肺部感染率，有利于呼吸功能的恢复，提高患者的舒适度及满意度。

（吴典点）

第五章　吞咽障碍管理

一、概述

吞咽障碍（Dysphagia）指由于下颌、双唇、舌、软腭、咽喉、食管等器官结构和（或）功能受损，不能安全有效地把食物由口腔送到胃部的一种临床表现。吞咽障碍尚无准确定义，一般应符合下列标准：

（1）食物从口腔输送至胃部过程中出现问题。

（2）因口腔或咽喉肌肉控制或协调不良而未能正常吞咽，引起营养不良。

（3）食物误入气管，引起反复肺部感染、吸入性肺炎。

吞咽障碍对患者的营养维持、康复和生活质量的改善均产生很大影响。吞咽障碍按发病机制可分为机械性吞咽障碍和动力性吞咽障碍。机械性吞咽障碍指咽喉或食管由于肿瘤或其他原因引起管腔狭窄、压迫而出现症状，表现形式也较典型，尤其是肿瘤患者症状会渐进性加重。动力性吞咽障碍指吞咽反射运动障碍，使食物不能从口腔顺利地运送到胃部。常见的病因是运动神经元病变，也可由咽肌痉挛或吞咽神经抑制失常引起，还可由咽肌或食管平滑肌收缩无力导致的麻痹或收缩异常引起。

二、吞咽筛查

（1）采用问卷调查方式询问患者饮食与进食状况，观察是否发生呛咳与疼痛等症状。

（2）采用洼田饮水试验进行评估，让患者单次喝 3ml 水，如无问题，再以正常速度饮用 30ml 温开水（37~40℃）。Ⅰ级标准：一次性饮完，并且无呛咳表现；Ⅱ级标准：两次及以上饮完，且无呛咳表现；Ⅲ级标准：一次性饮完，过程中出现呛咳；Ⅳ级标准：两次饮完，并且出现呛咳；Ⅴ级标准：30ml 温开水无法全部饮完，饮水过程中出现明显的呛咳表现。

（3）多伦多床旁试验：饮水前发声，观察嗓音和舌头运动；给患者 10 茶匙水，最后用杯子饮水，每次饮水后都检查嗓音，以及是否存在呛咳、流涎、湿音或嘶哑等改变；饮水后发声，饮水后等待 1 分钟，观察嗓音状况。前面三项任务中任意一项不通过则判断为不通过。

（4）对于气管切开患者，在进食蓝色染料的混合食物后进行吞咽，将吸痰管放置在气管套内予以抽吸，观察食物是否存在，如果吸出则需要展开造影检查，按照结果确定患者吞咽功能。

三、分类

（1）按有无解剖结构异常分类：神经性吞咽障碍和结构性吞咽障碍。

（2）按发生的时期分类：口腔准备期/口腔期吞咽障碍、咽期吞咽障碍和食管期吞咽障碍。

四、临床表现

（1）口腔准备期/口腔期吞咽障碍表现为唇运动明显不对称、流涎、食物或水从一侧口角漏出。

（2）舌运动障碍时表现为舌肌无力、饮水呛咳、进餐时间延长或口内食物残留、分次吞咽等。

（3）咽期吞咽障碍表现为吞咽时常见会厌谷或梨状隐窝大量残留，多次吞咽后不能完全清除，常伴吞咽动作不协调、重复吞咽、腭咽闭合不全、喉结构上抬不充分、环咽肌开放不全等。

（4）食管期吞咽障碍表现为食物滞留，常见于胃食管动力性病变的患者。

五、治疗方法

（一）手术治疗

胃造瘘术、空肠造瘘术或胃空肠造瘘术可改善难治性吞咽障碍患者和正在进行吞咽训练患者的饮水和营养摄入状况；对于咽喉功能严重障碍、长期患病无望恢复的患者，可采用较彻底的手术方法，如气道食管分割术，以保持营养和进行气道防护，避免误吸。

（二）球囊扩张术

（1）适用于神经系统疾病导致的环咽肌功能障碍、吞咽动作不协调，或咽部感觉功能减退导致的吞咽反射延迟。

（2）适用于头颈部放射治疗导致的环咽肌纤维化形成的狭窄，或头颈癌症术后瘢痕增生导致的食管狭窄。

（三）口腔运动训练

（1）唇运动训练：帮助患者开展唇运动训练，指导其发出"b"以及"p"的音，训练口部张开以及闭合动作，同时开展缩唇练习，嘱咐患者尽力缩小双唇，练习时间为10秒。另外，在训练期间还可以应用冰块予以温度刺激，以便达到理想效果。

（2）舌肌训练：在钢勺中放入冰块，静置一定时间后再将冰块取出，而后对患者舌部通过钢勺做按摩操作，指导患者做舌前伸与侧伸的动作。

（3）颊肌训练：指导患者取坐位，双手置于其双侧的面颊处，保持指尖朝向口角的外侧后协助患者完成微笑动作，利用手在患者口角外侧的上方做轻微牵拉操作，帮助患者的双侧颊肌展开做口角朝向外部的延展动作。

（4）软腭训练：指导患者发出"a"的音，当发音时，患者软腭将会展现和吞咽类似的动作，然后需要刺激患者腭弓以及扁桃体窝。

（四）基础训练

基础训练适用于中、重度吞咽功能障碍患者，有针对性地对口咽部肌群进行功能训练。

（1）增强口面部肌群运动、舌体运动和下颌骨的张合运动，让患者做空咀嚼、皱眉、闭眼、鼓腮、吹气、微笑、张颌、闭颌运动，以及伸舌做左右、前后、舌背抬高或阻力运动。

（2）咽部冷刺激：患者取坐位，用冷冻的棉棒或小冰块轻轻刺激患者软腭、腭弓、舌根及咽后壁，提高其敏感性。

（3）空吞咽训练：让患者做空吞咽训练，有利于患者吞咽模式的恢复。

（4）呼吸功能训练等。

（五）进食训练

（1）合理控制进食速度和进食量。第一次进食时，量控制在3～4ml，逐渐增加进食量，但是一次性增加量不得高于20ml，若是一口进食过多，会因咽部残留、口中漏出等引发误咽；若是一口进食过少，则无法达到需要的刺激强度，不能诱发吞咽反射。进食训练需在空腹状态或餐后两小时，避免出现呕吐，每天训练一次，每次时间控制在30分钟，连续训练15天。早期进食训练可以提高吞咽功能，预防多种并发症。

（2）体位管理。结合病情，宜选择坐位或半卧位。取坐位进食的患者，头稍前屈，身体倾向健侧30°，辅助者立于健侧；取半卧位进食的患者，躯干上抬30°，头部前屈，避免口中食物漏出以及出现鼻腔逆流的情况。采取用力吞咽、超声门上吞咽、声门上吞咽、交互吞咽、空吞咽、头后仰吞咽、点头吞咽、低头吞咽、侧方吞咽、头部旋转吞咽等多种吞咽技巧。

（3）合理选择食物。先食用流食，再过渡到半流质、软食、普食，防止进食刺激，注意不要食用咀嚼难度大、干燥、黏稠度高的食物。

（4）创造良好的进食环境。在安静且温湿度适宜的环境中进食，保持高度的注意力，预防误吸，同时放松身心，备好吸引器、氧气管等急救设备。

（六）药物治疗

药物治疗主要包括治疗原发病的药物、抑制吞咽的药物、促进吞咽的药物及其他影响吞咽的药物。

六、护理措施

（一）口腔护理

（1）含漱法：指导患者漱口时尽量低头，避免仰头时引起误吸、呛咳。

（2）口腔冲洗法：该方法可冲洗大部分细菌，注水及抽吸需要2人配合操作，耗费人力，抽吸不及时和不干净，易导致患者呛咳、误吸，也很难清除舌苔或痰痂。

（3）机械性擦拭法：能有效去除牙菌斑，但存在清洗范围小、压力不足等缺点，当口腔分泌物、污物较多时难以擦拭干净，建议在口腔护理前先行吸引或结合冲洗法进行口腔护理。

（4）刷牙法：电动刷牙比手动刷牙更能彻底清除牙菌斑，减少牙龈炎及牙龈出血，在省力及减轻牙龈出血方面优于前面三种方法。但该方法不适用于严重吞咽功能障碍患者。

（5）负压冲洗式刷牙法：该方法将口腔冲洗法与刷牙法相结合，很好地发挥了两种方法的优势，解决了吞咽障碍患者易发生误吸、呛咳的难题。在操作过程中应注意冲水的速度，及时检查吸引压力，以免因冲水量过大、抽吸不及时导致误吸、呛咳。该方法在临床应用后效果好，患者及家属易接受。

（6）咀嚼法：该方法不适用于意识不清、认知障碍的患者。

（二）人工管道护理

（1）鼻饲管、造瘘管护理：妥善固定；保持管道通畅；定期更换鼻饲管；密切观察胃液的颜色、性状、量并做好记录；口腔护理；向患者及家属交代留置鼻饲管的目的及意义，切勿擅自拔出鼻饲管；常见并发症预防和处理。

（2）胃造瘘管护理：妥善固定，保持管道通畅，造瘘口周围皮肤护理，口腔护理，常见并发症预防及处理。

（3）气管套管的护理：妥善固定，切口的护理，气囊的管理，气管套管的消毒，吸痰，气道湿化，吸氧护理，常见并发症预防及处理。

（三）进食体位

（1）卧位姿势：对于不能取坐位的患者可采用床上卧位，一般至少取躯干30°仰卧位，头部前屈，偏瘫侧肩部以枕垫起，喂食者位于健侧。

（2）坐位姿势：对于身体控制良好的患者可采用坐位进食。

（3）头部姿势调整：低头吞咽、转头吞咽、侧头吞咽、仰头吞咽。

（四）管饲喂食

（1）鼻饲管食：经鼻腔将导管插入胃内，通过导管向胃内灌注流质食物、营养液、水和药。

（2）间歇置管喂食：不将导管留置于胃内，仅在需要补充营养时，将导管经口或鼻插入食管或胃内，进食结束后即拔除。间歇置管喂食可以促进患者进行主动吞咽，加快口腔和吞咽功能的改善，同时能保持较好的形象，患者更愿意与他人交往，治疗依从性提高，加快全面康复。

（3）胃空肠造瘘管喂食：指在内镜协助下，于腹壁、胃壁造口置管，将营养管置入胃内，实现胃内营养。

（五）食物准备

（1）稀流质食物适合轻度咀嚼障碍的患者：稀流质食物可以吸食，入口后即流散开。

（2）半流质食物适合中度咀嚼或吞咽障碍的患者：半流质食物可以有增稠剂，入口后缓慢流散，不会很快流走。

（3）糊状食物适合明显咀嚼或吞咽障碍的患者：糊状食物明显感觉有增稠剂，舌往后送需要一定的力量。

（六）进食后护理

每次进食后应保持口腔清洁，进食后观察 15 分钟，以防止误咽、食物反流。保持坐或半坐位≥30 分钟，在此期间不宜进行翻身、叩背、吸痰等操作。

（七）心理护理

吞咽障碍患者常表现出不同的心理问题，可出现焦虑、恐惧、悲观、自卑、依赖等各种心理。通过同理心，与患者建立良好关系；矫正认知偏差，提供矫正方法；加强饮食护理，减轻焦虑情绪；加强护患沟通，减轻恐惧心理；强化支持系统，消除悲观心理；重视恢复期指导，削弱依赖心理。良好的心理护理可以使患者负性心理得以消除，战胜疾病的信心增加。

七、注意事项

（一）鼻饲管

（1）脱管与堵管：选择粗细适中、柔软、稳定性好的鼻饲管，妥善固定鼻饲管，每次输注前后用温开水冲洗鼻饲管。

（2）呃逆、恶心与呕吐：减慢注入速度，遵循少量开始、逐渐递增的原则。注入食物温度保持在 38~40℃。

（3）胃潴留：每次推注流食前先抽吸，以了解胃是否已排空。

（4）高血糖与低血糖：正确掌握血糖、尿糖测量方法，监测血糖，以免高血糖加重病情。缓慢停用要素饮食，或同时补充其他形式的糖。

（5）误吸：确保喂养管位置正确，减少胃残余量，给予合适的体位（进食中应抬高床头至少 30°，进食后保持坐位至少 30 分钟），口腔内分泌物及时清除，鼻饲期间密切观察病情。

（二）胃空肠造瘘管

（1）造瘘口周围感染：保持造瘘口清洁干燥，及时换药，沐浴时避免淋浴，必要时遵医嘱使用抗炎药物、使用紫外线照射等。

（2）造瘘管的滑脱、阻塞及断裂：注意固定造瘘管，管饲食物应用搅拌机制作均匀，喂药时药片应研碎溶解后注入，注入食物或药物的温度不能过高。

（3）管腔堵塞：更换管道，切勿高压冲洗或进行导丝再通。

（4）瘘口扩大：应避免用力牵拉。

（5）造瘘口肉芽组织生长：及时用 10%氯化钠溶液局部湿敷，2 次/天，使创面形成一个高渗环境，可吸附出组织中多余水分，形成比较干燥的环境，减轻创面水肿，抑制肉芽组织过度生长。

（6）腹泻：选择易消化吸收、脂肪含量低的食物，当餐配制，防止污染。注意调节注食的速度和食物温度。

（7）误吸：注食过程和注食后 30～60 分钟取半坐卧位；合理安排吸痰时间，注食前进行彻底的吸痰，注食后 1 小时内尽量不吸痰；胃排空不良者可用促胃肠动力药物。

（三）间歇置管

（1）患者间歇置管方式（经口/鼻）须由三方（治疗师、医生、护士）决定。

（2）插管前要了解适应证和禁忌证，每次注食量在 400～500ml 或遵医嘱，速度 30～50ml/min，每天 4～6 次。

（3）插管过程中注意观察生命体征。如出现咳嗽、呼吸困难、发绀等现象，以及出现 3 次失败，建议 4 小时后再插管或在喉镜下插管。

（4）脑出血、脑干损伤等颅内高压患者，务必注意动作轻柔，慎将头部抬高至下颌骨靠近胸骨柄。

（5）如果患者或家属经多次培训后已能熟练操作，要与其签署患者或家属自行插管注食的告知书。

八、总结

护士在吞咽障碍治疗团队中扮演着重要角色，他们通过常规筛查及早发现可能存在吞咽障碍的患者，报告给主管医生、治疗师，以便进行进一步的临床评估及必要的功能性检查；对管饲或气管切开患者给予充分的护理；对经口进食的患者进行密切观察及指导，确保安全有效地进食，减少营养不良发生的机会；对患者、家属进行相关健康教育及出院指导，避免因护理不当而导致并发症发生。

（李萍）

第六章　肠内营养的支持与管理

一、概述

（一）定义

肠内营养（Enteral nutrition，EN）指通过口服或鼻饲的方法，经胃肠道为机体提供代谢所需要的营养物质及其他各种营养物质的方式。

（二）临床营养支持的目的

维持身体氮平衡，维持细胞、组织器官功能，促进患者康复；通过营养支持改善患者营养状态；维持肠黏膜结构和功能的完整，减少肠源型感染的发生。

（三）肠内营养的特点

（1）为机体提供各种营养物质。
（2）增加胃肠道的血液供应。
（3）刺激消化道激素的分泌。
（4）保护胃肠道的正常菌群和免疫系统。
（5）维持肠黏膜屏障、胃肠道正常的结构和生理功能。
（6）减少细菌和毒素易位；肠内营养符合消化生理，有利于内脏蛋白质合成和代谢调节，对循环干扰较少。
（7）预防肝内胆汁淤积，减少肝功能损害。
（8）操作方便，临床管理便利，费用较低，是治疗各种疾病的基础。

二、肠内营养的应用

（一）肠内营养的应用原则

肠内营养的应用原则是仅当胃肠道有功能，能安全使用时，才能使用它。美国肠内营养和肠外营养的应用比例：在 20 世纪 70 年代肠外营养达 80％，肠内营养仅为 20％；随着认识的提高，到 20 世纪 90 年代肠外营养已经下降至 20％，而肠内营养增加至 80％；2000 年肠外营养下降到 10％，而肠内营养达到 90％。这说明肠内营养在营养支持治疗中的安全性比肠外营养高。

（二）肠内营养途径的选择

当经口营养不足或不可能经口营养时应该选择肠内营养。肠内营养要判断、评估、定位营养周期。短期（小于 30 天）或是在营养周期未定的情况下可以选择鼻肠管进行肠内营养。患者病情危重、需要长期使用营养支持时，可采用胃造瘘管或空肠造瘘管进行肠内营养。

（三）肠内营养方式

肠内营养方式包括一次性输注、重力滴注、间断泵喂养和连续泵喂养。如果是经小肠内喂养应采用连续泵喂养法。

（四）肠内营养方式的优缺点及适应证

一次性输注的优点是操作简单，缺点是并发症多，适用于用鼻胃管和胃造瘘管注入营养的患者。重力滴注的优点是操作简单、患者可适当活动，缺点是并发症较多，适用于鼻饲管喂养的患者。连续泵喂养的优点是并发症少、营养吸收较好，但患者活动受限，适用于重症患者和空肠造口者。

（五）肠内营养方式的操作

一次性输注要求每次输注量为 200ml，每日 6～8 次；重力滴注要求速度为 450ml/h，每次 200～500ml，每日输注 4～6 次；连续泵喂养要求以 20～40ml/h 的速度持续输注 12～24 小时，患者适应后每日增加 20ml 直至速度为 100～125ml/h，连续泵喂养是最佳输注方式。

（六）标准的临床肠内营养输注系统

标准的临床肠内营养输注系统包括肠内营养输注泵和各种肠内营养输注管路。

（七）肠内营养护士责任

肠内营养护士对营养治疗输注系统的工作状态进行监测，对患者及家属以及其他护士进行宣教并答疑。

三、肠内营养护理中需注意的问题

（一）肠内营养输注管路的位置

营养输注管路有可能发生移位，如移位后的管路继续使用，可能引发严重问题，因此要禁止从疑似移位的管路中输注营养。使用前先通过 X 线检查确定管路是否在胃肠道内，不能单纯依靠听诊判定位置，将留在外面的管路长度做好标记，如长度发生改变，应进行 X 线检查。

（二）肠内营养液污染

肠内营养液的配置应该在清洁区内采用无菌技术，尽量使用液态制剂而非粉状制剂。营养液在开盖后应即刻使用，即使冷藏，超过 24 小时也不可使用。配液过程中需要佩戴无菌手套，对于开放的输注管路应 5 小时更换1次，密闭的输注管路 24 小时更换 1 次。

（三）管路连接错误

开始输注营养液时，应该从管路的起始端到末端进行严格的检查，确认管路正确连接，如果患者换病房或更换床位，则必须重新检查管路，对于所有的管路要做好标记。在输注前确认标记，禁止非临床工作人员连接管路。

（四）给药注意事项

（1）不能直接向肠内营养液中添加药物。

（2）不能将所有药物混在一起。

（3）给药前需稀释药物。

（4）尽量给予液态药物。

（5）在鼻饲开始前和结束后均以温开水对管路进行充分冲洗。

（6）固体药物应先研碎，以温开水稀释后立即给药。

（7）一般给药后 30 分钟可以重新输注。

（8）每个患者使用自己的固定给药注射器。

（9）联合给药时需咨询医生。

（五）改善患者胃肠道功能

通过腹部按摩、腹部热敷、早期床上主被动锻炼方式改善患者的胃肠道功能。

（六）胃残留量监测

（1）不建议常规监测胃残留量，但存在误吸高风险或喂养不耐受等情况除外。不监测胃残留量虽会增加患者呕吐与腹胀的发生风险，但能降低整体喂养不耐受的发生率；不监测胃残留量的临床预后与医疗成本效益较好，且不会为患者带来严重的临床后果。故不推荐常规监测胃残留量，但当患者的胃内容物出现未消化的营养液或出现消化道出血、误吸高风险、胃肠动力极其不佳、明显呕吐腹胀等特殊情况时，建议监测胃残留量，以保证患者安全及肠内营养顺利进行。

（2）当需要监测患者胃残留量时，建议选择注射器回抽法，有条件者可选用超声监测。

（3）确需监测胃残留量者，不推荐通过设置胃残留量阈值来指导肠内营养。

（七）误吸

误吸是肠内营养严重的并发症之一，应在临床工作中予以预防。预防的方法包括评估有无误吸的危险性；在营养液供给前，确保胃排空，可减少胃潴留；鼻饲前清除口鼻分泌物，将床头抬高30°~45°，可防止误吸和返流；注意营养液输注速度、浓度以及温度，可防止患者出现恶心、呕吐症状；喂养期间需吸痰时，必须停止喂养，以防止吸痰时刺激患者，引起呕吐，造成误吸；浅部吸痰，避免插入过深；吸痰时间限制在15秒以内以减少刺激，避免出现呛咳；患者有呼吸困难等反应时，需停止输注，取侧卧位并清理呼吸道，以防止出现窒息以及吸入性肺炎；对于高危患者应缓慢输注肠内营养液，同时可给予促胃动力药物促进肠道功能，尽量将管路放至幽门后，保证营养物的吸收，预防误吸的发生。

（八）腹泻

（1）原因：腹泻也是肠内营养的严重并发症之一。当腹泻发生时应分清是感染性腹泻还是渗透性腹泻。原因包括过度地摄入高渗性药物、使用广谱抗生素、伪膜性肠炎或其他感染性因素。应对患者进行临床检查或评估，了解患者腹部的情况，检查粪便中白细胞数量，对粪便颜色、性状及量给予记录。通过血生化检查了解有无电解质丢失或是否处于失水状态，用正确的药物治疗腹泻。

（2）预防：降低输注速度，最好采用胃肠营养输注泵的方式持续泵入；降低渗透压，可用水对肠内营养配液进行稀释；建议使用富含膳食纤维的肠内营养液；定期检查血钠浓度；检查食物温度；检查是否曾因使用抗生素引发肠炎，营养液的配置和使用过程是否符合卫生标准。

（九）不耐受

1. 不耐受的表现及影响因素

肠内营养发生不耐受的情况时应做好持续监测。不耐受的表现包括腹胀、恶心、呕吐、腹痛、腹泻、肠鸣音亢进等。要定时监测胃残留量，观察胃的耐受性，针对病因进行处理。影响耐受性的因素可能有输注速度、营养液温度和浓度，应加以鉴别。

2. 注意事项

营养液输注中应该注意给予合适速度、温度和浓度。一般在临床上使用肠内营养液的速度应以 30ml/h 左右为宜。当患者适应后再逐步加快输注速度，可达到 40ml/h，最快不能超过 150ml/h。用肠内营养输注泵控制速度，匀速注入为最佳。营养液现用现配，配置好的营养液滞留于室内不得超过 4 小时，置入冰箱内时间不得超过 24 小时。在浓度的选择上应开始时半浓度营养液输注，如患者适应后再改为全浓度营养液输注。

四、肠内营养护理原则

（一）输注护理

（1）肠内营养输注泵输注导管建议每日更换。

（2）输注速度从低到高，从 20～30ml/h 开始，一般 40～60ml/h，不超过 150ml/h。

（3）输注浓度从低到高。

（4）肠内营养液升温输注能够降低患者腹痛、腹胀、恶心等的发生率。但温度过高可导致胃肠道黏膜损伤，温度控制在 37～40℃较为适宜。

（5）要观察患者有无腹痛、呕吐等症状，患者不能耐受时可降低输注速度（浓度）或停止输注。

（6）病情许可者可在进行肠内营养时将床头抬高≥30°，并在肠内营养后继续维持原体位 30 分钟以上。

（二）管路护理

（1）应妥善固定管路，防止导管移位、脱出；选择适合长度的管路；建议采用具有延展性的黏性胶带结合高举平台法固定鼻饲管。

（2）置管后 24 小时松动胃造瘘管以防止粘连，每周重复 2～3 次该操作。在重新紧扣外部固定片时，将 PEG 管往胃腔插入 1～2cm 后立即往外回位。术后 2 周内，外固定片需与皮肤轻轻相贴，2 周后在提起胃造瘘管时，外固定片与皮肤可有 0.5～1.5cm 的间隙，以不漏液为宜。早期识别相关症状，包括胃内容物或营养液漏，PEG 管道无法插入或不通畅，PEG 管道周围出现红斑、脓性分泌物及疼痛等。

（3）胃造瘘管患者间歇喂养时，管饲前后冲洗 30ml 冲洗液（包括无菌水、饮用水）；持续喂养时，应每 4～6 小时用 30ml 冲洗液进行管路冲洗。每种药物喂养完后均需要冲洗，至少需要冲洗 15ml 冲洗液。

（三）堵管护理

堵管的原因很多，如营养液中蛋白质凝固变性、注入药物溶解不彻底、冲洗管路不及时或方法不正确。管路发生堵塞不能冲通时需要再建管路，会增加患者痛苦，所以护理上应采取必要的措施，避免堵管的发生。

护理措施包括 4～6 小时温开水冲洗管路一次，以冲、吸、挤、捏的方式交替进行，应采取脉冲式的方法冲洗管路，鼻肠管的使用时间建议为 42 天(6 周)。

五、肠内营养输注泵的优点

（1）肠内营养输注泵是一种由电脑控制输液的装置，能精确控制营养液的输注性能。

（2）多种故障自动识别报警功能，可以设置计划输注的液体量，并可显示输注速度和输液量。

（3）肠内营养输注泵可有效减少肠内营养导致的胃肠道不良反应，提高肠内营养的耐受性，有利于血糖的控制。

（4）卧床患者长期使用肠内营养，采用肠内营养输注泵的方式辅助肠内营养，可显著改善安全性，如降低腹泻、呕吐、反流、吸入性肺炎的发生率，并有效控制血糖。

（5）慢性疾病的老年患者，特别是 65 岁以上的患者采用肠内营养输注泵进行肠内营养，可显著提高生存率，降低误吸发生率，提高患者对肠内营养的耐受性，更为安全和容易接受。对于肠内营养输注泵降低并发症的发生率方面有学者已经做了多方面的研究。文献研究显示使用肠内营养输注泵的患者胃胀、返流、呕吐、腹泻等并发症的发生率明显低于重力滴注。

（6）肠内营养输注泵的使用可有效减少胃和食管不适的发生，并可为吸收能力受限的患者提供最大限度的营养支持。肠内营养输注泵专为肠内营养设计，不能用于其他目的的输注，也不能被其他用途的输注泵替代，使用肠内营养输注泵的有关人员必须接受专门的训练才能正确使用。

六、总结

　　早期肠内营养可帮助重症患者及早恢复肠蠕动，改善肠道黏膜功能及结构，防止肠道受损，降低应激性溃疡发生率，有效防止肠道细菌易位，降低感染率。根据患者具体情况调节饮食结构，同时加强营养液干预，有效增加机体蛋白含量与患者体重，降低腹泻率、感染率，严格控制营养液输注温度、速度以及浓度，防止肠道受损，安全可靠。

（李萍）

第七章　胃造瘘管理

一、概述

胃造瘘主要有荷包式、隧道式、活瓣管式、管式、X线式等术式，目前多采用经皮内镜胃造瘘术。经皮内镜胃造瘘术（Percutaneous endoscopic gastrostomy，PEG）是在内镜引导下，经腹部皮肤穿刺放置胃造瘘管，直接给予胃肠营养支持，提高患者生活质量的一种手术。PEG 主要适用于因各种原因不能经口进食，但胃肠道功能并未丧失、需行胃肠内营养支持的患者。目的是提高生活质量，减轻照顾者负担。

二、适应证

（1）各种原因导致的经口进食困难造成的营养不良，但胃肠功能并未丧失、需行胃肠内营养支持。

（2）继发于良性或恶性疾病的慢性肠梗阻的胃肠减压。

具体情况包括：各种中枢神经系统疾病造成吞咽障碍；头颈部肿瘤放疗期间或手术前后不能经口进食；外伤或肿瘤造成进食困难；食管穿孔、食管－气管瘘导致不能经口进食；各种疾病导致吞咽障碍；完全不能进食的神经性厌食症。

三、禁忌证

（1）严重心肺疾病患者。

（2）未改善的严重凝血功能障碍患者。

（3）精神失常不能配合者。

（4）食管、胃十二指肠穿孔者。

（5）急性重症咽喉部疾病，内镜不能插入者。

（6）腐蚀性食管损伤的急性期患者。

（7）肝脏肿大，覆盖胃前壁者。

（8）胃前壁大面积病变或穿刺部位有肿瘤者。

（9）各种原因引起的食管贲门狭窄者。

（10）食管静脉曲张者。

（11）胃前壁与腹腔壁不能贴近者。

四、并发症及处理

（1）造瘘管漏：由于造瘘口大于造瘘管，或造瘘管移位，胃内容物或营养液沿管周漏出，称为外漏；也可漏入腹腔，称为内漏。造瘘管漏是一种严重的并发症，需要手术处理。

（2）造瘘周围感染与脓肿形成：病原菌主要来自口腔或胃肠道。轻者仅为管周皮肤红肿，重者有脓肿形成。须应用抗生素或进行脓肿引流。

（3）吸入性肺炎：可能与食管反流有关。发生吸入性肺炎后，应积极给予抗感染治疗。同时采取以下措施：逐渐增加每次营养液的输注量，不可操之过急；抬高床头，加快胃排空，服用促胃肠动力的药物；将造瘘管头端放入空肠，以减少反流。

（4）造瘘管滑脱：多因固定不牢导致。无论何时发生，均应立即重新置管。

（5）包埋综合征：一般出现在术后 2 周左右。每天将外垫松开，用棉签将管口周围擦洗干净，转动导管 360°，将导管推进 1~2cm 再拉回原位，以减少局部受压。

五、护理措施

（一）造瘘管的护理

（1）对于长期置管的成人患者，建议外固定装置应与皮肤保持间距 0.5cm，可避免内外固定装置间张力过大，以减少包埋综合征（Buried bumper syndrome，BBS）的发生。建议首次置管后标记导管外露刻度或标记不可擦除的记号作为参考点，这有利于识别导管的移位，并每天检查造瘘管的位置。造瘘管定期更换（根据造瘘管材质、质量来定），如出现管道有异味、脱管等现象应立即去医院就诊。

（2）造瘘管固定松紧适宜：

①造瘘管在使用的头 2 天固定较紧，以压迫胃壁防止出血及渗透而引起炎症。后期患者可根据自己的情况，通过开口纱的厚度将盘片固定，以盘片与腹壁

保持轻度紧张为宜。

②固定过紧，会引起疼痛，易造成胃壁、腹腔壁缺血坏死。

③固定过松，营养液及胃液因胃内压增大反溢于皮肤，长期刺激皮肤易引起感染、糜烂不愈及窦道形成。

④安置造瘘管的患者应穿宽松的衣服，避免压迫造瘘处。

（3）保持管道通畅：

①每次注入营养液或药物前后用 30～50ml 温开水或生理盐水冲洗管道，防止注入的营养物存积引起阻塞或腐蚀管道，并滋生细菌；注射器管喂药物时，药物须充分碾碎溶解，因药物容易沉淀在注射器底部，可边注射药物，边轻摇注射器，使药物和水混匀。

②如发生管道堵塞则轻轻挤压管道，以便再通，如不能再通，则需分离造瘘管的连接部，用注射器吸水后反复灌冲。

③患者腹压增大，如剧烈咳嗽可出现反流情况，管饲中和管饲后患者应当取坐位。

④若持续滴注，须每 4～6 小时冲洗管道一次，冲洗过程须遵循无菌操作原则。

（二）肠内营养的护理

（1）造瘘管置入 24 小时后，即可进行肠内营养，先注入 50～100ml 温开水，确认患者无不适后可开始管喂营养液。

（2）进食：刚开始最好采用肠内营养输注泵匀速滴入，初始以 20ml/h 的速度，4 小时后改成 30ml/h，之后可根据患者的耐受程度以由稀到浓、由少到多、由慢到快的原则进行肠内营养。管喂过程中患者如出现恶心、呕吐等不适，应暂停管喂，待症状缓解后检查胃残留量情况，决定是否继续管喂，避免诱发恶心、呕吐。

（3）体位：在没有禁忌证的情况下，鼻饲时清醒患者取坐位或半坐卧位，昏迷患者可抬高床头 30°～45°，并在肠内营养结束后至少保持该体位 30～60 分钟，以防止胃内容物反流或误吸。

（4）管喂量：每次最大量不超过 300ml。每次管喂前需回抽胃残留物：如残留量>50ml，提示胃排空时间延迟，管喂时间需推后；如残留量>100ml，考虑患者对营养物不耐受，需及时报告医生。

（5）温度：注意营养液的温度保持在 37～40℃为宜。

（6）管喂药物应与肠内营养分开，以避免两者之间的相互作用导致管道堵塞，或改变药物的吸收速度和起效时间。管喂药物前停止营养液输注，用 15～20ml 温开水冲洗管道；管喂药物结束后，用等量的温开水冲洗导管，并等待

30~60分钟后重新开始肠内营养。

（三）造瘘口皮肤的护理

（1）置管24小时后，用生理盐水和无菌纱布/棉球清洁造瘘口及周围皮肤，清除造瘘口周围的分泌物和污渍，造瘘口周围皮肤每天应当用2％碘伏消毒，置管后1周内每天更换敷料1次或2次，1周后可每周更换1次。每天评估造瘘口周围是否有压力性损伤和肉芽组织增生的迹象。如果发现局部皮肤有红、肿、热、痛，要及时消毒更换敷料。

（2）造瘘口用敷料覆盖，要保持敷料清洁干燥，有渗液污染应及时更换，预防感染。造瘘管班班交接，检查造瘘管固定情况、外露长度及清洁度，保持造瘘管的清洁。

（3）注意造瘘管蘑菇头与胃壁、盘片及腹腔壁接触的松紧度，保持轻度紧张以免腹部皮肤及胃黏膜坏死，同时也要避免胃壁与腹腔壁有空隙而发生腹腔感染。一旦发现异常应及时报告医生，积极配合治疗工作。

（四）规范输注速度

（1）注意营养液输注速度，速度缓慢增加，使消化道有个适应过程。

（2）速度最好控制在120~150ml/h。不要持续输注，应有间歇时间，让胃肠得以休息，夜间患者入睡时最好停用。

（3）营养液使用时应注意防止污染，现开现用，连续输注的时间不宜>8小时，避免引起肠道感染。

（4）输注营养液期间应鼓励患者多活动，促进肠蠕动，增加肠道血流量，有利于营养液的吸收和能量的转换及储存。

（5）使用输液泵和加热的营养液进行营养液的输注是减少消化道并发症的重要措施之一。

六、健康宣教

（1）告知患者及家属留置造瘘管的目的和意义。

（2）定期更换造瘘口敷料，保持敷料清洁干燥。

（3）妥善固定造瘘管，避免牵拉管道而致其脱出。

（4）沐浴时用塑料薄膜覆盖造瘘口，以免造瘘口感染。

（5）带管出院指导：

①教会患者及家属营养液的配制和输注方法。

②营养液的输注温度应接近体温，根据患者的耐受力调节输注速度。

③保证输注容器及管道的清洁，营养液限时使用，防止营养液变质或被污染。

④每4~6小时用温开水或生理盐水冲洗管道一次，保证营养液输注通畅。

⑤定期复查，若发现异常或身体不适等，应及时就诊。

七、总结

PEG是提供肠内营养的重要手段之一，具有实用性强、操作简单、微创、并发症少的优势。与肠外营养相比更安全、方便、经济，更符合生理需求，并且可以有效防治肠源性感染和维持肠道功能。与传统胃管鼻饲相比，大大降低了呼吸道感染、鼻咽黏膜损伤等并发症的发生率。PEG能促进消化道功能恢复，提高肠黏膜微绒毛功能，保护胃肠黏膜屏障，防止肠道内细菌和毒素易位，从而达到改善患者营养状态的目的。患者回家后，家属通过医院护士的指导即可安全可靠地为患者进行管饲，在提高患者生活质量的同时，提高了家属的照顾质量。

（李萍）

第八章　膀胱管理

一、概述

神经源性膀胱是由神经控制机制出现紊乱而导致下尿路功能障碍，由各种原因引起排尿异常，以尿失禁、尿潴留、尿频尿急、排尿困难等为主要症状的疾病。伴随着各种近期、远期并发症，严重影响患者生活质量及生命安全。且神经源性膀胱是动态变化的，必须对患者的储尿及排尿功能、临床表现及全身情况进行动态评估和分型，并以此为依据选择适宜的膀胱管理方法。目的是对神经源性膀胱患者进行规范管理，早期干预、正确处理、终身护理和定期随访，最大限度地避免并发症的发生，提高患者的生活质量。

二、临床应用

（1）神经源性膀胱患者的来源：急诊、专科及门诊收入的脊髓损伤、脊髓炎、脊柱占位、脑血管疾病、多发性硬化、脊柱裂等疾病引起的神经源性膀胱患者。

（2）评估：使用各项常规评估表，针对患者受伤情况，评估患者脊髓损伤ASIA分级及感觉、运动平面，结合目前的膀胱管理方法，如挤压排尿、留置导尿管、清洁间歇性导尿等，为患者制订个性化体位管理计划。

（3）辅助检查：根据医嘱进行血常规、尿常规、细菌培养、细菌计数、药敏试验、血尿素氮、血肌酐、泌尿系统彩超等相关辅助检查。

（4）留置导尿管：患者入院时，确认固定稳妥，引流通畅后将安置时间准确记录在入院评估或续页里，并在尿袋上粘贴导尿管时间及尿袋更换时间，14天更换一次导尿管，7天更换一次尿袋，聚维酮碘溶液（艾利克）开瓶后有效期为7天。告知患者多饮水，保证其每日尿量在2000~2500ml，不夹闭导尿管，早晚用温开水清洗会阴，给予患者备皮准备。入院当天需进行尿常规、尿培养检查。使用换药碗进行导尿管护理，同时检查导尿管、尿袋留置时间有无过期，导尿管有无夹闭，艾利克是否过期。更换完尿袋后，将导尿管打开，巡视时，检查导尿管是否夹闭、通畅。护士告知家属在 22:00 倒尽尿袋内的尿液，2 小时若未见尿液流出，及时告知护士。对于需留取小便标本的患者，由前夜护士告知患者次日晨 5:00 夹闭导尿管，留取小便标本。进入恢复期后，进一步加强健康知识宣教。尽早进行全面的膀胱尿道的功能状态评估，比如尿流动力学检查、泌尿系统彩超等。尽早拔除导尿管，指导患者的照护者进行清洁间歇性导尿，采取膀胱再训练、间歇性导尿等方法，促进患者达到预期的康复目标。

（5）清洁间歇性导尿（Clean intermittent catheterization，CIC）指在清洁条件下，定时将尿管经尿道插入膀胱，规律排空尿液的方法。经医务人员指导后，可由非医务人员（患者、亲属或陪护者）操作。

1）清洁间歇性导尿的好处：

①保护肾脏功能，清洁间歇性导尿可模拟正常排尿，使膀胱处于规律性的排空状态，防止尿液逆流入肾脏，能够保持肾脏健康。

②改善膀胱功能，清洁间歇性导尿可使膀胱的充盈和排空接近生理状态，有利于改善膀胱功能。

③尿路感染的风险降低，清洁间歇性导尿插管时，即使有少量细菌进入膀胱，每间隔一段时间使膀胱处于排空状态，细菌也会随着尿液排出，可以减少尿路感染的发生。

④可以恢复正常的社会活动，清洁间歇性导尿与留置导尿管相比，清洁间歇性导尿不妨碍患者身体的活动和自我形象，因此可以参加工作、学习、旅行等社会活动。

2）禁忌证：

①不能自行导尿且照顾者不能协助导尿。

②缺乏认知导致不能配合插管或不能按计划导尿。

③尿道解剖异常，如尿道狭窄、尿路梗阻和膀胱颈梗阻。

④可疑的完全或部分尿道损伤和尿道肿瘤。

⑤膀胱容量小于 300ml，膀胱压力大于 $40cmH_2O$。

⑥尿路感染。

⑦严重的尿失禁。

⑧每天摄入大量液体无法控制。

⑨有出血倾向。

⑩经过治疗，仍有膀胱自主神经异常反射。

另外，下列情况需慎用清洁间歇性导尿：前列腺、膀胱颈或尿道手术后，装有尿道支架或人工假体等。

3）用物准备：

①一次性导尿管。

②消毒洗手液、艾利克、石蜡油、棉签、剪刀。

③有刻度的小便器。

4）操作程序：

①准备好屏风遮挡，患者取坐位或卧位。

②意念排尿：导尿前5分钟，指导患者全身放松，想象自己在一个安静、宽敞的卫生间，听着潺潺的流水声，准备排尿，并试图自己排尿。想象过程中，强调患者利用全部感觉。

③用专用盆子和帕子清洗阴茎或会阴。

④脱下患者近侧一条裤腿。

⑤用物处理：取出五根棉签浸润艾利克，将导尿管外包装用剪刀剪两个开口，然后将剪好开口的包装撕掉，露出导尿管前端及后端（手不能触碰尿管前端），将导尿管前端浸泡在石蜡油中待用。

⑥洗手：操作者（患者或陪护者）用快消洗手液按七步洗手法洗手。

⑦消毒：男性患者单手握住阴茎，另一只手用艾利克棉签以尿道口为中心，由内向外环状往根部擦拭；女性患者单手分开阴唇固定，另一只手从前向后按尿道口—对侧阴唇—近侧阴唇—尿道口的顺序，用艾利克棉签擦拭尿道口。

⑧将导尿管插入尿道口：男性患者单手向上握住阴茎固定不放，提起阴茎和腹腔壁成60°角，放松身体呼吸，慢慢插入导尿管18～20cm，见尿后固定导尿管，打开盖帽，直到尿液排尽；女性患者单手分开阴唇，另一只手将导尿管轻轻插入尿道口4～6cm，见尿后固定导尿管，打开盖帽，直到尿液排尽。

⑨当尿液停止流出后，缓慢拔出导尿管，如再次有尿液流出，稍作停留，直到没有尿液流出再缓慢拔出导尿管，如此重复直到导尿管拔出。拔出后捏紧导尿管以防污染被子、衣服、裤子等，然后轻轻拔出导尿管弃去。在这个过程中屏气增加腹压或轻按膀胱区有助于排空尿液。

⑩收拾用物，记录尿量。

5）饮水计划：

①不应该为减少导尿次数而限制饮水，每日应保证有1500～2000ml的饮水量，包括三餐中的摄水量（如稀饭、菜汤等）。如果患者有运动量增加、排汗量增加、气温升高、高烧等情况，应适当增加饮水量。

②避免短时间内大量饮水，以防膀胱短时间内过度膨胀，具体方案为：早、中、晚各400ml（包括三餐中的进水及用餐前后30分钟的饮水量），其余每小时匀速饮水100～150ml，睡前3小时至起床前1小时不饮水。

6）健康教育：

①导尿前，可做简易膀胱压力测定和尿流动力学检查来测定膀胱容量和膀胱压力，必须在膀胱容量>300ml、膀胱压力<40cmH$_2$O时才能行清洁间歇性导尿。

②尽管清洁间歇性导尿无需行会阴部消毒，但在导尿时应尽量保持双手及尿道外口的清洁。

③尽量用快速洗手液按七步洗手法洗手，避免用肥皂，因为肥皂长期暴露在外面，会有很多细菌产生。

④应尽量使用石蜡油等润滑剂，插入动作须轻柔，不宜粗暴。当插导尿管遇到阻力时，不可强行插入，需请求医务人员帮助。

⑤严格掌握导尿间歇时间：每 4～6 小时导尿一次，每日导尿不超过 6 次。如果患者两次导尿之间能解小便 100ml 以下、残余尿量 300ml 以上，每 6 个小时导尿一次；如果患者两次导尿之间能解小便 100～200ml、残余尿量 200～300ml，每 8 个小时导尿一次；如果患者两次导尿之间能解小便 200～300ml、残余尿量 100～200ml，每日导尿 1～2 次；当残余尿量小于 100ml 时，停止导尿。

⑥每次导尿量不宜超过 500ml，如果过量要夹住导尿管片刻，分次导尽膀胱内的尿液。

⑦严格控制饮水，按饮水计划适量饮水。保证每日饮水量和小便量均衡，即每日导尿量在 1500ml 左右。

根据尿量制订个体化饮水计划，并在床旁放置饮水、排尿日记表（表 4-8-1）、清洁间歇性导尿操作评分表（表 4-8-2）、清洁间歇性导尿操作手册。

表 4-8-1 饮水、排尿日记表

床号		姓名		性别		年龄	住院号	诊断
日期	时间	饮水量（ml）	日期	时间	漏尿量（ml）	自排尿量（ml）	导尿量（ml）	
	6:00			6:00				
	7:00			7:00				
	8:00			8:00				
	9:00			9:00				
	10:00			10:00				
	11:00			11:00				
	12:00			12:00				
	13:00			13:00				
	14:00			14:00				
	15:00			15:00				
	16:00			16:00				
	17:00			17:00				
	18:00			18:00				
	19:00			19:00				
	20:00			20:00				

日期	时间	饮水量（ml）	日期	时间	漏尿量（ml）	自排尿量（ml）	导尿量（ml）
	21:00			21:00			
	22:00			22:00			
	23:00			23:00			
	24:00			24:00			

表 4－8－2　清洁间歇性导尿操作评分表
（患者及家属适用）

患者姓名		登记号	操作者姓名				
项目	项目总分	操作要求	考核日期				
操作前准备	15	操作者准备：七步洗手法进行手卫生（5分）					
		环境：患者安静舒适、床帘遮挡（5分）					
		物品准备：一次性导尿管、润滑剂、艾利克、棉签、尿壶、镜子（女）等（5分）					
评估教育	20	患者饮水情况，是否落实计划饮水（10分）					
		正确评估膀胱充盈情况并掌握正确的导尿时机（10分）					
操作流程	65	环境、用物、洗手准备（5分）					
		适当体位，脱下裤子，分开双腿（5分）					
		使用清水洗净会阴部，并使用清洁干毛巾擦干（5分）					
		打开一次性导尿管，润滑导尿管（5分）					
		放尿壶于两腿之间（5分）					
		准备消毒棉签并正确消毒会阴部及尿道口（10分）					
		在无污染的情况下将导尿管缓慢轻柔地插入尿道（10分）					
		插入导尿管，有尿液流出时，将导尿管插入少许，有尿液流出，再插入1～2cm（10分）					
		用正确方法按压，直至无尿液流出，拔出导尿管，放入医疗废物桶内（5分）					
		整理用物、床单位，再次手卫生后将尿量记录在排尿日记上（5分）					
其他							
总分							
考核人							

注：考核90分以上的患者及家属才能自行行清洁间歇性导尿。

⑧导尿时，如遇少量血液，为正常现象，是尿道损伤的表现。若出血量较多，且呈现红色，需及时通知医务人员。

⑨清洁间歇性导尿考核，3 天后，患者或家属学会清洁间歇性导尿，由护士连续考核 3 次 90 分以上，交由患者或家属导尿；若患者或家属仍未学会清洁间歇性导尿，可再次指导，直至教会患者或家属。

⑩物品效期及相关知识宣教，清洁间歇性导尿期间艾利克及石蜡油开瓶后有效期为 7 天，告知患者尽可能地选用小包装棉签，采用洗手液洗手。加强健康知识宣教，采取多种方式进行指导。

⑪膀胱残余尿量测定，清洁间歇性导尿前 3 天，膀胱残余尿量测定 3 次/天，后 7 天改为 1 天/次，共计 10 天。多次测定残余尿量小于 100ml 或为膀胱容量的 20%，且无其他泌尿系统并发症时可考虑停止清洁间歇性导尿。膀胱残余尿量扫描结果管理规范如下。

a. 每日打印膀胱残余尿量测定医嘱单。

b. 将扫描结果以双面胶粘贴于患者医嘱单上，尽量不使用胶水粘贴，可将该患者一天的记录单重复粘贴在一起。

c. 在扫描结果上应注明与上次导尿间隔时间、扫描时间、扫描人签名。

d. 自排小便患者记录内容为：自解尿量、扫描时间、扫描人签名。

e. 临时扫描一次的患者仅需在护理观察记录内记录。

f. 扫描结果记录单应在患者出院及周转时及时归档病历。

⑫入院就已行清洁间歇性导尿的患者，在入院当天给予备皮。

（6）自排小便患者：若患者自诉可自排小便，但排尿费力，护理人员务必在收治时告知患者盲目增加腹压排尿是错误的排尿方式，需及时安排尿流动力学检查确认其膀胱压力和容量，根据情况留置导尿管或实施清洁间歇性导尿，流程同上。注意：若不能及时安排尿流动力学检查，建议先暂时给予留置导尿管。

（7）膀胱冲洗：其适应证为尿液沉渣较多、尿液颜色较深、尿道分泌物较多。膀胱冲洗时，用 38℃生理盐水或艾利克＋生理盐水进行冲洗，冲洗完成后，及时开放导尿管。加温膀胱冲洗液可减少膀胱痉挛的发生，提高膀胱冲洗的安全性。

（8）膀胱功能训练：医生评估后，根据实际情况进行训练。对不完全性脊髓损伤患者可根据情况使用膀胱功能训练仪，帮助患者促进膀胱功能恢复。指导患者进行床旁膀胱功能训练以及使用膀胱功能训练仪来改善患者膀胱功能。

（9）尿流动力学检查：医生根据患者病情需要安排尿流动力学检查，提前预约时间，由各护理单元指定的一名护士负责在预约时间前一天告知病房管床护士患者预约的时间，由当日管床护士做好预约单发放及患者检查准备工作。护士需配合医生进行检查工作，如留置导尿管→拔导尿管→准备换药碗→倒入艾利克、石蜡油→打开直肠测压管、尿道测压管→排气→消毒会阴部及尿道口→插入尿道

测压管、直肠测压管→检查完毕拔除尿道测压管、直肠测压管→排出患者膀胱内
生理盐水→收拾整理用物。尿流动力学检查预约单详见表4-8-3。

表4-8-3　尿流动力学检查预约单

您好！
　　为您预约的尿流动力学检查时间为　　月　　日　　时　　分，请务必提前10分钟到
达检查室候诊。检查目的是明确下尿路功能，鉴别下尿路排尿异常原因。您需注意以下
情况：
　　①检查前一天须做好会阴部备皮及排空直肠准备。
　　②清洁间歇性导尿患者及能自排小便患者须在检查前半小时排空膀胱。
　　③检查前1小时不再饮水。
　　④检查时需准备的物品有小便器、纸巾，因检查过程中需暴露会阴部及双下肢20～30
分钟，请自备薄毯，以防受凉。
　　尿流动力学检查物资清单如下：

物品	数量	物品	数量
一次性床单2000mm×700mm	1条	一次性护理垫	1片
压力延长管	3根	一次性导尿管	2根
无菌医用手套	3副	空针20ml	2支
生理盐水500ml	1袋	生理盐水100ml	1袋
艾利克	1瓶	一次性换药碗	1个
开塞露	2支	石蜡油	1瓶

　　温馨提示：
　　1. 检查时请携带患者病历本前往尿动力室。
　　2. 多重耐药菌感染患者须提前告知检查室，尽量安排在当日检查的最后一个，检查时
请推床至尿动力室。
　　3. 体型较大、病情较重者可推床至尿动力室检查。
　　4. 管床护士做好患者评估，根据病情采取适合的转运方式。

　　（10）膀胱彩超声学造影检查：患者进行尿流动力学检查后医生根据病情需
要安排患者进行该项检查。护士配合：检查前4小时予以患者留置导尿管→彩超
检查→普通袋式输液器连接预热后的注射用水→根据患者的膀胱容量放相应的注
射用水于袋中→分离尿袋与导尿管，消毒导尿管接头后将一次性导尿管的接头与
输液器相接并固定导尿管→用5ml预充式封管液配制造影剂并摇匀→抽取1ml
造影剂刺入导尿管接头备用→听从彩超室老师安排操作→检查完毕收拾用物→等
待彩超室老师填写膀胱彩超声学造影检查记录单→将记录单交回护理单元备存。
膀胱彩超声学造影检查预约单详见表4-8-4。

表 4-8-4　膀胱彩超声学造影检查预约单

您好！
为您预约的膀胱彩超声学造影检查时间为　　月　　日　　时　　分，请务必提前10分钟到达检查室候诊。检查目的是明确上尿路功能，鉴别上尿路排尿异常原因。您需注意以下情况： 　　①检查前3~4小时做好留置导尿管准备。 　　②检查前1小时不再饮水。 　　③因检查过程中需暴露会阴部及双下肢10~20分钟，请自备薄毯，以防受凉。 　　膀胱彩超声学造影检查流程： 　　①医生根据患者病情需要下医嘱预约膀胱彩超声学造影检查，中央运输中心送预约单至各护理单元。 　　②各护理单元收到预约单后发给患者，及时告知管床护士患者检查时间，以便管床护士及时为患者做好检查准备。 　　③护士准备：管床护士在检查前做好患者留置导尿管准备。 　　④用物准备：普通袋式输液器1个、5ml空针2支、20ml空针1支、一次性导尿管1根、橡胶手套2副、注射用水1瓶（预热38℃左右）、网兜1个、安尔碘消毒液、棉签、胶布。 　　⑤患者准备：检查前1小时不再饮水；因检查过程中需暴露腹部10~20分钟，请自备薄毯，以防受凉。

　　（11）神经源性膀胱功能障碍患者随访管理：通过电话、微信两种方式进行随访，在新入当天即登记所有患者的相关随访基本信息，出院时整理入表格，让患者加入随访微信群，患者有疑问在群里提问，医生、护士、治疗师做相应解答。电话随访周期为一个月、三个月、半年、一年。指导患者加入神经源性膀胱功能障碍的慢病管理体系。

三、注意事项

　　膀胱管理现状仍存在不足，需进一步提高医务人员对这类患者的重视，加强膀胱管理，取得患者及家属的支持及配合，加强对患者及家属的健康宣教，保证饮水计划的良好执行。准确评估者膀胱的情况，针对患者进行个性化调整，使其早日恢复膀胱功能，提高患者及家属的满意度。

（吴典点）

第九章 直肠管理

一、概述

神经源性直肠功能障碍指由各种因素导致肠道失去中枢神经支配，造成感觉、运动障碍，使结肠活动和肛门、直肠功能发生紊乱，导致结肠通过时间延长、肛门括约肌失去自主控制、直肠平滑肌与盆底横纹肌协调性被打乱，出现便秘、大便失禁等肠道并发症。神经源性直肠功能障碍不但给患者日常生活造成不便，还严重影响生活质量，如果直肠管理不当可导致多种危害，甚至危及患者生命。以患者为中心，依据患者的身心需求提供个体化、全方面、多角度的护理，规范直肠管理，通过制订标准排便、腹部按摩、专业饮食管理等多模式护理制度，全方位促进患者直肠功能尽快恢复。

二、临床应用

（一）排便障碍

排便障碍可引起神经衰弱、体臭（毒素的聚集可引起口臭或体臭）、肠梗阻、肠穿孔、结肠癌、心脑血管疾病发作（如心绞痛、心肌梗死、脑出血等）、猝死、肛肠疾病（直肠炎、肛裂、痔疮等）、胃肠神经功能紊乱（食欲不振、腹胀）、皮肤衰老、痤疮、雀斑与皮肤粗糙等症状。

（二）排便反射

当粪便形成后，结肠蠕动收缩将粪便推向远端直肠内，蓄积足够数量时（约300g）对肠壁产生一定压力，刺激肠壁感受器产生冲动，经盆神经、腹下神经到达位于骶髓（$S_{2\sim4}$）的排便中枢，引发短暂的直肠收缩。同时冲动上传至大脑皮层产生便意，如条件允许，大脑皮层即发出排便指令，冲动下传至脊髓的排便中枢，使整个大肠产生集体运动，将肠内容物推送至乙状结肠，再至直肠，乙状结肠和直肠收缩，增加腹压，同时肛提肌收缩和肛门内外括约肌松弛而产生排便。中枢神经或传入、传出神经的功能损坏会使排便功能产生障碍，引起便秘或大便失禁。

（三）排便障碍相关的检查

（1）肛门指诊：检查肛门、直肠皮肤黏膜状况，以及肛门括约肌的感觉、收缩情况。

（2）乙状结肠镜检查：通过内镜观察结肠黏膜有无充血、水肿、溃疡，有无息肉或结肠癌的发生。

（3）排粪造影：观察排便时肛门、直肠的解剖学结构和盆底肌运动情况，如灌入直肠的造影剂不由自主地流出，提示有大便失禁。

（4）肌电图检查：了解盆底肌肉的功能状态及神经支配情况，用于判断括约肌缺损的部位及范围。

（四）便秘

1. 原因

患者因肠道部分或完全失去了神经支配，使得自主排便机制丧失，造成排便困难。

患者自主活动减少及受限，肠蠕动减弱，腹压下降，导致排便动力降低，可行腹部按摩，促进肠蠕动，遵医嘱给予患者站立训练，可使大便因重力作用排出。

患者进食量减少，膳食纤维摄入不足，饮水需求少，导致肠道内容物不足，以致无法通过排便感受器诱发排便反射，排便感觉的减弱使粪便停留在肠道内从而造成水分的重吸收，使粪便干结，排便时直肠压力增加，进一步加剧患者排便困难程度，造成便秘，在患者不需要禁食禁饮的情况下需保证患者进食量、膳食纤维及水分的摄入。

因病情原因卧床的患者，需在床上排便，当病房出入人员较多，没有提供较为隐秘的排便环境，患者感觉暴露了隐私或者不愿意麻烦家属时，患者会采取忍耐的办法导致排便意识减弱，也可能与患者不习惯在床上使用便盆排便、所需的腹压不足或排便反射抑制有关。患者排便时需保护患者的隐私，使其养成定时排便的习惯，告知患者需接受疾病带来的排便改变及便秘的危害。

2. 药物治疗

促胃肠道动力药可减少粪便通过肠道所需时间，提高肠道传输效率，并可增加粪便排出量，有效改善神经源性直肠功能障碍患者结肠、直肠及肛门的功能，缓解便秘症状。常用药物是缓泻剂（比沙可啶、乳果糖、车前子）和促胃动力药（西沙必利、普鲁卡必利、新斯的明）。用药过程中注意观察药物不良反应，如恶心、呕吐、腹痛、腹胀等，告知患者药物是治疗便秘的辅助方法，要配合活动及饮食管理。排便费力时可使用开塞露辅助排便，使用方法为将其缓慢插入肛门内，然后将药液挤入直肠，每次 20ml，排便后注意肛周皮肤的清洁，温开水清洗，防止发生皮炎。

3. 饮食治疗

膳食纤维是任何饮食的重要组成部分，不同类型的膳食纤维以不同方式作用于身体。可溶性膳食纤维在肠道内与水混合，形成凝胶样物质，作为"捕集器"收集废物，然后排出身体。不溶性膳食纤维吸收和保持水分，使粪便硬度均匀，并帮助推动肠内容物迅速通过消化系统，不溶性膳食纤维可促进规律性排便和治疗便秘。

4. 腹部按摩

腹部按摩可以减轻腹胀，增进肠蠕动，显著缩短结肠通过时间，从而增加排便次数。

5. 体表电刺激促进肠蠕动

体表电刺激可刺激腹部肌肉收缩，缩短脊髓损伤神经源性直肠功能障碍患者结肠通过时间，促进排便进程。

6. 灌肠治疗

灌肠的原理是通过在结肠内定时灌入一定量的溶液刺激肠壁，从而使结肠发生蠕动。

（1）大量不保留灌肠：能刺激肠蠕动，排出肠内积气，稀释和清除肠道内的有害物质，常用 0.1%～0.2% 的肥皂液及生理盐水。

（2）小量不保留灌肠：能软化粪便，排出积气，可选用 50% 硫酸镁溶液、甘油、温开水或开塞露等。

（3）中药灌肠疗法：药液直达病灶，在短时间内被肠道吸收，效果好且对机体不良反应小。

7. 便秘防治体操

患者腹式呼吸，仰卧，操作者协助患者双手抱膝屈曲，抬头使前额贴近膝部。

坐位，双手置于身后，与臀部形成三角支撑，双腿屈膝，双足用力踢出，双腿需伸直，同时举起。

（五）大便失禁

大便失禁指由各种原因引起的肛门功能紊乱，导致患者不能随意控制粪便和不能在适合的时间、地点排便。大便失禁只是一种症状描述而非疾病诊断，包括不自主地排出气体、液体粪便、固体粪便和便急等症状。

1. 饮食指导

适当给予高膳食纤维食物，使大便成形。每日饮水量为 1500～2000ml。

2. 皮肤护理

每次便后温开水洗净肛周皮肤，外涂皮肤保护膜、鞣酸软膏、屁屁霜等，选择适合的护理用具，预防失禁性皮炎。

失禁性皮炎指皮肤长期暴露在尿液或粪便中导致皮肤发炎，其表现为皮肤表面有红疹或水疱，或伴浆液性渗出、糜烂、皮肤的二重感染。其发生部位不仅仅在会阴部，也发生在腹股沟、臀部、大腿内侧等处。

3. 使用 OB 卫生棉条

（1）导管型 OB 卫生棉条：比较顺滑，易推入，适合新手，但使用时异物感比较强，位置调整不是很方便。导管型 OB 卫生棉条使用方法：了解结构（外导管、内导管、拉线），手握导管，对准肛门，植入体内，取出棉条外壳。

（2）无导管型 OB 卫生棉条：简单、方便携带，植入时无异物感，易于位置的调整。无导管型 OB 卫生棉条使用方法：双手握棉条两端将玻璃纸包装拧开，拉出蓝色线，将棉条扩张成小伞形状，把食指放入伞状凹槽内，食指配合大拇指把棉条捏紧，找到肛门位置，食指将棉条顺着肛门轻轻推入，推到食指第二关节，拉条留在肛门外。

4. 使用人工肛门袋

使用人工肛门袋能有效预防大便失禁引起的皮肤并发症，减轻患者的痛苦，减轻照护者的负担。

使用方法为用手撑开肛周皮肤褶皱测量括约肌，裁剪合适的尺寸，两人合作撑开皮肤，清洁肛周皮肤，撕去保护纸，将肛门袋向外对折后，对准肛门贴，贴好后按压 5～10 分钟，保持侧卧位 5～10 分钟。

（六）神经源性直肠康复训练

神经源性直肠康复训练是针对神经源性直肠功能障碍导致的神经功能异常而引起直肠排便机制发生障碍的恢复性康复治疗措施。通过训练指导患者选择适合自身排便的时间、体位、方式，不随意使用缓泻剂及灌肠，形成规律的排便习惯。

（1）目的：降低患者便秘和大便失禁的发生率，降低对药物的依赖性，帮助患者建立胃结肠反射、直结肠反射、直肠肛门反射，使患者可在大便器上利用重力和自然排便机制独立完成排便，在社会活动时间内能控制排便。

（2）适应证：

①神经源性直肠功能障碍所致的大便失禁及便秘的患者。

②神志清楚并能够主动配合康复治疗的患者。

（3）禁忌证：

①严重损伤或感染的患者。

②神志不清或不能配合的患者。

③伴有全身感染或免疫力极度低下的患者。

④有显著出血倾向的患者。

（4）注意要点：

①训练前必须做好评估，以判断是否可以进行训练。

②如患者不能自行完成训练可给予帮助。

③训练时动作应轻柔，防止二次损伤的发生。

④训练强度不宜过大，以患者能够耐受为宜。

⑤进行训练时应鼓励患者主动参与，使患者情绪稳定，强调患者的积极性。

⑥训练时应循序渐进，持之以恒，方有疗效。

（5）操作准备：

①准备用物，医嘱单、石蜡油、治疗巾、手套、卫生纸、便盆等。

②按要求做好操作者、操作环境、患者的准备。

③做好操作时机的评估。

（6）操作流程及关注要点：

①携准备好的用物至床旁→核对医嘱单→核对患者身份→自我介绍→解释此次操作的原因及目的→取得患者配合。

②评估环境（私密性、温湿度）→评估患者（饮食习惯、个人习惯、日程活动情况、心理因素、疾病、药物因素等）→评估患者肌力、肌张力→检查腹部（有无管道、伤口，触摸腹部有无粪块）→检查肛周皮肤（有无痔疮、便血、破溃）。

③指导患者增强腹肌运动：患者取平卧或半卧位→嘱其深吸气→下腹部用力→屏气→做排便动作→维持 3～5 秒→反复 3～5 次（此操作可将双手放于腹部，调节腹肌运动强度，患者如有心脏病、心肌梗死则禁做该项操作）。

④腹部按摩术：患者平卧→协助屈髋屈膝→操作者站于患者右侧→用单手或双手的食指、中指和无名指自右沿结肠解剖位置向左环形按摩，按压深度以 1～2cm 为宜（由盲肠部开始，依结肠蠕动方向，经升结肠、横结肠、降结肠、乙状

结肠做环形按摩）→乙状结肠处加压→每次 5～10 分钟，每日 1～2 次（肥胖者按压力度应加大，间歇性导尿患者应排空膀胱后再进行该操作）。

⑤手指直肠刺激：患者取侧卧位→脱裤子→垫治疗巾→洗手→戴口罩→戴双层手套→操作侧手指润滑（中指或无名指）→缓慢插入直肠（勿损伤直肠壁，操作者应剪指甲，插入深度以 1～2 个指节为宜）→做环形运动→沿钟表方向在 3、6、9、12 点做缓慢牵拉→持续 1 分钟，间隔 2 分钟可再次进行→时刻关注患者主观感受→有便意时，脱外层手套，及时给予便盆，抬高床头，患者屈髋屈膝，使用增强腹肌运动的方式进行排便，给予私密环境→排便完成→撤去便盆（观察大便的量、颜色、性状）→清洁肛门→脱手套、撤治疗巾→穿裤子→询问患者感受→洗手→记录（该操作需警惕自主神经反射的发生）。

⑥肛门括约肌训练术：患者取侧卧位并放松→脱裤子→垫治疗巾→洗手→戴口罩→戴双层手套→操作者四指并拢或手握拳于肛门向内按压 5～10 次→两手或单手于肛周有节律地往外弹拨（使肛门括约肌收缩-扩张-收缩，左右方向各 10～20 次）→时刻关注患者主观感受→有便意时，脱外层手套，及时给予便盆，抬高床头，患者屈髋屈膝，使用增强腹肌运动的方式进行排便，给予私密环境→排便完成→撤去便盆（观察大便的量、颜色、性状）→清洁肛门→脱手套、撤治疗巾→穿裤子→询问患者感受→洗手→记录。

⑦盆底肌力训练术（缩肛运动）：患者取平卧位→双下肢并拢，双膝屈曲稍分开→嘱患者尽可能轻抬臀部缩肛→提肛 10～20 次，每天练习 4～6 次（以促进盆底肌肉功能恢复）。

⑧低桥式运动：患者取仰卧位→双腿屈曲→双臂平放于身体两侧（体弱无力患者可双手抓住床沿）→以脚掌及肩部支撑，靠腹肌及盆腔肌的力量，将臀部及腰腹部抬起离床→持续 5 秒左右还原，重复 10～20 次，每日上下午各运动 1 次，也可酌情增加。

（7）健康教育：

①合理安排饮食，膳食纤维对神经源性肠道功能的恢复有促进作用，评估膳食纤维对粪便黏稠度和排便频率的影响，最初每天饮食中的膳食纤维含量不应少于 15g，调整饮食习惯，多食水分和膳食纤维含量高的食物，包括韭菜、芹菜、青菜等，可用香油凉拌蔬菜，增加肠道的润滑，禁忌辛辣；多食植物脂肪丰富的食物，包括核桃仁、花生米、菜籽油等，有润肠作用；多食水果，包括香蕉、柚子、火龙果等；增加水分的摄入，若病情允许每日液体摄入量不少于 2000ml；注意饮食的质，多食杂粮，可增加肠管内的食物体积；注意饮食的量，足够的量才足以刺激肠蠕动。

②根据患者既往的习惯安排排便时间，养成每日定时排便的习惯，餐后胃肠反射最强，通过训练逐步建立排便反射，也可每日早餐后 30 分钟进行排便活动

（便前可空腹饮一杯温开水，促进胃肠蠕动）。

③指导患者根据病情选择合适体位，便前可喝温热水引起胃肠反射，采用可以使肛门直肠角增大的体位，即蹲位或坐位。无法下床而必须卧床排便的患者排便时，采取左侧卧位，双腿屈曲，抬高床头 15°～30°，也可使用辅助装置协助排便。

④杜绝不良习惯：缺乏活动、常穿束腰带或塑身衣、滥用便秘药、如厕时看手机、经常熬夜。

⑤动态检测自我排便情况，详细记录排便日记（表 4-9-1），通过训练建立良好的排便反射，逐步形成每日定时规律排便的好习惯。

表 4-9-1　排便日记

日期：		起床时间：		睡觉时间：			
时间	食品、液体摄入量	每次排便	急迫性便意（1 分弱—3 分强）	疼痛或不适（1 分弱—3 分强）	大便的类型	其他情况	

（七）结肠造口术

结肠造口术指通过手术将结肠连接到腹腔壁上从而形成一个人工肛门，乙状结肠是最佳造口位置。结肠造口术后，患者的直肠管理时间、大便失禁发生率、肠道相关反射异常出现率、轻泻剂的使用量可有不同程度的改善，患者的生存质量得到提高。

（八）心理护理

患者因直肠功能丧失，会有难以启齿、意志消沉、孤僻、害怕被发现的低落情绪，他们精神颓废，社会适应能力进一步退化。他们需要家人、朋友、社会的帮助，以增加生活信心。

（1）社会支持具有缓解压力、改善患者健康状况和社会功能的作用，患者得到的社会支持越多，心理障碍的症状就越少。

（2）家人的陪伴能给予痛苦中的患者希望和勇气。

（3）创造欢快的环境氛围，让患者听一些轻快、明朗的乐曲，可使他们从悲观抑郁的情绪中振作起来，而旋律舒缓的乐曲则能使患者的情绪安定。

三、注意事项

对于神经源性直肠功能障碍的患者可根据患者年龄、自身状况与疾病特点等因素，提供个体化健康宣教方式，可开展小讲座，建立微信群，定期推送相关知识及操作视频，进行一对一的技术指导，确保患者及家属了解神经源性直肠功能障碍管理知识，熟悉该病治疗和康复的一般进程，主动参与康复训练。另外，研究者仍需继续拓展相关研究，不断探索和改进方法技术，相信随着该领域康复理论与技术的不断提升、方案的不断优化，神经源性直肠功能障碍治疗可以得到更满意的临床效果。

（吴典点）

第十章　皮肤管理

一、压力性损伤

（一）概述

1. 定义

压力性损伤（Pressure injury）指皮肤或皮下软组织局部损伤，通常位于骨突处。此损伤病灶可能是完整的皮肤或开放的伤口，也可能伴随疼痛感。损伤的发生来自强烈和（或）长期的压力，或压力合并剪切力。软组织对压力及剪切力的耐受程度会受到微气候（Microclimate）、营养、组织灌注、合并症及软组织状况的影响。

（1）器械相关性压力性损伤：使用用于诊断或治疗的医疗器械导致的压力性损伤，受伤部位形状通常与医疗器械形状一致。

（2）黏膜压力性损伤：使用医疗器械导致相应部位黏膜出现的压力性损伤。由于这些损伤组织的解剖特点，这一类损伤无法分期。

2. 分期

（1）Ⅰ期：指压不变白的红斑，皮肤完整。

（2）Ⅱ期：部分皮层缺损使真皮层暴露，也可能表现为一个完整的或破裂的水疱。

（3）Ⅲ期：全皮层缺失，可见皮下脂肪暴露，但骨头、肌腱、肌肉未外露。

（4）Ⅳ期：全层皮肤和组织缺失，伴有骨头、肌腱、肌肉外露，伤口床的某些部位有腐肉或焦痂，常常有潜行或隧道。

（5）不可分期：全层皮肤和组织缺失，溃疡底部被（黄色、棕褐色、灰色、褐色、棕褐色或黑色）腐肉覆盖，或者伤口床有（碳色、褐色或黑色）焦痂附着。

（6）深部组织损伤：局部皮肤完整，持续指压不变白，颜色为深红色、栗色或紫色，或导致充血的水疱，伴有疼痛、局部硬结、黏糊状液体渗出、潮湿、发热或冰凉等表现。

（二）常见的原因

（1）压力：垂直作用力过大，超过了毛细血管的承受能力，出现缺血缺氧状态，组织死亡（正常毛细血管内压 12~30mmHg，当局部压力达 16mmHg 时，即可阻断组织的灌注；局部压力达 30~50mmHg 持续 2~4 小时，即可引起压力性损伤）。

（2）剪切力：向组织施加剪切力时组织中毛细血管受到拉伸、扭曲，组织缺氧，剪切力作用于深层部位，引起组织的相对位移，并能切断较大区域的血液供应，导致组织缺氧、张力下降，因此它比垂直方向的压力更具危害性。剪切力产生的条件：搬运患者时拖拉等动作；床单位及衣物不平整，有渣屑；皮肤表面多汗、潮湿；频繁清洁皮肤或过度使用爽身粉。

（3）微环境：与床表面接触的皮肤温湿度异常，温度升高使代谢需求量增加，而湿度的增加使耐受力减弱。

（4）活动与营养：卧床是重要的风险因素，卧床患者是压力性损伤发生的高危人群，营养缺乏会增加压力性损伤的风险（组织灌注量不足）。

（三）高风险人群

临床上常使用 Braden 量表进行风险评估，即对患者的感觉、行动能力、活动情况，以及影响皮肤耐受力的 3 个因素（皮肤潮湿状况、营养状况、摩擦力/剪切力）进行评估，总结出以下高风险人群。

（1）神经系统疾病患者：自主活动受限，长期卧床，身体局部组织长时间受压。

（2）肥胖者：增加了受压部位的压力。

（3）老年人、身体衰弱、营养不佳者：受压部位缺乏保护。

（4）水肿患者：皮肤抵抗力降低。

（5）疼痛患者：处于强迫体位，活动减少。

（6）石膏固定患者：翻身/活动减少。

（7）大小便失禁患者：皮肤经常受污物、潮湿的刺激。

（8）发热患者：排汗过多，皮肤温湿度（微环境）改变。

（9）使用镇静剂的患者：自身活动减少。

（四）护理措施

（1）正确翻身和移动患者：不要将患者放在床单上拖拉，可使用担架或翻身单抬空患者；常规使用气垫床；除非治疗需要，床头抬高避免大于30°，控制床头抬高的时间，使剪切力和摩擦力达到最大平衡；每2小时更换1次体位；侧卧时避免直接压迫骨突处；尽量选择20°~30°侧卧位，充分抬高足跟；合理使用翻身枕可有效地预防新发或加重压力性损伤；坐轮椅时，指导患者采取正确的自我减压方法，在重症患者体位安置与变换过程中要密切观察其病情变化；对需要手术的压力性损伤高危人群重点关注；病情允许的情况下使用电动起立床进行体位适应性训练，但需密切观察患者生命体征变化。

（2）皮肤护理：每天用温开水给患者擦身，尤其是会阴部及肛周等容易出汗、潮湿、滋养细菌的部位需重点清洗；对于大小便失禁的患者应及时清洗及更换被污染的床单及衣物，保持皮肤及床单的清洁干燥；每次清理粪便后，待表面皮肤干燥后用碘伏棉球将肛周或会阴部周围皮肤消毒，用生理盐水棉球擦拭皮肤，待皮肤干燥后喷液体敷料或其他皮肤保护剂；受压部位可使用薄膜敷料、水胶体敷料进行保护；对失禁患者使用皮肤保护剂可预防患者皮肤浸渍，减少皮肤潮湿感、皮肤发红，预防压力性损伤的发生；注意特殊部位的保护，除保护骨突处受压部位外，还应注意吸氧管、吸氧面罩、鼻饲管、气管插管、血氧饱和度指套、夹板等部位的保护。

（3）换药护理：护理人员需详细评估患者压力性损伤的创面情况并记录，包括创面的大小和深度、有无异味、渗液颜色及量等，根据伤口情况选择合适的敷料，若有黑色结痂，可使用水胶体、清创胶等敷料进行除痂，能免除机械清创带来的疼痛感。若创面呈黄色，可利用机械清创清理顽固性的坏死组织，用无菌生理盐水清洗后覆盖藻酸盐敷料和泡沫敷料，加速愈合。负压封闭引流护理：有效控制负压在125~450mmHg（0.017~0.06MPa），详细检查创面封闭情况，查看各接头处、半透膜粘贴处有无漏气，引流管内液体柱是否流动；观察引流液的颜色、性状及量，并记录，若引流液为鲜红色须立即告知医生；保持管道的密闭和无菌；不需每天为创面换药，1次负压封闭引流可以保持7~14天；粘贴半透膜时，避免过度牵拉创缘皮肤，不要在同一部位反复粘贴，防止出现张力性水疱，防止利器刺破半透膜致负压失效。

（4）营养支持：几乎所有营养不良患者的压力性损伤都难愈合，因渗出物中含有大量的蛋白，为防止发生负氮平衡，需增加患者的蛋白摄入量，并应加强对存在压力性损伤风险患者的营养管理，每天保证摄入30~35kcal/kg的热量，并摄入足够的液体（Level 1，A级推荐）。给予高维生素饮食，鼓励患者多进食，必要时鼻饲或静脉补充营养，还需忌油腻、刺激性食物，并需戒烟戒酒。

（5）对已发生的压力性损伤的护理措施：

①Ⅰ期压力性损伤，整体减压，勤翻身，局部可用泡沫敷料保护，动态观察，预防其他部位发生压力性损伤。

②Ⅱ期压力性损伤，若水疱直径小于 2cm，可以让其自行吸收，局部粘贴水胶体或薄膜敷料保护；若水疱直径大于 2cm，局部消毒后，抽出液体并用水胶体或薄膜敷料保护，观察渗液情况，酌情更换。Ⅱ期压力性损伤创面通常是无腐肉的、红色或粉色基底的开放性浅层溃疡，可根据渗液情况使用合适的敷料。

③Ⅲ期、Ⅳ期压力性损伤，创面通常覆盖较多坏死组织，首先进行清创处理，选择合适的消毒液清洗伤口，再用生理盐水清洁，伤口可使用银离子敷料。

④当伤口覆盖焦痂或坏死组织而无法进行界定时，应当清除焦痂或坏死组织后再确定分期，伤口处理同Ⅲ期、Ⅳ期压力性损伤的处理方法。在压力性损伤患者中可应用水胶体敷料，其所用材料为羧甲基纤维素钠，可与皮肤实现良好贴合，有助于直接观察伤口、维持湿性环境，能促进伤口愈合、降低感染率（Level 1，A 级推荐）。

（五）健康教育

对患者与家属开展健康宣教，向其讲解压力性损伤发生的危害性和预防措施，指导患者与家属掌握正确的翻身方法与日常频率。对其原发疾病遵医嘱给予积极治疗，严格控制疼痛，积极引导患者与家属共同参与压力性损伤的管理和预防工作。

二、失禁相关性皮炎

（一）概述

失禁相关性皮炎（Incontinence associated dermatitis，IAD）指因暴露于尿液或粪便所造成的皮肤损伤，是一种发生在大小便失禁患者身上的接触性刺激性皮炎，任何年龄阶段均可发生，其影响的皮肤范围不限于会阴。失禁时诸多因素可能造成患者皮肤损伤，包括尿液和（或）粪便使角质层细胞肿胀及角质层结构破坏、皮肤炎症加重、皮肤的 pH 值升高、尿素转化成氨、粪便中的酶破坏角质层等，还有抗生素的使用、不恰当的失禁处理等也会导致 IAD。

（二）临床表现

IAD 是一种临床上常见的潮湿性皮肤损伤。IAD 发生后患者主要表现为局部皮肤水肿、红斑、湿疹等，严重者还可引起皮肤破溃，一旦发生破溃，皮肤很难愈合。加上重症患者床上常使用护理垫，形成潮湿的环境，诱发细菌繁殖造成再次感染和压力性损伤，增加护理工作的难度，还给患者造成心理压力，影响原发病的预后。

IAD 临床表现主要包括皮肤红斑、皮温升高、皮肤破损、继发感染、局部不适等症状和体征，还包括：皮肤红斑，通常呈镜面效应，左右对称；真菌感染的皮疹，通常从中心部位向四周扩散，颜色为亮红色，点状丘疹或脓疱一般出现在皮疹边缘。

IAD 影响的皮肤范围不局限于会阴（肛门与外阴或阴囊之间的部位），尿失禁会影响女性大阴唇或男性阴囊的褶皱，以及腹股沟褶皱；大便失禁会影响肛周的皮肤，如臀裂和臀部，进而可向上延伸至骶尾部和背部，以及向下延伸至大腿后部。

（三）评估与分级

目前，IAD 的评估工具较多，主要分为风险评估和严重程度评估。汉化失禁相关性皮炎皮肤损伤评估量表（IADS）的内容效度指数（CVI）为 0.93，Cronbach's α 系数为 0.875，有助于护士识别、评估 IAD 的严重性，是一个有效、可靠的评估工具。除此之外，还可采取比较简单的 IAD 分类工具（IAD categorization tool）：

（1）0 级（无 IAD）：皮肤完好、无发红。

（2）1 级（轻度 IAD）：皮肤完整、发红，有红斑、水肿。

（3）2 级（中重度 IAD）：皮肤发红、破损，有水肿、水疱、糜烂、感染。

所有大小便失禁的患者应每天至少进行 1 次皮肤评估，或根据失禁的发生频率及患者的情况进行调整。评估部位包括会阴、臀部、大腿、下背部、下腹部和皮肤褶皱（腹股沟、大腹部血管翳下方等），主要评估皮肤有无 IAD 的临床表现。

（四）预防与处理

重症患者因病情危重、治疗时间较长、长期卧床与皮肤暴露容易引起 IAD，使治疗时间延长、加重生理应激反应等，不利于预后，因而需要加强对患者的护理干预。

发现并治疗失禁的原因是预防 IAD 的关键，而清洗和保护皮肤是预防和处理 IAD 的重要措施。

1. 处理失禁

首先要对患者进行全面评估，明确失禁发生的原因，针对病因采取措施，避免尿液和粪便对皮肤的刺激并制订护理计划。同时采取营养管理、训练如厕技巧等干预措施，使用护理垫、成人纸尿裤或卫生棉之类的吸收性失禁产品等。

2. 局部清洗

目的是清除尿液或粪便。清洗时应选择 pH 值接近正常皮肤的皮肤清洗液。

清洗后要选择温和的方式让皮肤变干，避免用力擦拭皮肤，可选用免冲洗的清洁剂。选择合适的皮肤保护剂来保护皮肤，避免或减少皮肤暴露于粪便、尿液之中或摩擦。每天或每次失禁后都可以进行清洗，以减轻粪便、尿液对皮肤的刺激。理想的清洗频率尚未确定，可根据失禁的程度而定，建议至少每日 1 次或每次大便失禁之后清洗皮肤。国外有研究发现对 IAD 患者每 6 个小时进行 1 次皮肤清洗和保护的效果优于每 12 小时 1 次。

3. 保护皮肤

目的是避免或尽量减少皮肤暴露于粪便或尿液中，减少摩擦。清洗之后，可用皮肤保护剂涂抹皮肤以达到预防和治疗 IAD 的目的。若出现 IAD，皮肤保护剂的使用可在角质层与潮湿或刺激物之间形成保护膜，还能加快皮肤修复。实施适当的皮肤护理方案 1～2 天后，皮肤状况会有明显改善，一般在 1～2 周得以恢复。对于 3～5 天没有改善或怀疑有皮肤感染时，应及时向相关领域专家进行咨询。关于使用皮肤保护剂涂抹皮肤的频率，国内有研究显示每 8 小时 1 次与每 12 小时1 次的效果无差别。

（五）关于 IAD 与压力性损伤

IAD 与 I 期、Ⅱ 期压力性损伤的区分比较困难，有时 IAD 会与压力性损伤共存，因此应对二者进行比较和鉴别：

（1）IAD 是因潮湿和摩擦引起的"自上而下"的损伤，而压力性损伤是因压力或压力合并剪切力引起的"自下而上"的损伤。

（2）IAD 通常发生在会阴部，压力性损伤的常见部位是骨突处。

（3）IAD 比较表浅，颜色由浅红到深红，而压力性损伤由浅到深，可能表现为红色、黄色或黑色。

（六）总结

近年来，随着医学的不断进步，重症患者的皮肤保护问题日益受到医护工作者的重视。在日常护理工作中，医护工作者要不断提高自我安全意识，通过专业知识和技能去发现和解决患者的皮肤问题，促进患者早日康复。

（李萍）

第十一章　血栓管理

一、概述

静脉血栓形成指血液在静脉腔内不正常的凝结，阻塞静脉腔，导致静脉回流阻碍，主要累及四肢浅表静脉或下肢深静脉。血栓脱落后随着血流循环进入肺动脉及其分支并发生阻塞。经外周静脉穿刺的中心静脉导管（PICC）相关性上肢深静脉血栓指血细胞、血小板以及纤维蛋白在置管侧肢体的肱静脉、腋静脉、颈内静脉及锁骨下静脉内凝结。静脉血栓形成由遗传、环境、行为等多种危险因素共同作用，好发于偏瘫者、恶性肿瘤者、老年人、妊娠晚期者及产妇，可由多种制动状态（如术后、长时间静坐、重病卧床等）、创伤等诱发。症状为患肢疼痛、肿胀，严重者可出现患肢皮肤颜色改变、坏疽、肺栓塞等。

加强对静脉血栓患者的管理和对静脉血栓高危科室护士的培训，可以有效提高静脉血栓护理质量。

二、临床应用

血栓具有严重的危害性，为了及时发现血栓形成的潜在风险，减少肺栓塞、深静脉血栓形成事件的发生，进一步保障患者安全，需对每一位入院患者进行血栓筛查，从而加强评估，做到早预防、早发现、早处理。

（一）入院筛查

（1）评估对象：所有新入院患者。

（2）评估内容：年龄、一般情况（体重指数＞$25kg/m^2$、下肢肿胀、内科疾病、限制卧床＞72小时）、并发症（肺功能异常、急性心肌梗死、静脉曲张等）、创伤情况、手术情况、病史、实验室检查、其他情况（中心静脉置管、石膏固定等）。

（3）评估工具：静脉血栓栓塞症（VTE）风险评估及预防管理量表。

①VTE 风险等级划分为极低危（0 分），低危（1~2 分），中危（3~4 分），高危（≥5 分）。

②VTE 风险评估得分≥3 分时需填写《静脉血栓栓塞症风险护患沟通表》并打印及签字，VTE 风险评估为高危时需在患者相应肢体及床头做好血栓高危标识。

③评估频次：首次评估为极低危、低危或中危且病情稳定者评估一次即可。首次评估为高危，每周复评一次。病情发生变化时须及时评估，如卧床情况、下肢肿胀情况，进行实验室检查、下肢超声评估。预防措施：药物预防（如速碧林、克赛、华法林、利伐沙班等）、物理预防（如弹力袜、足底静脉泵、间歇充气加压装置等）。医嘱有改变时需动态评估。

（二）标识管理

（1）床头标识：VTE 风险评估为高危者，须在患者床头做好血栓高危标识。

（2）患肢标识：根据患者静脉彩超检查结果，选择相应颜色（确诊为静脉血栓者选用红色，疑似和一定时间静脉彩超复查后在同一部位血栓性质未发生改变者则选用粉色）丝带，注明患者床号、姓名、登记号、阳性检查结果和检查时间，并系于患者相应肢体上。若患者复查检查结果为阴性则为其去除丝带。

（三）血栓检查

（1）血浆 D2 聚体测定。

（2）静脉彩超能及时准确地诊断血栓形成。

（3）静脉造影（作为下肢静脉疾病诊断的金标准）。

（四）血栓预防

（1）基本预防措施：

①督促患者进行踝泵运动，鼓励并督促患者在床上主动或被动地屈伸下肢做跖屈和背屈运动，内、外翻运动，足踝的"环转"运动。

②尽早督促患者进行肢体活动，早期活动四肢，促进静脉血液回流。不能活动者，可由家属为其按摩下肢腿部比目鱼肌和腓肠肌，可一手托起患者下肢，另一手对比目鱼肌及腓肠肌进行有节律的挤压，挤压与放开各 1 秒，交替进行，持续 3~5 分钟，4 小时/次。病情允许的情况下应尽早下床活动。

③抬高患肢促进静脉回流，卧床休息时应将患者下肢抬高 20°~30°，远端高于近端，严禁在腘窝及小腿下单独垫枕，应将患者膝关节以下至足后跟放置于垫枕上。

④鼓励患者多饮水，卧床患者每日饮水量必须达 2000ml，以降低血液黏稠

度，增加血流速度。

⑤鼓励患者勤翻身，对于长期卧床患者，应协助其定时翻身。

⑥建议患者改善生活方式，戒烟、戒酒，低脂、清淡饮食。在保证营养及水分充分摄入的同时，尽量多吃蔬菜和水果。

⑦关注患者每日排便情况，应多喝果汁和水，多吃富含膳食纤维的食物，以增加肠蠕动，保持大便通畅。避免用力排便致腹压增高，影响下肢静脉回流。

⑧避免下肢静脉输液，应避免做下肢静脉穿刺，特别是反复穿刺。输注刺激性药物时，应避免药液渗出血管。

⑨早期发现，患者若出现站立后下肢沉重、胀痛等不适，应警惕下肢静脉血栓形成的可能，须及时告知医生予以处理。

（2）物理预防措施：

①为患者使用间歇充气加压装置，通过对套在肢体末端的袖套进行充气和放气来促进血液流动和深静脉血回流至心脏。

②为患者使用梯度压力袜，梯度压力袜通过外部压力作用于静脉管壁来增加血液流速和促进血液回流，它能提供不同程度的外部压力。

③为患者使用足底静脉泵，使下肢静脉受到被动挤压，阻止深静脉扩张，保护静脉内膜不致损伤，并有防止足/股部静脉血流迟缓、促进血液回流、增加静脉血液流速的作用，防止血液淤积在下肢深静脉内。

④以下情况禁用物理预防措施：

a. 充血性心力衰竭、肺水肿或腿部严重水肿。

b. 下肢深静脉血栓症、血栓（性）静脉炎或肺栓塞。

c. 间歇充气加压装置和梯度压力袜不适用于腿部局部情况异常（如皮炎、坏疽、近期接受皮肤移植手术）、下肢血管严重的动脉硬化或其他缺血性血管病、腿部严重畸形。

（3）药物预防措施：用速碧林、克赛、华法林、利伐沙班等抗凝药物降低血液黏稠度，预防血栓形成。在应用速碧林、克赛时，应注射在腹腔壁前外侧，左右交替注射，注射后观察注射部位有无红肿、硬节、皮下出血等。对静脉血栓高危患者，口服阿司匹林也可预防静脉血栓的发生。用药期间密切观察生命体征、切口渗血及引流情况，密切观察有无牙龈出血、鼻衄、皮肤瘀点或瘀青，以及消化道有无出血倾向。要特别注意有无头痛、呕吐、意识障碍、肢体瘫痪麻木等颅内出血迹象。口服抗凝药物时需观察有无胃肠道反应，同时需定期按医嘱进行血常规检查和凝血时间、凝血酶原时间测定。

（五）血栓处理

1. 常规处理

（1）做好血栓登记：患者进行四肢静脉彩超检查后应及时查看检查结果，若检查结果提示阳性，管床医生应在静脉血栓登记本上记录，将结果告知护士、治疗师，并与患者做好医疗沟通签字。

（2）做好交接班：后夜班护士每日晨交班前查看静脉血栓登记本，对新发血栓做好交接班，详细说明患者床号、姓名、血栓部位及性质。

（3）完善血栓标识，落实静脉血栓相关健康教育。

（4）治疗方法：

1）急性期患者需卧床休息，抬高患肢，2 周左右下床。

2）抗凝药物治疗适用于范围较小的血栓，可用速碧林、克赛、华法林、利伐沙班。

3）溶栓治疗。

①系统溶栓：

a. 经静脉全身溶栓。通过浅静脉（通常为上肢浅静脉）进行全身给药，使药物随血液循环在体内均匀分布，达到溶栓目的。

b. 局部静脉穿刺溶栓。通过患肢足背或胫后静脉穿刺注入溶栓药物，于穿刺点上方 10cm 或患肢近心端根部绑扎止血带，阻断浅静脉回流，使溶栓药物大部分通过深静脉，从而达到溶栓目的。

②介入溶栓：

a. 保留导管接触性溶栓。经近端深静脉置管逆行插入肢体远端深静脉，先利用导丝和导管对血管腔内的物理性开通部分解除流出道梗阻，再通过置入溶栓导管使药物与血栓直接接触，将急性期疏松的新鲜血栓溶解，使主干静脉及时恢复通畅。

b. 经动脉保留导管溶栓。健侧肢体行动脉穿刺，经靶静脉伴行动脉置入导管，经患肢动脉持续高浓度灌注溶栓药物，使得药物通过毛细血管网流向病变深静脉，并均匀分布于患肢深、浅静脉中。

③溶栓适应证：

a. 保留导管接触性溶栓。年龄 16～70 岁；发病时间≤14 天；全身情况良好，预期寿命＞1 年；累及髂股静脉的中央型或全肢型置管溶栓。

b. 经动脉保留导管溶栓。患肢高度水肿，无法经下肢浅静脉穿刺顺行溶栓；血栓范围广泛，无法经同侧深静脉顺行溶栓或进行其他介入治疗；血栓范围累及同侧髂总静脉上端，无法逆行插管溶栓；小腿肌肉丛静脉血栓形成。

④溶栓禁忌证：近期有重大手术史或严重外伤；活动性出血和有出血倾向；

抗凝、溶栓药物禁忌或过敏；肾功能衰竭和（或）肝功能衰竭；妊娠和产褥期DVT，脑出血病史、结构性颅内血管疾病、颅内恶性肿瘤、3个月内缺血性脑卒中，其他恶性肿瘤；严重高血压，主动脉夹层。

4）手术治疗：Fogarty气囊导管取栓术。

（5）护理方法：

①急性期嘱患者卧床休息，并抬高患肢15°～30°。

②尽可能采用患肢远端静脉给药的方法，使药物直接到达血栓部位，增加局部的药物浓度（一般患肢只作为溶栓药物给药部位，不作其他药物输注部位）。

③严禁按摩、推拿患肢，保持大便通畅，避免用力大便，以免造成腹压突然增高致血栓脱落。

④避免碰撞患肢，翻身时动作不宜过大。

⑤给予高维生素、高蛋白、低脂饮食，忌食辛甘肥厚之品，以免增加血液黏稠度，加重病情。

⑥每班测量大腿周径，密切观察患肢周径及皮肤颜色、温度变化。

⑦用药前了解患者有无出血性疾病，用药后观察有无牙龈出血、伤口渗血或血肿、泌尿道或消化道出血，皮肤有无出血点，要特别注意有无头痛、呕吐、意识障碍、肢体瘫痪麻木等颅内出血迹象。对老年人及儿童，即使凝血指标正常，也应密切观察患者神志、瞳孔、血压及四肢活动情况，一旦出现头痛、呕吐、血压及四肢活动异常等情况，应立即通知医生及时处理。

⑧预防并发症，加强口腔皮肤护理，多漱口、多饮水，大便干结者可用开塞露通便，定时翻身，更换体位，防止压疮发生。

⑨护士要主动与患者交谈，态度诚恳，运用科学理论讲解疾病有关知识，增加其自信心，使之能积极配合治疗，建立良好的护患关系。

⑩下肢静脉血栓最严重的并发症为肺栓塞，应密切观察患者有无呼吸困难、胸痛、咳嗽、咯血等症状。

2. 肺栓塞的常见症状

（1）不明原因的呼吸困难及气促，尤以活动后明显，为肺栓塞最常见的症状。

（2）胸痛，可以为胸膜炎性或心绞痛样疼痛，故有时易被误诊为心绞痛。

（3）晕厥，可以为肺栓塞的唯一或首发症状。

（4）其他症状：烦躁不安、惊恐甚至濒死感、咯血（常为少量咯血）、咳嗽和心悸等。

肺栓塞的症状多种多样，其严重程度也因为患者的心肺功能，栓子的大小、部位、数量的不同而有很大差别。患者如果出现上述不适，又无法用其他常见疾病解释时，应想到肺栓塞的可能，及时通知医生，以免延误诊治。

3. 肺栓塞发生后的急救处理流程

（1）立即平卧。

（2）避免深呼吸、咳嗽、剧烈翻动。

（3）报告医生。

（4）同时高流量吸氧，建立静脉通道，安置心电监护仪。

（5）配合医生抢救。

（6）急性呼吸窘迫者进行气管插管或机械通气，心搏骤停者进行心肺复苏。

4. 抗凝或溶栓导致出血等并发症的处理

（1）抗凝或溶栓后如出现引流量增多、颜色加深，或出现气紧、心率增快、血压下降、血色素下降，需考虑可能存在抗凝或溶栓导致的手术创面出血。

（2）怀疑有出血的患者，需停用抗凝药物，遵医嘱急查血常规、凝血功能、胸部 CT，必要时输血，注射鱼精蛋白；若为进行性出血或凝固性出血需手术清创者，需做紧急手术探查止血，进行清创准备。

（3）使用溶栓药物后，仔细观察患者患肢皮肤颜色、体温的变化，并对患者牙龈、穿刺部位有无出血点及其意识、瞳孔等各方面进行详细观察。

（4）尽可能地减少侵入性操作，并于穿刺后对穿刺点实施加压止血，若出血情况严重，则使用弹力绷带进行压迫止血。

（5）加强宣教，增加患者的自我预防意识，如刷牙时动作轻柔、防止跌伤、避免抠鼻致出血。

（6）做好心理护理，缓解患者紧张、焦虑的情绪。

5. 导管相关性血栓（Catheter related thrombosis，CRT）处理

CRT 指置管后导管所处静脉或邻近静脉的导管外壁或导管内壁有凝块形成，是血管内置管常见的并发症。血管内置管常见的有中心静脉导管（CVC）、PICC 及血管介入手术用导管。CRT 不仅导致导管部分或完全阻塞，且明显延长了患者住院时间，增加治疗费用，最为严重的是深静脉血栓脱落导致肺栓塞。

（1）CRT 形成因素：

①置管因素。在经外周静脉置管中，右侧静脉置管血栓形成率相对较低，其中右侧贵要静脉血栓形成率最低，是理想的置管静脉选择。在中心静脉置管中，颈内静脉置管血栓形成率约为锁骨下静脉置管的 4 倍，因此锁骨下静脉置管是理想的选择。导管尖端位于上腔静脉下 1/3 时，血流量大，血小板及纤维蛋白不易聚集，能够有效地避免血栓形成。

②导管因素。从导管材质来看，最容易形成血栓的是聚氯乙烯，其次为聚氨酯，最不易形成血栓的是硅胶材质。

③血液因素。当血液流动缓慢或血流不规则时，通过狭窄的静脉管腔后，可

使局部形成涡流，促使血小板黏附、聚集，活化的血小板释放5-羟色胺、凝血因子等物质，最终导致CRT形成。另外不少患者在置入导管后，担心导管脱落，有意限制置管侧肢体的自主活动，使其血液流动变得缓慢，更易引起血栓形成。

④药物因素。输注化疗药物、血制品、高渗性药物等均是CRT形成的原因。

⑤其他因素。在患者置管侧肢体测血压、昏迷患者翻身不当、导管压折后形成管腔内回血、通过血管内导管输血、输液后未能应用合适的封管液及时足量地封管，以及采用非脉冲式手法，都是造成CRT的原因。禁止通过PICC进行抽血化验，以免血液在导管内凝固，发生血栓。

（2）导管失功的表现：

①无法抽回血或血液回流缓慢。

②输液速度变慢。

③推注有明显阻力或无法输液。

④电子静脉输液泵频繁堵管报警。

⑤在输液部位发生内渗/外渗、肿胀、渗漏。

（3）导管失功的处理：确定导管堵塞的类型（部分堵塞/完全堵塞）。评估可能造成导管堵塞的原因：外部机械原因、药物沉积、血栓性堵塞、影像学检查。遵医嘱给予溶栓，暂停导管输液，溶栓剂停留30～120分钟。

（4）负压溶栓技术：

①单注射器技术。准备一个10ml带有溶栓剂的注射器，导管接头消毒后与10ml注射器连接，使注射器处于直立状态，然后缓慢多次地抽拉针栓，停留一定时间后，回抽出溶栓剂，重复到可回抽出血。

②三通接头连接旋转技术。准备一个三通接头、一个10ml空注射器、一个10ml带有溶栓剂的注射器，用三通接头把消毒好的导管接头、10ml空注射器、10ml带有溶栓剂的注射器连接，先把空注射器的针栓拉回，关闭空注射器与导管的连接，打开带有溶栓剂的注射器与导管的连接，保留一段时间回抽，重复到可回抽出血。

导管复通后，冲洗管腔前应抽吸导管腔内溶解物并丢弃。操作过程中应注意防止空气进入导管，引起空气栓塞。无法恢复功能的失功导管，应尽早拔除。

（5）保留或拔除导管的选择与时机：

①如果患者治疗仍然需要该导管，可以在抗凝治疗的同时继续保留并使用导管，不建议拔除功能良好且有使用需求的导管。

②如果患者的导管已无法正常使用，治疗已不需要导管，患者存在抗凝禁忌合并导管相关感染，在规范抗凝的情况下仍出现症状加重，可以考虑拔除导管，

拔除后需继续抗凝治疗 3 个月。

(6) 护理预防措施：

①进行护理人员相关知识的培训。

②选择合适的血管通路及导管管径。

③减少输液导管堵塞。

④识别输液导管堵塞的表现。

CRT 的特殊性在于导管本身在治疗中所扮演的角色，在处理 CRT 时，不能仅仅考虑血栓的治疗，还需要兼顾患者本身的治疗通路问题。更谨慎、全面、个体化的策略，才能给患者带来更好的综合收益。

三、注意事项

各级护理人员应定期、不定期对静脉血栓风险评估及落实情况进行监控，对发现的问题及时整改。护士应切实做好物理及药物预防中的宣教和告知工作，向患者及家属交代物理及药物预防相关注意事项。同时，在用药过程中，护士需密切观察药物不良反应，以减少并发症的发生。对静脉血栓的发生情况进行专项检查，不断改进，也可形成具有科室特色的静脉血栓处置流程，以降低科室静脉血栓的形成率，促进患者早日康复。

（李萍）

第十二章　安全管理

一、非计划性拔管的管理

（一）概述

非计划性拔管（Unplanned extubation，UEX）指因患者治疗需要而留置在患者体内的各种导管，未经医务人员同意，患者将各种导管自行拔除，或者其他原因（包括医务人员操作不当等）造成的插管脱落，又称意外拔管。

（二）非计划性拔管的危害

（1）非计划性拔管发现不及时会延长患者住院时间，增加患者的治疗费用，严重者甚至导致患者的死亡。

（2）置管率增加，增加院内感染的机会。

（3）增加工作量，导致医疗纠纷，增加了医务人员的心理压力。

（三）非计划性拔管的原因

1. 医护方面

（1）巡视不及时、观察不到位：清晨、夜间是较容易发生非计划性拔管的时段，这个时段值班护士只有 1~2 名，对患者巡视观察不够仔细。

（2）管道未妥善固定，连接处不紧密。

（3）健康宣教未落实。

（4）护理人员在给患者翻身或搬运时幅度过大，牵拉管道。

2. 患者方面

（1）意识障碍、烦躁不安。

（2）舒适度改变，不能忍受。

（3）缺乏管道自我护理知识。

（4）活动度大，关节部位不易固定。

3. 导管方面

（1）导管的材质、粗细、软硬度等。

（2）导管置入的位置。

4. 时间方面

清晨、夜间是非计划性拔管的高危时段。

（四）非计划性拔管的预防措施

1. 加强宣教

采取有效的沟通方式，比如通过手势、纸笔的交流，了解患者的心理，将呼叫器放置在患者易拿取的地方。做好患者及家属的健康宣教，反复强调非计划性拔管可能对患者造成的危害和不良后果，并指导患者及家属配合管道管理。有文献指出，约 91% 的重症患者能通过点头、写字、语言等方式进行交流，护士可以使用辅助工具，如图片、画板和手势与患者交流，应鼓励患者表达情感需求。

2. 规范护理工作

建立非计划性拔管应急流程及登记本，对科室发生的每一例非计划性拔管均进行讨论，分析脱管原因、改进措施。熟悉患者的病情，以及安置管道的名称、作用、部位及数量，并做好标识，有针对性地进行交接班。

（1）规范护士的技术操作流程：如约束、口腔护理、翻身、吸痰、移动等。对有人工气道的患者，把握其吸痰指征，适时吸痰，保持气道通畅，避免痰痂阻塞引起患者缺氧、烦躁等不适而自行拔管。进行护理操作时，动作应轻柔，妥善固定各种管道，避免管道被拉出。对于躁动患者，在搬运和翻身时一定要约束好患者后再进行其他护理操作。

（2）提高年轻护士识别非计划性拔管高危因素的能力：

①患者谵妄或躁动时、管道固定或连接不妥时、翻身或移动患者时，是非计划性拔管发生的高危环节。

②意识障碍患者、小儿、高龄患者及曾有过非计划性拔管经历的患者是发生非计划性拔管的高危人群。

③清晨、夜间等医务人员少的时段容易发生非计划性拔管。

④患者翻身、排便、转移时，因体位改变，应注意保护各管道，防止滑脱、折断或污染。

⑤引流液应及时倾倒，防止引流液的重力作用将管道拔出。

（3）护士配备合理：护士长实行弹性排班，在躁动患者较多、非计划性拔管高危因素增多时增加护士，注意新老护士搭配，减少非计划性拔管的发生。注意观察，及时反映病情，为医生提供拔管的动态信息，符合拔管指征者应尽早拔管。

（4）根据病情合理用药：对躁动或意识不清的患者，应正确进行镇静治疗，以减轻患者的不适，缓解焦虑、恐惧等不良情绪。

（5）选择合适的管道，改进固定方法：选用材质柔软、管径细的材料，增加患者的舒适度。根据患者的身高、体型选择合适的管道型号、适宜的插管深度。检查固定是否妥当，需胶布固定的管道应选用黏性好的胶布。如为缝针固定或水囊、气囊固定者，应定期检查缝合处是否牢固，水囊、气囊是否有泄漏。固定导管方法如下：

①留置胃管。留置胃管选择硅胶胃管，硅胶胃管弹性好、无异味。插管时适当增加插入长度，使胃管接近幽门部，可有效防止营养液的返流，预防与减少并发症的发生。插管时动作轻柔，插管后，常规固定法是用胶布固定鼻翼两侧及面颊。使用此固定法的患者往往因面颊部出汗、出油，固定的胶布容易脱落，进而导致胃管滑出。可先用透明敷贴粘贴在鼻翼两侧及面颊处，再使用弹性柔棉宽胶布贴于透明敷贴上，此法可减少因面部皮肤出汗、出油导致的胶布松脱，防止胃管滑脱。

②血管内置管。应用缝线或导管固定装置固定，透明敷贴加固，中心静脉置管应根据要求更换敷料。指导患者自我护理，如在输液间歇期进行松握拳动作，以促进血液循环，减少静脉炎的发生。输液后可以适当活动，如写字、做简单家务等，但不要剧烈活动。

③留置尿管。留置尿管前需检查气囊质量，插管时注入适量的生理盐水（根据导管的说明），不能盲目注入，导致水囊长期张力过大而破裂脱出，也不能注入气体或者注入液体量不够。管道二次固定时，采用高举平台法，确保管道固定安全有效。

（6）选择合适的保护性约束：评估患者的意识状态、躁动程度、接受程度。对于躁动不安、不合作的患者，在患者或家属知情同意的情况下可使用保护性约束，经常检查约束带有无松散，放松约束期间需专人守护，防止患者自行拔管。约束带放置的位置不能离床头太近，约束带约束的双手距离导管至少20cm，使用约束带时应密切观察局部皮肤情况，约束带应松紧适宜，定时松开。必要时可应用约束手套约束患者。做好健康宣教，反复向患者及家属强调管道的重要性及预防导管脱落的方法，防止非计划性拔管。

（7）加强巡视及重点时段管理：尤其应增加夜间巡视次数，对于有非计划性拔管风险的患者在床头悬挂"非计划性拔管高危"安全警示牌，随时提醒家属及医务人员时刻预防非计划性拔管发生。加强对患者的评估，包括年龄、意识状态、心理状态、耐受状况、导管位置、深度、固定情况、既往有无自行拔管经历等。记录留置管道深度，班班交接，注意观察标记的变化，及早发现管道是否脱出。

（8）特殊患者的管理：对外出做检查或下床活动的患者，应认真检查导管接口处是否衔接牢固，并告知患者及家属注意避免牵拉导管，引起导管脱落。

（五）总结

非计划性拔管是临床风险管理不容忽视的重点问题之一，它直接关系到患者的安全和有效治疗，特别是气管插管的非计划性拔管事件可能造成患者窒息、气管损伤、再插管困难、肺部感染、住院时间延长等。

二、跌倒的管理

（一）概述

跌倒指身体的任何部位因失去平衡而意外地触及地面或其他较低的物体。跌倒是一种突发的、不自主的体位改变。

（二）跌倒的危害

跌倒是老年人群伤残和死亡的重要原因，也是住院患者较常见的意外事件之一。5%~15%的跌倒会造成脑组织损伤、骨折或脱臼等损害，限制了老年人的活动范围，严重影响老年人的身心健康和生活自理能力，给家庭和社会带来巨大的负担。

1. 对患者的伤害

（1）一般损伤，如软组织损伤。

（2）严重损伤，骨折甚至死亡。

（3）延长住院日期，增加住院费用。

2. 对医疗机构的损害

（1）成为医疗纠纷的隐患。

（2）影响医疗机构的信誉。

3. 跌倒/坠床的危险因素

（1）医疗环境：

①夜间陪护床摆放不规范，造成病房通道拥挤。

②走廊过道地面湿滑，保洁未设安全警示牌。

③夜间灯光亮度不足或灯光过于刺眼。

（2）患者一般情况：

①年龄大于 65 岁。

②有跌倒史。

③贫血或血压不稳定。

④意识障碍、定向力障碍。

⑤肢体功能障碍。

⑥营养不良、虚弱、头晕。

⑦平衡功能障碍、步态不稳。

⑧视力、听力较差，缺少照顾。

（3）疾病：

①眼科疾病，如白内障、青光眼等。

②慢性疾病，如外周神经病、帕金森病、脑卒中、颈椎病等。

③急性病，如心肌梗死等。

（4）药物：

①降糖药。

②降压药。

③镇静药。

④抗癫痫、抗痉挛药。

（5）不良心理状态：部分患者由于疾病出现情绪障碍，如焦虑、烦躁的情绪会减少对环境和其他人的注意，不易辨别发生危险的情况和障碍物，也可能会增加跌倒的概率。患者过分相信自己的平衡能力，常不能遵医嘱做循序渐进的训练，训练不当就会增加跌倒风险事件的发生率。

（6）其他：

①穿过长的衣裤。

②未系鞋带。

③使用不适宜的辅助行走器。

（三）跌倒的预防措施

（1）入院时，根据《住院患者预防跌倒护理评估表》对患者进行跌倒风险评估，分为低风险和高风险，根据患者的跌倒风险，为患者制订合理的护理方案，做好沟通与记录。护士严格掌握并执行跌倒预防管理制度，落实跌倒预防措施。

（2）为患者提供安全的住院环境，根据患者病情设置合理、适用的床旁环境。为有跌倒风险的患者做好标识。做好预防跌倒的安全宣教。

（3）对意识障碍、躁动患者使用保护性约束及床档保护，并留家属有效陪伴，做好交接班。对服用特殊药物的患者应加强巡视、观察与交接班。

（4）有跌倒高风险的患者活动时应有家属搀扶，患者活动区域应光线充足，保持地面干燥，通道宽敞无障碍物。

（5）注意轮椅和便盆座椅的固定，正确使用床档，使用轮椅时系好安全带。指导床上使用便盆或尿壶的方法。

（6）将常用物品放置在患者易于拿放处。

（7）使用 HIS 和床旁交互系统设置风险提醒，将跌倒高风险患者的信息推送给主管医生及治疗师，使主管医生及治疗师能第一时间采取干预措施，共同管理高风险患者。

（四）健康宣教

（1）请患者或家属告知护士患者曾经跌倒的原因，以便做好相应的预防。

（2）当患者服用镇静药或感到头晕时，应暂时卧床休息，避免下床活动导致跌倒。

（3）若床档已拉起，下床时请先将床档放下，切勿翻越床档导致坠床。

（4）当家属发现患者躁动、意识不清时，拉起床档，并通知护士适时给予保护性约束。

（5）将物品尽量收于柜内，保持走道宽敞。

（6）穿防滑鞋，切勿打赤脚、着硬底鞋，慎穿拖鞋。

（7）若发现地面有水渍，请告诉工作人员，并避免在有水渍处行走，以防不慎跌倒。

（8）病房夜间应保持地灯开启状态，以防下床跌倒。

（9）当患者需要帮助而无家属在旁时，请立即按呼叫器告知护士。

（10）若不慎跌倒，请尽快通知医务人员，以便及时处理并将伤害减至最小。

（五）总结

随着人们生活质量的提升，对医疗服务质量也提出了更高的要求。如院内发生跌倒情况，极易导致不良医患纠纷，不利于临床医疗事业持续发展。同时，因老年患者机体免疫力较低，跌倒后极易导致老年患者心血管疾病、骨折等一系列严重事件的发生，极大地危害老年患者的机体安全，因此开展有效的护理具有极其重要的价值。针对患者因素、护理因素、环境因素等进行管理，最大限度地预防患者住院期间发生跌倒，明确患者住院护理需求，开展针对性护理指导，提升患者生活质量，以推动临床医疗事业持续发展。

三、约束的管理

（一）概述

国际上没有通用定义，美国卫生保健财政管理局（Health Care Finance Administration，HCFA）将身体约束定义为：使用任何物理或机械设备、材料或工具临靠于患者身体，使其不能轻易移除，从而限制其自由活动，防止其触碰自己的身体。1992 年，HCFA 把防止患者坠床的床档也定义为一种身体约束。

（二）约束带使用目的

（1）控制患者危险行为的发生，避免患者伤害他人或自伤。

（2）对意识障碍、谵妄、躁动的患者防止其坠床。

（3）对于治疗、护理不合作的患者保证治疗、护理得以顺利实施。

（4）对于非计划性拔管高风险的患者行预防性约束。

（三）约束带使用方法

（1）宽绷带约束法/多功能约束袖套：常用于固定手腕或踝部。先用棉垫包裹手腕或踝部，再用宽绷带形成双套结套在棉垫外，稍拉紧使之不脱出，以不影响血液循环为宜，然后将带子系于床沿上。注意上肢外展不得超过 90°，以免造成臂丛神经损伤。

（2）肩部约束带约束法：用于限制患者坐起。采用宽布带制成，一端制成袖筒，约束时患者的两侧肩部套上袖筒，腋窝衬棉垫，两袖筒的细带在胸前打结固定，两条较宽的长带尾端系于床头。

（四）约束技术使用的并发症及处理

（1）患者及家属焦虑、紧张和恐惧：约束前向患者及家属做好知情同意及解释工作，告知约束的目的，取得患者及家属的配合；约束后要做好患者及家属的安抚工作，适时松解约束。必要时由医生协助解释工作或遵医嘱使用药物以稳定患者的情绪。

（2）皮肤擦伤：约束部位垫棉垫，注意约束的松紧度，尽量减少被约束肢体的活动。保持皮肤清洁干燥。

（3）关节脱位或骨折：掌握正确的约束方法，避免用力过猛。及时评估被约束肢体的关节活动情况。需长时间约束者，定期松解，活动肢体。

（4）肢体血液回流障碍：约束时垫棉垫；约束后多巡视患者约束的松紧情

况，避免因患者过度挣扎而致约束过紧。尽量避免长时间约束患者。

（5）压疮：尽量避免长时间约束患者，变换约束体位和约束方法，按摩受压部位。保持皮肤及床单清洁干燥。

（6）疼痛：避免长时间约束患者。避免约束过紧。

（五）注意事项

尽量在患者自愿的情况下进行约束保护，在临床工作中要与家属做好沟通，取得家属的同意和配合。约束时动作切勿过于粗暴，避免伤害患者，同时做好自我防护。密切观察约束部位血运情况、约束带松紧度、皮肤颜色及温度、肢体有无肿胀等。适当松解约束带，只保留必要的约束部位。要做好基础护理工作，保证患者的基本生活需求，协助其饮食、饮水及大小便等，保护患者隐私，尽量减少暴露皮肤，保证患者的各项治疗顺利进行，予以定时翻身，按摩受压部位。做好记录并做好交接班。严格掌握解除约束指征，尽早解除约束。约束只能作为保护患者的安全、辅助治疗的方法，不能作为惩罚患者的手段。

（李萍）

第十三章　促醒管理

一、概述

　　各种原因造成患者呈昏迷或植物状态，尤其以脑出血术后、颅脑损伤患者居多。颅脑损伤是暴力作用于头部引起的损伤，临床上一般按昏迷时间、阳性体征和生命体征将病情分为轻、中、重三型。重型颅脑损伤常因脑干网状上行激活系统轴索损伤，使神经冲动不能上传，或者大脑皮层广泛损伤，不能使皮层处于觉醒状态。颅脑损伤患者病情变化快、病死率高、病情危重，随着现代医疗技术的提高，患者死亡率显著降低，但存活者发生昏迷的概率增加。患者昏迷时间越长越容易导致呼吸系统的一系列并发症发生，甚至可导致患者死亡或病情加重。因此缩短患者的昏迷时间是减少各类并发症的关键点。可应用药物、手术等措施降低颅内压和改善脑血液循环，应用高压氧治疗可改善脑细胞代谢，还可采用声音、温度、光线、按摩、针刺等刺激作用于脑损伤昏迷的患者，帮助其早日恢复意识。所以做好促醒管理十分重要。

二、临床应用

（一）适用于昏迷、植物状态的患者

　　（1）昏迷：即意识丧失，是脑上行激活系统或大脑皮质由于结构和（或）生理损伤引起的严重而持续的功能障碍，是临床上排除了假性昏迷状态的真性昏迷。特征是无觉醒和意识，患者闭眼，不能够被唤醒，对自身和周围环境不能知晓。患者的脑功能出现严重障碍，但患者还有呼吸及心跳。昏迷患者生命体征不平稳，病情危重。

　　（2）植物状态：是一种特殊的意识障碍，主要表现为对自身和外界的认知功能完全丧失，能睁眼，有睡眠－醒觉周期，下丘脑和脑干功能基本保存，这种状态持续时间超过 1 个月为持续性植物状态。患者生命体征相对平稳，病情相对安

全，但不能遵循简单命令。

（二）评估

格拉斯哥昏迷评分量表（Glasgow coma scale，GCS）是目前临床使用最为广泛的意识评价量表，其量表得分情况直接反映患者神经功能，对预后评定有重要的临床意义。采用 GCS 的目的是了解患者障碍的类型及程度，为制订康复方案、判断康复治疗的疗效和预后提供依据。总分 15 分，8 分以下为昏迷，3~5 分为特重型损伤，6~8 分为严重损伤，9~12 分为中度损伤，13~15 分为轻度损伤。

（三）促醒管理小组

成立三级管理小组：由护士长、责任组长、责任护士组成。护士长担任组长，责任组长担任副组长，责任护士为成员。

（1）组织成员学习促醒相关的国内外相关文献，制订详细的执行计划表及考核表，定期采用演示文稿课件授课与临床操作演练等方式进行促醒方面的培训，主要内容有护理的原理依据、具体实施的方法以及预估效果等，培训结束后对小组成员进行理论及操作考核，确保小组成员完全掌握促醒方法。

（2）将促醒操作拍成视频对家属进行示教。

（3）向家属发放促醒相关的健康教育资料。

（4）每个月召开促醒管理小组会议，将实施过程中存在的问题进行总结分析，制订改进措施并不断调整。

（四）促醒护理

听觉、视觉、触觉、味觉、嗅觉等多元化信号刺激，对强化脑神经元兴奋性有显著作用，能够改善或弥补受损神经元功能，促进神经功能的恢复，有效帮助患者意识清醒。以下为促醒方法：

（1）药物促醒：

①西药促醒。通过不同的作用途径发挥促醒作用，临床常用的西药有与多巴胺有关的药物美多巴、金刚烷胺、溴隐亭，胆碱能类药物胞磷胆碱，阿片受体拮抗剂纳洛酮，神经营养药物神经节苷脂、脑苷肌肽、脑活素，自由基清除剂依达拉奉，精神兴奋剂甲氯芬酯等。

②中药促醒。中医认为气血亏虚、阳气衰微、蒙蔽清窍是昏迷的原因，治疗原则为开窍醒脑。而颅脑外伤归于"头部内伤""巅顶骨折"的范畴，颅脑外伤时必有瘀血在脑、脉络阻塞，出现头痛眩晕、偏瘫、长期昏迷不醒等临床症状，治疗上应以醒脑开窍结合祛瘀为主，可使用安宫牛黄丸、醒脑静注液、复方麝香

注射液等。

（2）感觉促醒：

①触觉刺激。触觉刺激能增强脑干网状结构的唤醒反应，促进脑干网状上行激活系统轴索的修复和再生，并把各种刺激投射到大脑皮层，形成新的神经环路和功能重组，使大脑皮层功能逐渐恢复。在每天的午睡和晚睡前使用生理盐水对患者面部顺时针方向进行擦拭，注意擦拭时把握力度，避免力度过大伤害患者。擦拭完面部后，对患者的手掌、脚掌部位进行擦拭，可以借助柔软的牙刷或毛刷，按照由皮肤远端至皮肤近端的刺激顺序，结合相反刺激法，每次擦拭持续5~10分钟。指导患者家属抚摸患者的嘴唇、耳垂等头面部敏感区域的皮肤，指导家属对患者躯干进行叩击、拍打、挤压、按摩等。注意保护患者隐私，力度适中，预防受凉。

②痛觉刺激。选择患者足底、耳垂、指尖、掌心等疼痛敏感部位用棉签等进行疼痛刺激，产生一定的疼痛感，每个部位10次，共3~5分钟。疼痛可提高大脑神经元对外周刺激的反应性，为患者意识的恢复奠定基础。注意痛觉刺激以不损伤表皮为宜。

③温度刺激。选择用冰袋外包毛巾，在患者的手掌、颈两侧、大腿两侧快速摩擦数次。用温热水给患者擦洗全身，每次2次，每次约20分钟。注意观察局部皮肤情况，温热水不超过50℃，防止冻伤、烫伤。

④味觉刺激。结合吞咽训练，应用酸、甜、苦、辣等刺激，同时告知应有的味觉感受，如用沾有盐水或酸橙汁的棉签分别刺激患者舌头前面2/3部分，每日2次，每次10下。患者面部表情变化是判断味觉刺激效果的指标。味觉刺激应在口腔护理后进行，预防呛咳和误吸的发生。对于唾液和痰液较多的患者，在进行味觉刺激前可以先用负压吸出唾液和痰液，以防止患者唾液吸入肺或气管。

⑤嗅觉刺激。用磨碎的咖啡、香水、花露水、醋、酒或患者喜欢的食物进行嗅觉刺激。使用提神醒脑的中草药做成药枕放在患者头部下，或把中草药制成香囊放在患者枕边。进行嗅觉刺激前向家属询问患者有无过敏史，避免过敏反应。物品刺激时间不超过10秒。

⑥声音刺激。

a. 语言呼唤，鼓励患者亲属呼唤其姓名、昵称等。诉说患者最难忘的人和事，给患者讲故事、读报纸等。护理人员实施各项护理工作时，呼唤患者姓名，并用鼓励、询问的语言讲解各项护理工作的目的、意义、注意事项等内容。

b. 音乐疗法，与患者家属沟通后了解患者平时喜爱的音乐以及电视节目，内容多以舒缓、放松的音乐为主，以新闻语言类节目为辅。采用佩戴耳机的形式为患者播放音频。每天分早中晚3个时段，每时段持续60分钟。通过患者的面部表情或脉搏、呼吸、睁眼等观察患者对刺激的反应。声音的音量应调至40dB，

让其聆听 α 脑电波音乐。α 脑电波音乐每分钟约 60 拍，与人类的脉搏与呼吸频率大致相同，使得脉搏和呼吸在这一节拍上趋于稳定，促进大脑内啡肽的分泌，使大脑进入活跃状态，从而提高大脑的效率。

⑦视觉刺激。

a. 光照刺激：拉上病房窗帘和床帘，将手电筒分别包上红、绿、蓝 3 种颜色的彩纸，对患者头面部侧面和正面进行照射，同时让患者被动睁眼、闭眼，每日 2 次，每次 5～10 下。光照刺激患者视网膜，促进患者视反应，引起大脑皮层兴奋，提高中枢神经系统的紧张度，降低患者觉醒阈值，使其易被唤醒。

b. 面容刺激：家属在病床边，将熟悉的脸部面向患者，或给患者看家庭照片，或用手机等播放家属视频，每日 2 次，每次保持物体在患者视线中 5 分钟，可结合语言抚慰。

（3）针灸刺激：针灸具有醒脑开窍、改善大脑的血液循环、促进脑神经细胞的恢复与再生、刺激处于“休眠”状态的神经细胞以解除大脑皮层抑制的作用。采用头穴和体穴结合的醒神开窍针法交替针刺患者的人中、涌泉、百会、四神聪等穴位，可兴奋正中神经、脑干网状结构及丘脑下部，对外伤引起的上行激动系统兴奋抑制具有解除作用。

（4）运动刺激：运动可以提高相应皮层的脑血流量和增加感觉输入，改善脑细胞的供血供氧。大脑皮层损伤的周边细胞可进行功能重组或形成新的神经通路以代偿或建立新的轴突联系，使功能恢复。进行偏瘫或挛缩肢体关节的主动及被动活动，每日 2 次，每次 30 分钟。由近端至远端，动作轻柔，循序渐进，有助于预防肢体关节挛缩等。

（5）体位刺激：给予患者舒适的抗痉挛体位摆放，可有效预防压疮、深静脉血栓和坠积性肺炎等。

（6）高压氧治疗：高压氧治疗能促进侧支循环开放、降低颅内压、改善脑水肿、增加氧含量、提高血氧分压和血氧弥散距离、增强脑干网状上行激活系统兴奋性、提高脑内血氧弥散的半径以利于机体的修复。

（五）观察指标

采用 2004 年修订版昏迷恢复量表（CRS-R）中的“脱离最小意识状态”或“最小意识状态”作为衡量标准。该量表包括运动、言语、交流、觉醒水平等 6 个维度，共 24 个条目。采用 GCS 对意识障碍患者进行评分比较，该表包含 3 个维度，满分15分，分值越低说明意识障碍越重。采用功能障碍评分量表（DRS）对患者促醒管理前后的生理状态进行比较，该量表包括觉醒程度、依赖程度、认知能力及疾病心理适应度等，满分 30 分，30 分表示患者死亡，0 分表示生理状态完全正常，分值越低说明生理状态越好。采用 Grant 氏二分类变量法对患者促醒管理前后的脑功能进行比较，对患者进行脑电图检查并进行评分比较，异常计为 1 分，正常计为 2 分，分值越高说明患者脑功能恢复越好。

三、注意事项

促醒管理必须遵循安全、无干扰、有计划、耐心、刺激适度的原则。根据患者病情，应早期积极实施综合治疗护理措施，选择多种促醒方式。尽管促醒的方法较多，且相互补充，相互增效，形成涉及多学科、多手段的混合体，但对于各种方法的促醒机制尚不很明确，且对于多种手段的叠加效应尚无确切研究。在实施促醒管理时，应密切观察病情变化，注意各种刺激的强度，以防止诱发癫痫发作，定期采用 GCS 等量表评估患者的意识状态。促醒是一个漫长的过程，考验着患者本人的毅力和家属的耐心，需持之以恒，以促进患者早日苏醒。

（吴典点）

第十四章　谵妄管理

一、概述

谵妄是认知、精神及运动功能异常的一组精神紊乱的临床综合征，又称急性脑综合征。主要临床特征为急性的认知缺陷和觉醒水平的改变，是临床常见的医疗紧急情况。谵妄可导致住院时间延长，增加医疗费用及死亡率，给家庭和社会带来沉重的负担。近几年，国内外对谵妄的研究越来越多，对谵妄的认识不断深入，对于存在部分谵妄症状，但未达到谵妄的诊断标准的现象，《重症患者谵妄管理专家共识》称之为"亚临床谵妄"，其发病率高达 $12.6\%\sim60.9\%$。早发现、早诊断、早治疗能有效提高谵妄患者的生活质量。谵妄不是一个独立的疾病，而是在各种易感因素和诱发因素的共同作用下导致的脑功能紊乱。易感和诱发因素包括年龄大、认知障碍、感觉障碍、环境改变、急性疼痛、急性疾病、重大手术、酗酒、药物滥用等。不同的诱因导致的谵妄的临床特点不同。

谵妄的发生机制尚不明确，目前研究认为谵妄主要的发病机制包括：神经递质失衡，随着年龄增长，神经递质比例失衡（如胆碱能缺乏或多巴胺过量），使谵妄发病率增加；急性应激反应可能出现皮质醇增多、甲状腺功能紊乱，导致谵妄发生；炎症发生导致促炎细胞因子增加，影响乙酰胆碱、去甲肾上腺素和 5-羟色胺的合成及释放，导致神经递质失衡诱发谵妄；低血糖、低氧血症和各种代谢紊乱导致神经递质的合成或释放受损诱发谵妄。

谵妄的临床表现较为复杂，症状多样化。注意力障碍是核心症状，可伴随意识障碍、认知下降、精神行为错乱、睡眠紊乱、感知觉异常及日夜颠倒等。患者急性发病时，通常可持续数小时或数天，老年患者常见。在 ICU 进行机械通气的老年人中约有 75% 患有谵妄合并嗜睡或昏迷，常可持续数小时或数天，甚至可达一个月，部分患者存在复发的可能。谵妄患者睡眠周期紊乱具有波动性和特征性清醒时间，常常昼轻夜重。患者原有的注意力和认知水平急性下降，由轻到重，重症预后差。注意力障碍主要表现为注意力不能集中、不能保持和不能完成指令。意识改变表现为患者意识模糊、嗜睡、很难维持觉醒状态，有时也会表现为警觉性增高、易激惹。老年人出现这些表现时应进行谵妄评估。感知错乱和视觉空间障碍表现为视物大小、形状、位置等的异常，甚至出现幻听、幻视等，患者容易受到惊吓。思维与结构异常主要表现为语言的连贯性、逻辑性出现障碍，患者语无伦次、语言错乱、语言模糊等，严重时出现失语，有时出现书写障碍。认知障碍表现为时间定向和地点定向障碍、短期及瞬时记忆障碍，但远期记忆保留。精神行为的异常分为低活动型、高活动型及混合型。低活动型表现为运动减少、嗜睡、淡漠、异常的精神运动行为减少，此型易被忽视。高活动型表现为易激惹、不安、情绪不稳定，具有攻击性和破坏性行为，不停地变换姿势，早期易出现时间定向障碍，异常的精神运动增多，经常出现幻觉和错觉，语无伦次，无逻辑性。混合型患者交替出现高活动型或低活动型的相关症状。情感障碍表现为间断恐惧、偏执、焦虑、抑郁、淡漠、愤怒等，甚至有被害妄想。其中，睡眠周期紊乱、注意力障碍、视空间障碍常见，错觉出现率最低。

二、临床应用

谵妄的临床检查主要包括：实验室检查（血常规、生化、血气分析、尿液分析等）；系列脑电图追踪观察，脑波节律的破坏是较常见的改变，颅内病因引起谵妄时脑电图可出现局灶性慢波、不对称 δ 波活动及阵发性发放（棘波、尖波、棘-慢波综合）；其他辅助检查包括 CT、MRI 等。

谵妄的原因多种，不易明确，临床诊断主要根据典型的临床症状结合病史、体格检查及实验室检查，急性意识改变和注意力受损是诊断谵妄的必备条件。还可根据精神障碍诊断、CAM（谵妄评定方法）和 1998 年修订版谵妄评分量表（DRS-R-98），对重症患者可用重症监护谵妄筛查量表（CAM-ICU），针对谵妄严重程度可选择重症监护谵妄筛查量表（ICDSC）。

谵妄的治疗主要包括积极治疗原发病、寻找诱因和病因、针对危险因素进行非药物综合治疗及药物治疗。谵妄管理重在预防，病因治疗是谵妄治疗的关键。详细询问病史及药物回顾史，全面评估，进行体格检查和针对性的实验室检查，找出诱发和易患因素。对原发脑部器质性疾病或躯体疾病的治疗尤为重要。

谵妄常常由多种危险因素共同作用导致，针对危险因素进行非药物综合治疗的效果大于单一治疗。纠正诱因和危险因素的非药物综合治疗可干预谵妄的发展，改善患者的认知功能和自理能力。谵妄的管理重在预防，治疗效果不如预防效果。重视谵妄的评估，根据评估动态调整治疗方案。

重症机械通气的谵妄患者，注意保护气道，防止误吸，每日唤醒患者进行语言交流、听音乐和听广播等语言刺激。每日进行谵妄的评估，早期进行主动或被动的关节活动，逐步过渡到床上移动、翻身、转移及床上坐起等，循序渐进，逐步增加活动度及活动量。早期活动可减少谵妄的发生率，缩短机械通气时间，避免压力性损伤、坠急性肺炎及静脉血栓的发生。

低活动型谵妄患者主要表现为嗜睡和抑郁，患者不愿活动，容易出现压力性损伤、坠积性肺炎及静脉血栓等。该类型患者应加强心理干预，家属积极参与，给予患者关爱，同时进行认知疗法、放松训练等。鼓励患者适量运动，积极参与社会活动，提高自我照护能力，改善患者焦虑、抑郁状况。医务人员主动与患者进行沟通交流，尊重和重视患者，让患者感到温暖，可促进谵妄的恢复。白天尽量少午睡，保证夜间足够的睡眠，也是防治谵妄的重要举措。

高活动型谵妄患者主要存在兴奋、不安、幻觉、妄想、易激惹、具有攻击性和破坏性行为等临床表现。减少灯光刺激、避免夜间操作及护理、保持病房安静、保证患者夜间睡眠质量、针对患者进行心理护理、缓解不良情绪、提高患者安全感和舒适度可有效减少谵妄的发生。若患者存在长期失眠，可适量给予镇静催眠药，但长期大量应用易增加谵妄发生率。高活动型谵妄患者应注意避免坠床，卧床休息时拉起床栏，24 小时留陪护进行照护，对烦躁者必要时使用约束带，减少非计划性拔管和再插管风险。避免患者意外伤害，每日进行管道的评估和护理，对患者及家属进行相关知识的讲解。

混合型谵妄患者临床症状复杂，应根据患者临床表现进行针对性治疗，注重病情监测，保证睡眠和情绪稳定，满足患者合理需求，进行心理护理及亲情支持。

谵妄的药物治疗主要是抗精神病药物、苯二氮䓬类药物、右美托咪定、褪黑素、中药等。目前针对谵妄没有特效药，仅有针对谵妄患者出现激惹、情绪不稳定、攻击性和破坏性行为时的对症处理药物。

抗精神病药物阻断中枢多巴胺受体或 5−羟色胺受体发挥作用，该类临床用药主要包括氟哌啶醇、喹硫平、奥氮平等，需注意上述药物均有镇静和发生锥体外系反应的风险。氟哌啶醇发生锥体外系反应风险最高，镇静效果最弱，用于严重激越患者；喹硫平镇静效果最强，且锥体外系不良反应最少，但喹硫平发生直立性低血压风险很高。右美托咪定促进患者语言唤醒，镇静催眠过程中不产生呼吸抑制，对于重症气管插管的躁动患者可加用右美托咪定，预防和缓解谵妄，但肝功能损伤的患者应降低剂量。常用的苯二氮䓬类药物主要是地西泮，因苯二氮䓬类药物本身可能导致谵妄，此类药物应避免使用，但该药物治疗震颤性谵妄是首选药物。小剂量的褪黑素可能在一定程度上预防谵妄。中医认为谵妄属于"狂证"范畴，可采取调神益智、补肾益髓的治疗原则。

三、注意事项

各个指南均不建议常规使用药物防治，针对可调节的危险因素和诱因可进行积极干预，采取非药物综合治疗防止谵妄的发生和发展，改善患者认知，提高患者自理能力，降低谵妄并发症发生率及死亡率。非药物综合治疗是谵妄的首选治疗方案，该方法具有经济、简单易行、无不良反应等优点。谵妄的管理涉及评估、监测、治疗、预防等多方面，不仅需要严格的质量控制，也需要多专业合作，这样才能保证谵妄的管理质量，促使患者快速康复，早日回归家庭和社会。

（曾晓梅）

第十五章　多重耐药菌感染管理

一、概述

多重耐药菌（Multidrug－resistant organism，MDRO）是指对临床使用的三类或以上抗菌药物同时耐药的细菌。多重耐药包括广泛耐药（Extensive drug resistance，XDR）和全耐药（Pan－drug resistance，PDR）。常见多重耐药菌包括耐万古霉素肠球菌（VRE）、耐甲氧西林金黄色葡萄球菌（MRSA）、耐碳青霉烯类抗菌药物肠杆菌科细菌（CRE）、耐碳青霉烯类抗菌药物鲍曼不动杆菌（CR－AB）、多重耐药/泛耐药铜绿假单胞菌（MDR/PDR－PA）。

多重耐药菌是医院感染的重要病原菌，引发的感染发展迅速，形势非常严峻，具有复杂性及难治性等特点，已成为全球普遍关注的公共卫生问题。多重耐药菌常用的监测方法包括主动筛查、日常监测和暴发监测。不同地区、不同医院，以及同一医院不同科室、不同时期多重耐药菌的监测结果均存在差异。细菌对抗菌药物的耐药机制主要是药物作用靶位改变，产生抗菌药物灭活酶及细菌的耐药基因在细菌间传播造成耐药。多重耐药菌传播源分为生物性传播源和非生物性传播源。多重耐药菌感染患者及携带者是主要的生物性传播源，被多重耐药菌污染的医疗器械、环境等为非生物性传播源。多重耐药菌医院内传播的主要途径是接触传播，产生飞沫或气溶胶的操作也可增加多重耐药菌的传播风险。目前多重耐药菌感染类型主要包括泌尿道感染、手术部位感染、医院获得性肺炎、导管相关血流感染等。ICU 中的患者病情危重、器官功能衰退、应用抗菌药物、免疫力下降，其发生医院感染的危险性是普通病房患者的 5～10 倍，预防和控制 ICU 多重耐药菌感染已成为医院感染管理的重点和难点。

国内外公认多重耐药菌感染管理重在"预"和"控"。医务人员需加强多重耐药菌感染的诊断、监测、预防和控制等每个环节的工作，落实多重耐药菌感染管理制度和防控措施，特别是 ICU、呼吸科病房、神经科病房等，重点关注接受广谱抗菌药物治疗的患者、留置各种管道以及合并慢性基础疾病的患者等。加强医务人员多重耐药菌感染预防与控制知识的教育和培训，提高医务人员对多重耐药菌感染预防与控制能力。

二、临床应用

手卫生是有效切断接触传播途径的方法，医务人员应严格执行《医务人员手卫生规范（WS/T313—2019）》。科室需配备充足的洗手设施和速干手消毒剂，每个床单位均应配备速干手消毒剂，干手用品推荐使用一次性干手纸巾。世界卫生组织（WHO）提出的手卫生的5个洗手时机包括接触患者前、进行无菌技术操作和侵入性操作前、接触患者后、接触患者分泌物及排泄物后、接触患者周围环境后。手卫生方式包括洗手和手消毒，当手部有肉眼可见污染物时，应使用洗手液进行流动水洗手，无可见污染物时可使用含醇类的速干手消毒剂擦手。洗手或擦手时应采用六步或七步洗手法，速干手消毒剂搓手的时间不少于15秒，流动水洗手时间需1.0～1.5分钟。加强对手卫生的督导和自查，提高医务人员及陪护手卫生的依从性和正确性。

接触隔离可有效地阻断多重耐药菌的传播，应按《医院隔离技术规范（WS/T311—2009）》做好接触隔离。病房所有患者均应实施标准预防措施，对确诊或高度疑似多重耐药菌感染或定植患者，应在标准预防的基础上，严格实施接触隔离措施，首选单间隔离，无条件进行单间隔离时，也可将确诊或高度疑似同类多重耐药菌感染或定植患者安置在同一房间，隔离房间张贴隔离标识。注意不宜将确诊或高度疑似多重耐药菌感染或定植者与留置各种管道、有开放伤口或免疫力低下的患者安置在同一房间，医生查房人数不能超过三人。实施各种侵入性操作时，严格执行无菌技术操作和标准操作规程，避免污染。接触确诊或高度疑似多重耐药菌感染或定植患者的伤口、黏膜、血液、体液、引流液、分泌物、排泄物时，须戴手套，必要时穿隔离衣，完成诊疗护理操作后及时脱去手套和隔离衣，并进行手卫生。对患者实施诊疗护理操作时，应当将确诊或高度疑似多重耐药菌感染或定植患者安排在最后进行。确诊或高度疑似多重耐药菌感染或定植患者转诊之前应当通知接诊的科室，采取相应隔离措施，预防多重耐药菌传播。患者隔离期间要定期监测多重耐药菌感染情况，直至临床感染症状好转或治愈方可解除隔离。

加强确诊或高度疑似多重耐药菌感染或定植患者诊疗环境的清洁、消毒工作，按《医疗机构消毒技术规范（WS/T367—2012）》进行环境的清洁、消毒，应特别重视患者高频接触的物体表面。遵循先清洁，再消毒原则。当受到血液、体液等污染时，应先去除污染物，再清洁及消毒。确诊或高度疑似多重耐药菌感染或定植患者使用的医疗器械、设备应专人专用或一用一消毒，每日进行三次床旁及仪器的消毒。多重耐药菌感染或定植患者使用的低度危险医疗器械尽量专人专用，并及时消毒处理。轮椅、担架、床旁心电图机等不能专人专用的医疗器械、器具须每次使用后擦拭消毒。床单、被罩、枕套、床间隔帘、枕芯、被褥应保持清洁，定期更换，如有血液、体液或排泄物等污染，随时更换。确诊或高度疑似多重耐药菌感染或定植患者床单位每日必须三次擦拭消毒。地面每天湿式清洁消毒 1~2 次，出现多重耐药菌感染暴发或疑似暴发时，增加清洁、消毒频次。擦拭布巾、拖把、地巾需要集中处理，不能集中处置的，应每天进行清洗消毒，干燥保存。空气消毒方法与要求：定时开窗通风，每日 2~3 次，每次大于 30 分钟。确诊或高度疑似多重耐药菌感染或定植患者的生活垃圾应使用黄色垃圾袋，盛装医疗废物的每个容器外表应当有警示标识，不得使用渗漏的容器。医疗废物达到容器的 3/4 时，应当及时封口。容器外表污染时，应增加一层包装。医疗废物专人专车回收，并登记签名。

　　正确使用抗菌药物可延缓和减少多重耐药菌感染。严格执行抗菌药物临床使用的基本原则，落实抗菌药物的分级管理，根据临床微生物检查结果合理选择抗菌药物，防止患者发生菌群失调。定期向医生提供最新抗菌药物敏感性总结报告和趋势分析，提高抗菌药物处方水平，避免因抗菌药物使用不当导致细菌耐药的发生。落实预防、控制呼吸机相关性肺炎、导管相关血流感染、留置导尿管所致感染的各项措施，对患者每日进行评估，督促落实情况并反馈。开展目标性监测，对于疑似多重耐药菌感染患者，应采集相应标本送微生物检查。早期识别多重耐药菌感染暴发，实施有效的干预措施，定期对物体表面、医务人员手和空气进行消毒效果监测，对监测资料进行汇总，分析危险因素和防控工作中存在的问题，及时采取预防与控制措施。临床微生物实验室每半年向全院公布一次临床常见分离细菌菌株及其药敏情况，全院和重点部门多重耐药菌的检出变化情况和感染趋势。

　　感控护士根据医院感染管理要求，结合科室特点，制订各项管理制度，并负责组织实施。开展多重耐药菌监测，及时监控各感染环节，完成相关调查及考核，并采取有效措施，降低科室内多重耐药菌发病率。如发现疑似多重耐药菌感染患者及时送微生物检查，查找感染源、感染途径，以控制感染的蔓延，做好感染患者的登记工作，督促医生 24 小时内填写"医院感染患者网报卡"，上报医院感染管理科。发现多重耐药菌有医院感染流行趋势时，及时报告医院感染管理科，积极协助调查，并妥善诊治患者。注意加强对实施床旁心电图、放射、超声及康复治疗等流动医务人员的监管。感控护士对所有工作人员（医生、护士、进修人员、实习学生、保洁人员、职业陪护等）定期进行医院感染（包括多重耐药菌感染）预防与控制相关知识和技能的培训和考核。

三、注意事项

多重耐药菌监测中需注意影响监测结果的各种因素（患者标本送检率，应用广谱抗菌药物后采集标本，血标本的采集套数和采集量，培养基的种类、质量和培养方法，药敏试验方法等）。有条件的医院可开展对特定多重耐药菌的分子生物学同源性监测。医务人员进行可能产生飞沫的操作时，在烧伤创面污染的环境中工作时，接触分泌物、压疮、引流伤口、粪便以及造瘘管、造瘘袋时应使用手套和隔离衣。戴手套不能替代手卫生，戴手套前和脱手套后均应进行手卫生。尽量在抗菌治疗前及时留取合格标本送微生物检查和药敏试验，查明感染源，争取目标性抗菌治疗。在未知微生物检查结果或无法获取标本时，可根据患者病情、用药史，结合当地细菌耐药性监测数据，及时开始经验性的抗菌治疗。知晓微生物检查结果后，结合临床和患者治疗情况，调整药物方案，进行目标性治疗。确诊或高度疑似多重耐药菌感染或定植患者的隔离期限不确定时，原则上应隔离至多重耐药菌感染临床症状好转或治愈，连续两次培养阴性。做好手卫生，对住院患者及家属进行预防多重耐药菌感染相关知识的讲解，可有效避免交叉感染，阻断多重耐药菌的传播。加强多重耐药菌感染的防控，采取标准化的管理模式，有效切断多重耐药菌的传播途径，降低多重耐药菌感染的机会，提高医务人员的防控意识和水平，保障医疗安全。

（曾晓梅）

第十六章　陪护教育与管理

陪护指在医院里，受雇于患者或患者家属，协助护士对患者进行日常护理和帮助的工作人员，也称护工。陪护是重症患者护理中必不可缺的部分，他们担当帮助患者身体恢复的重要角色之一，协助维护患者卫生、仪表。

一、概述

医院专职陪护的出现是我国当前的国情和医疗体制所决定的，也是社会文明与经济发展的体现。有研究表明，专业的陪护能够改善患者、家属及护士对管理制度的满意度，能够有效提升管理质量，提高患者的护理依从性，减少护士的工作压力。

二、临床应用

（一）陪护的工作范围

（1）当患者因疾病原因不能完成个人清洁卫生、整理自己时，陪护可以帮其完成洗脸、梳头、口腔清洁、假牙护理、擦身、更衣、如厕或使用便盆等日常活动。

（2）协助患者满足营养需求，如喂饭、水，协助进餐等。

（3）维护患者安全，如协助患者上下床、坐轮椅、摆放体位及在指导下活动关节。

（4）协助患者缓解焦虑。

（5）协助医务人员观察病情，如发现患者发热、患者在输液时液体突然减慢或局部肿胀应及时告知医务人员。

（二）目前国内职业陪护总体存在的问题

（1）陪护队伍不稳定、综合素质低、流动性大，且年龄偏大，文化水平低。

(2) 缺乏安全护理意识、基本卫生知识及相关护理知识技能。

(3) 管理体系不完善、衔接不够。

（三）应对措施

针对国内存在的职业陪护管理缺陷，四川大学华西医院采取第三方公司负责陪护管理、医院协助管理的模式，确立了以下具体措施：

1. 确立陪护管理中心与医院共同管理体系

虽然陪护属于第三方公司，但医院护理部、护士长、护士同时参与管理，并与护理质量挂钩，质量管理和护理同步，陪护管理与护理管理融为一体。

2. 协助陪护管理中心把好招聘关，择优录取

通过面试、体检、培训和试用等环节，对具有一定文化水平、性格温和、富有同情心、能吃苦耐劳、动手能力强、热爱陪护工作的人员择优录用。

3. 抓制度，规范管理

(1) 着装规范：工作时间必须按规定着装、衣帽整洁、仪表端庄、统一佩戴胸牌、不穿响底鞋、不戴首饰、不留长指甲，男陪护不留长发，女陪护不化浓妆。

(2) 语言规范：对患者态度要亲切和蔼，语言温和，尊敬科室医务人员，尊重、理解患者，不与患者或家属、医务人员发生矛盾。

(3) 从业范围：陪护的工作范围是在护士的指导下对患者实施清洁、睡眠和排泄等生活照料，协助护士进行病情观察、压力性损伤预防、体位管理和移动护理等照护工作。

4. 制订陪护服务行为准则

(1) 遵守医院规章制度，工作时间不带无关人员到病区，协助科室完成门禁管理，协助科室做好迎检工作。

(2) 不得向患者或家属暗示或索要钱、物，不拿、吃患者食物。

(3) 执行保护性医疗制度，不探听、不泄露与传递患者、家属及医务人员的隐私。

(4) 不得翻阅病历或其他医疗文书，不得私自进入办公区域。

(5) 保持病房清洁、整齐、安静有序，不在病房吸烟，高声喧哗，不坐、卧病床。

(6) 节约水电，爱护医院公共设施，如有擅自损坏应相应赔偿。

(7) 不能超范围工作，如：

1) 连接输液管或者拔出输液管路、调节输液速度、更换引流管等。

2) 操作监护仪等急救、诊疗设施设备。

3）调节氧气开关，更换或者加减湿化瓶用水，为患者吸痰、雾化吸入等。

4）为鼻饲患者灌注食物或者药物。

5）给患者做热敷、冷敷。

6）擅自为危重症、术后或病情不稳定的患者改变体位，或者使其下床活动等。

7）未经医务人员同意，为患者喂食、喂水。

8）借助医院的平台谋取私利。

5. 抓培训，掌握技能

（1）对陪护进行岗前培训、初培规章制度学习和基本技能培训，编写《陪护人员手册》，人手一份，图文并茂。

（2）多渠道、多方面进行技能培训：发展专科陪护，进行专科疾病陪护培训，提高行业水平。通过床旁培训、分病区培训，每月集中大课一次，以护士长、护士专科培训的形式开展，内容包括：

1）医院感染控制管理，陪护如何配合。

2）陪护在病房环境管理中的角色。

3）预防跌倒，陪护如何配合。

4）陪护在皮肤管理中的角色。

5）标本留取，陪护如何配合。

6）体位转移，陪护如何配合。

7）非计划性拔管风险及约束的风险观察。

8）出入量正确记录及饮水计划实施的方法。

9）患者药物服用的观察。

10）患者的心理需要及心理关怀。

11）长期卧床患者常见并发症的预防及照护等。

12）各病房专科知识。

6. 抓安全，确保质量

对培训内容随时随地进行抽查，陪护质量管理员定期对潜在风险进行排查、整改。

7. 抓服务，医患满意

（1）制订陪护宗旨，即不怕脏累、不怕委屈、吃苦耐劳、踏实工作、慎独、保护患者或家属隐私。

（2）陪护质量管理员不定期对陪护进行仪容仪表、言行举止、挂牌上岗的追踪检查。

（3）不定时征求患者及科室意见。

8. 实施人文关怀，稳定陪护团队

（1）满足陪护基本生活条件。

（2）严格要求的同时给予人文关怀：继续教育、购买保险、建立权益保障机制、设立激励基金。每月进行优秀员工评优奖励，生病慰问，设置全勤奖等。

三、注意事项

（一）陪护职业要求

（1）遵守陪护服务行为准则。

（2）热情周到，尽职尽责搞好工作。

（3）加强学习，不断提高服务质量。

（4）善于交流与沟通，与患者及家属建立融洽的关系。

（5）要学会观察，了解患者的各种变化。

（6）掌握基本的医学知识，了解常见疾病的护理方式和营养结构。

（7）能够应对和处理急救和突发事故。

（8）树立亲切、健康和文明的服务形象。

（二）陪护的管理规范

为了使患者得到更专业的陪护，促进疾病恢复，四川大学华西医院特聘请第三方公司，成立陪护管理中心，对陪护进行流程培训并监督管理。基于医院整体情况，建立以"医院陪护管理中心—病房负责人/病房护士长—病房陪护组长—陪护"为主的四级管理制度及监控组织构架。

（1）考勤管理：无故缺勤者，重处。

（2）医院感染（院感）管理：由相应病房院感护士对职业陪护进行相关知识培训，责任护士随时监督陪护的院感相关知识落实情况，包括穿脱隔离衣、手卫生的五大时刻及手卫生的步骤，并定期对陪护进行抽查。

（3）语言行为管理：语言是人类社会最重要的交际工具，是人们互相理解的纽带。语言要准确恰当，要根据患者的教育程度及理解力，选择合适的语言来表达。语言的内容要严谨、高尚，符合伦理道德原则。

1）语言的情感性。语言是沟通陪护与患者的感情"桥梁"，应满腔热情地面对患者，将对患者的爱心、同情心融在言语中。如早上患者醒来，微笑着对患者说："您晚上睡得好吗？""今天天气真好！我开窗通风，行吗？"

2）语言的保密性。对患者的隐私（如生理缺陷、精神病、性病等）要保密，患者不愿意陈述的内容不要问，更不能向别人散布。

3）使用符合文明礼貌要求的日常用语。

①招呼用语：和对方见面可说"您好""请坐"，不能马上达到对方的要求时可用"请稍候""请别急"，其他如"谢谢""再见"。

②称呼用语：对患者的称呼要有分寸，可视年龄、职业而选择不同的称呼，如张局长、李科长、王处长、张老师、李医生等，不可对老人称呼老张、老李。

③介绍用语："您好，我是协助您的陪护，我叫××。"

④忌讳语言：忌讳用粗话、脏话。忌讳出言不逊，恶语伤人。忌讳使用质问式语言。忌讳使用命令式语言。忌讳使用土语、习惯用语、暗语和所谓的行话。忌讳对患者不愿回答的问题刨根问底。忌讳口头禅。忌讳与患者交谈涉及死亡的事情。

（霍彩玲）

主要参考资料

[1] 中华医学会重症医学分会. 中国重症加强治疗病房建设与管理指南（2006）[J]. 中国实用外科杂志, 2006, 26 (9): 641—643.

[2] 林靖, 阿斯楞, 王婧超, 等. Nutric 评分与改良 Nutric 评分在成人重症患者营养评估中的应用进展 [J]. 临床和实验医学杂志, 2020, 19 (15): 1674—1676.

[3] 刘畅, 康焰. 中国重症医学质量控制指标的思考 [J]. 中国医刊, 2021, 56 (5): 475—476.

[4] 刘新平, 赵新英, 丁梅, 等. NRS2002 评分预测 ICU 成人重症患者预后的临床研究 [J]. 中华全科医学, 2018, 16 (10): 1629—1631, 1666.

[5] 倪莹莹, 王首红, 宋为群, 等. 神经重症康复中国专家共识（上）[J]. 中国康复医学杂志, 2018, 33 (1): 7—14.

[6] 倪莹莹, 王首红, 宋为群, 等. 神经重症康复中国专家共识（中）[J]. 中国康复医学杂志, 2018, 33 (2): 130—136.

[7] 倪莹莹, 王首红, 宋为群, 等. 神经重症康复中国专家共识（下）[J]. 中国康复医学杂志, 2018, 33 (3): 264—268.

[8] 欧阳彬. ESPEN2018 重症营养指南解读 [J]. 中华重症医学电子杂志（网络版）, 2019, 5 (3): 296.

[9] 卫生部办公厅关于印发《重症医学科建设与管理指南（试行)》的通知 [J]. 中华人民共和国卫生部公报, 2009 (7): 45—48.

[10] 徐帆, 沈丽娟, 钟兴明, 等. 国外成人危重症患者肠内营养支持实践指南解读 [J]. 中西医结合护理（中英文）, 2019, 5 (12): 141—144.

[11] 中华医学会神经病学分会, 中华医学会神经病学分会脑血管病学组. 中国重症脑血管病管理共识 2015 [J]. 中华神经科杂志, 2016, 49 (3): 192—202.

[12] 中华医学会神经病学分会神经重症协作组. 神经重症监护病房建设中国专家共识 [J]. 中华神经科杂志, 2014, 47 (4): 269—273.

[13] 中华医学会神经外科学分会, 中国神经外科重症管理协作组. 中国重型颅脑创伤早期康复管理专家共识（2017）　[J]. 中华医学杂志, 2017,

97（21）：1615－1623.

［14］中华医学会神经外科学分会. 神经外科重症管理专家共识（2013 版）［J］. 中华医学杂志，2013，93（23）：1765－1779.

［15］中华医学会重症医学分会.《中国重症患者转运指南（2010）》（草案）［J］. 中国危重病急救医学，2010，22（6）：328－330.

［16］中华医学会重症医学分会.《中国重症加强治疗病房（ICU）建设与管理指南》（2006）［J］. 中国危重病急救医学，2006，18（7）：387－388.

［17］中华医学会重症医学分会. 成人严重感染与感染性休克血流动力学监测与支持指南（2006）［J］. 中国实用外科杂志，2007，27（1）：7－13.

［18］中华医学会重症医学分会. 成人严重感染与感染性休克血流动力学监测与支持指南［J］. 中华急诊医学杂志，2007，16（2）：121－126.